本书系湖南省卫生健康委员会课题《基于改良 PEWS 和 SBAR 沟通模式的儿童院内安全转运效果研究》（20200352）研究成果

湖南省科技厅重点课题《湖南省面向发展中国家国际技术培训班互联网＋新生儿适宜技术在坦桑尼亚的应用》（2018WK2062）研究成果

湖南省卫生健康委员会课题《基于时机理论的关怀护理在婴儿痉挛症患儿主要照顾者中的干预效果研究》（20200436）研究成果

李　艳　朱丽辉　主编

小儿神经科护理工作指南

U0200189

学苑出版社

图书在版编目（CIP）数据

小儿神经科护理工作指南 / 李艳，朱丽辉主编. --
北京 ： 学苑出版社，2020.12
　　ISBN 978-7-5077-6098-9

　　Ⅰ．①小… Ⅱ．①李… ②朱… Ⅲ．①小儿疾病－神
经系统疾病－护理－指南 Ⅳ．①R473.72-62

　　中国版本图书馆 CIP 数据核字(2020)第 265730 号

责任编辑： 黄小龙
出版发行： 学苑出版社
社　　址： 北京市丰台区南方庄 2 号院 1 号楼
邮政编码： 100079
网　　址： www.book001.com
电子邮箱： xueyuanpress@163.com
销售电话： 010-67601101（销售部）67603091（总编室）
印 刷 厂： 北京虎彩文化传播有限公司
开本尺寸： 710mm×1000mm　1/16
印　　张： 25.5
字　　数： 360 千字
版　　次： 2020 年 12 月第 1 版
印　　次： 2020 年 12 月第 1 次印刷
定　　价： 68.00 元

序

　　湖南省儿童医院创建于 1987 年，是国内唯一一家同时通过中国质量认证中心（CQC）、ISO9001-14001 双认证的三级甲等儿童专科医院，也是中国唯一一家儿科医疗援外培训医疗机构。护理团队在护理管理理念、护理管理文化和护理管理方法等方面不断探索、创新发展，护理工作取得了丰硕成果：2016 年 ICU 病房获原国家卫生和计划生育委员会（简称"国家卫生计生委"）授予的"全国优质护理服务先进病房"与"全国巾帼文明岗"称号；2017 年新生儿重症病房获原国家卫生计生委"全国优质护理服务先进病房"称号。此外，湖南省儿童医院率先在国内开展"家庭参与式"护理；牵头成立了湖南省儿科医疗联合体护理专业委员会，开设了专科护理门诊；重视护理科研创新，"背带式儿童下肢矫形器"获"中华护理学会第一届创新发明奖"优秀奖，"小儿医院感染风险因素评估与护理干预评估""儿童下肢畸形矫正的护理技术革新"获中华护理学会第五届科技奖三等奖，成为全国唯一一家同时获得两个科技奖的医疗机构，护理服务已经成为医院的品牌。

　　小儿神经系统疾病主要是指神经系统构成部分脑、脊髓、周围神经和肌肉由于炎症、肿瘤、外伤、代谢等因素引起的疾病。相关资料显示我国神经系统疾病患者中超过 6 成为儿童，其发病率为成人的 10 倍，同时神经系统疾病也是造成患儿死亡和残疾的重要原因之一。随着小儿神经科医学的迅猛发展，小儿神经疾病护理工作不断迎来新的挑战，而中国不同地区、不同等级医院的医疗护理技术水平参差不齐，使小儿神经科患儿医疗护理质量有所差异，存在很大的安全隐患。我院的小儿神经内科与小儿神经外科都是省级重点专科，其中小儿神经内科病房 2 个，小儿神经外科病房 1 个，共设病床 140 张，每年收治患儿约 6000 人次。设置了专科门诊、癫痫诊疗中心、电生理中心，开展生酮饮食治疗难治性癫痫、难治性癫痫手术评估及迷走神经刺激术、改良额眶骨前移重塑术治疗狭颅症、鞘内注射诺西那生钠治疗脊髓性肌萎缩、儿童癫痫神经心理评估、整夜脑电图及 24 小时脑电监测。在省内开展多学科合作模式，设有神经肌肉多学科综合治疗（MDT）团队、小儿脑肿瘤 MDT 病房等，使小儿神经科护理水平得到了同步的提升，并取得了卓越的成绩。科室建立标准医护沟通方式、使用早期预警评分对住院患儿实施医护一体化管理，开展"以家庭为中心"的服务理念，建立儿童癫痫病人管理档案，对癫痫患儿实施长程管理，拥有 PICC、伤口造口、小儿急救、儿童重症监护、康复、心理咨询等多领域护理技术，在小儿神经科病房的建设与管理、出院患儿随访、健康教育、护理教学、护理科研、专科理论与护理技能等方面积累了丰富的经验。

为了让小儿神经科护理经验得到传承和发扬，我院副院长朱丽辉主任护师组织长期从事小儿神经科护理工作的骨干、专家，将循证与临床护理实践紧密结合，编撰《小儿神经科护理工作指南》一书，展示了小儿神经科护理工作精髓。本书内容突出了科学性，注重了实用性，是小儿神经科护理工作者难得的工具书。

希望此书的问世，能为广大小儿神经科护理工作者在管理、教学、科研、临床护理等方面提供借鉴，为我国小儿神经专科护理事业的发展贡献一分力量。

湖南省儿童医院党委书记　谭李红

2020 年 10 月 10 日

前　言

　　随着神经科医学的迅猛发展，神经科护理学应运而生，并取得了令人瞩目的成绩。当前小儿神经科护理学已成为护理学的重要组成部分，且得到了长足的发展。由于小儿神经系统处在不断的生长发育和完善中，儿童神经系统疾病成了儿童时期常见病、多发病，特别是先天性神经系统疾病发病率更高，儿童相较成人有其独特的生理、心理及疾病特点，加之儿童神经系统疾病临床表现多种多样，病情复杂，治疗时间长，且部分患儿治疗后可能出现严重的后遗症，需要长时间的康复训练，此类情况的出现，要求小儿神经科护士必须具备小儿神经科医学基础和专科护理技能，才能为患儿提供优质的护理服务。

　　为适应小儿神经科护理学科的发展，满足小儿神经专科护士的理论与技能需求，特组织长期从事小儿神经科护理工作的护理骨干、护理专家编写《小儿神经科护理工作指南》。全书共七章，第一、二、三章介绍了小儿神经科的建设与管理，描述了儿童神经系统的生理特征、常见疾病检查评估及护理配合。第四、五章结合国内最新小儿神经科护理动态，针对不同疾病的特点，全面、系统介绍了小儿神经科专科护理中常见疾病的病因、病理生理特征、临床表现、治疗原则、护理特点和后期的康复治疗及疾病护理流程图。第六、七章就小儿神经科常见仪器的使用与保养及患儿住院期间发生紧急或意外事件的应急预案进行了翔实的介绍。

全书既紧密结合儿童神经科的专业特色、先进的管理理念及儿童神经科的发展趋势，又紧密结合临床护理实践，图文并茂、语言通俗易懂，可操作性强，可作为小儿神经科护士、实习护生、进修护士的工具书。

本书编写过程中得到了湖南省儿童医院领导的支持、小儿神经内科主任杨理明教授的悉心指导、科普作家刘筱英教授的多次修改。同时，参考了大量的文献资料，在此，谨向为完成此书付出辛勤劳动的领导、专家、编者致以衷心的谢忱。

由于时间仓促，水平有限，书中可能存在纰漏，敬请各位专家和广大读者批评指正。

编者

2020 年 9 月 10 日

目　录

| 第一章 |

小儿神经科护理体系的建设与管理

第一节　小儿神经科病区的布局

小儿神经科病区为患儿治疗、康复的场所，最好接近重症监护室、急诊、医学影像科、化验室等区域，以满足患儿检查、转运和急救的需要。其布局要求如下：

一、小儿神经科病房布局的总体要求

1. 小儿神经科病房宜选择在南面、有窗的房间。要求远离噪音、布局合理、通风采光良好、空气清新、有空气净化装置。

2. 建筑装饰必须符合不产尘、耐腐蚀、防潮防震、防静电、容易清洁和防火的要求。

3. 场地宽敞，有足够大的医疗区和辅助用房，还应设置儿童活动室等。

4. 消毒隔离设施符合医院感染要求，有良好的排水系统装置：排水孔、地漏等。

5. 设有安全设施如防滑扶手、紧急呼叫器等，有防火设备及安全通道。

6. 根据疾病的特点，分区治疗，为患儿创造一个安全、清洁、舒适的住院环境，以促进患儿的康复。

二、整体分区

小儿神经科分为三区，即神经内科一区、神经内科二区、神经外科病区，根据病种及病情收治患儿，各区分工明确，各司其职，相互协作。

1. 神经内科一区：主要收治神经系统感染性疾病患儿，如各型脑炎、高热惊厥、癫痫（有感染）、急性脊髓炎、吉兰－巴雷综合征等。

2. 神经内科二区：主要收治神经系统非感染性疾病患儿，如癫痫（非感染）、婴儿痉挛症、面瘫、重症肌无力（眼肌型）等。

3. 神经外科病区：主要收治脑积水、脊膜膨出、脑肿瘤、脑损伤、脑血管畸形等疾病患儿。

三、设置要求

1. 床位数应满足患儿医疗救治需要，每间普通病房设有 2 ～ 6 张病床，床单位占地面积不少于 $2m^2$，床与床之间距离不小于 1m，两床之间设活动隔帘。根据疾病种类、病情轻重、感染、非感染进行分区收治和管理。

2. 从医疗安全角度考虑，小儿神经科病房每个管理单元以 ≤ 60 张床位为宜；床位使用率若超过 110% 则表明小儿神经科病房的床位数不能满足医院的临床需要，应增加神经科病房单元数。

3. 小儿神经科病房应当配备两套灯光系统，使昼夜光线变化有利于患儿的睡眠和疾病的恢复。

4. 小儿神经科病房应具备控制室内温度和湿度的设备设施，如中央空调、温湿度计等。

5. 小儿神经科病房地面覆盖物、墙壁和天花板应当符合环保要求，有条件的可以采用高吸音建筑材料。除患儿监护仪器的报警声外，电话铃声、打印机等仪器发出的声音等应当降到最低水平。原则上，白天噪音不超过45 分贝，傍晚不超过 40 分贝，夜间不超过 20 分贝。

6.小儿神经科病房应当配备必要的清洁和消毒设施。小儿神经科病房的洗手槽设计应保证洗手时不溅水、不积水，洗手槽上应贴有关于正确洗手的说明示意图。水龙头宜采用脚碰式、脚踏式或感应式等开关。水龙头旁不能有通风设备，与洗手装置相连的墙壁不得疏松多孔，还应设有放置洗手液、纸巾及垃圾回收桶的空间。

7.小儿神经科病房应建立完善的通信、监控、网络与临床信息管理系统。

四、环境要求

1.布局规范合理，洁污区域分开，标识清晰，功能流程合理。落实病区清洁卫生制度，定期检查考核，达到环境"五无"：无痰迹、无蜘蛛网、卫生间无臭味和尿垢、室内无死角、地面无积水。保持病房清洁、安静。

2.病室内阳光充足，温度保持在18℃～22℃，相对湿度保持在50%～60%。保持空气清新与流通，每日通风不少于2次，每次15～30分钟。

3.病房各个区域物品按标准要求定位，分类放置，摆放有序整齐。

4.控制病房人员出入，随手关门、关工作系统，非探视时间其他人员不能随意出入病室。

5.病区走道清洁、宽敞、通畅，地面保持清洁、干燥，有必要的警示标识，如："小心跌倒""禁止吸烟"等，标识清晰、醒目、规范。

6.加强消防安全管理，定期组织学习消防安全知识，检查消防通道是否畅通，灭火器材是否处于备用状态。正确使用和妥善保管易燃易爆设备、设施，防止发生火灾事故。

7.强化和落实清洁消毒隔离制度，按照消毒隔离要求对地面和物体表面等进行定期清洁或消毒；随时保持环境整洁，空气与物体表面细菌培养符合环境管理要求。

8.医务人员更衣室清洁干净，工作服挂放整齐；值班室整洁美观，床褥叠放整齐，个人用物入柜。

五、小儿神经科各区设置

（一）病房

小儿神经科病房一般设 40～60 张病床，包括普通病房、抢救室和隔离室。

1. 普通病房

设有大病房、小病房、单人病房。

大病房可容纳 4～6 张病床，小病房为 2～3 张病床。病床应无棱角且周围有安全床栏，安全床栏的高度应在 70cm 以上。床与窗台之间距离不少于 1m，窗外设有护栏或窗户设有限位器。床为可调节摇床，室内设有床头呼叫设备、床头灯、电插座、床头柜及小凳、电视机、空气消毒机、天轨输液架、中央空调、房内附带厕所、洗手池、沐浴设施等。床帘以浅色为宜，病室墙壁可粉刷成柔和的颜色，并装饰有儿童喜爱的卡通图案，以减少患儿的恐惧感和陌生感。

有条件的医院可设置单人病房。随着人民生活水平的提高，发展单人间病房是一种趋势。

2. 抢救室

抢救室是用来收治危重患儿的房间。

每个病区设 1～2 间抢救室，抢救室位于医护办公室附近，室内宽敞，以便于医护人员抢救时的操作。

抢救床为可调节体位、易于移动的多功能床。抢救室墙上悬挂抢救流程图，室内备有抢救车和常用的抢救仪器设备。

抢救车内应备有各种抢救药品、物品：如舌钳、压舌板、开口器、消毒包（如导尿包、腰穿包、气管切开包）、血压计、听诊器、手电筒、吸痰器、供氧装置等。抢救仪器设备常备有心电监护仪、除颤仪等。室内物品均应定点放置，专人保管，定期检查，及时补充，定期消毒，保证各类抢救药品及物品处于备用状态。

3. 隔离室

为避免交叉感染，宜设立 1 ～ 2 间隔离室。

隔离室门外及病床尾悬挂隔离标志。隔离室应配隔离用物：如隔离衣、鞋套、洗手设施、带盖垃圾桶、避污纸，有专用浴室。有条件的情况下，设层流装置，以净化空气。隔离室主要收住需要隔离的患儿，如：多重耐药菌感染、肠道传染病、乙肝 / 梅毒 / HIV 感染等患儿。

（二）检查室

1. 脑电图检查室

脑电图检查室宜设在病区相对安静的地方。脑电图检查室的常用仪器设备包括：电脑、打印机、电话机、对讲机；检查床旁备有摄像头、脑电图视频监测仪、标记键、导电膏、胶布、酒精 / 消毒纸巾等。

2. 肌电图检查室

肌电图检查室宜设于环境相对安静的位置。常用仪器设备包括：电脑、打印机、扫描仪；检测区配有屏蔽室、肌电图仪器主机、显示器、操作床、操作椅、治疗车（导电膏、络合碘、棉签、无菌电针）等。

3. 腰穿室

腰穿室宜设在邻近护士站和医生办公室附近，内设腰穿台、床帘、抢救车、洗手池、无菌物品柜、消毒设备、医疗废物桶等。

（三）治疗室

1. 配药室

配药室宜设在护士站附近，需要安装纱窗，是主要为医护人员进行治疗准备、药品配置的专用区域。内设有易清洁消毒的专业操作治疗台、治疗车、口服药车、各类注射药物、注射用物及无菌物品存放柜、药柜、冰箱、空气消毒设备等。

2.换药室

室内设有换药床、治疗台、治疗仪、换药车、无菌物品柜、洗手池、消毒设备、医疗废弃物桶等。

（四）处置室

处置室与治疗室毗邻，洁污分区，布局合理。应设有处置台、物品柜、各种医疗废弃物分类盛装容器、清洗池、洗手池、七步洗手法示意图等。

（五）辅助用房

辅助房间取背阳方向。

1.护士办公室（或护士站）

设在病房中心位置，靠近抢救室，以便对患儿进行观察和抢救。内设办公桌（或台面）、电脑、黑板、患儿信息一览表、电话机、信号灯（或电子对讲信号系统）、打印机、体重秤、挂钟等，供护士处理、执行医嘱，收取费用，办理出入院等事项。

2.医生办公室

设在护士办公室邻近，方便医护联系。内设办公桌、电话机、电脑、打印机、病例柜、医疗表格柜、黑板和阅片灯等，供医生书写医疗文件、开具医嘱、接待家属等使用。

3.更衣室

位于值班室隔壁，内设衣柜、鞋柜、穿衣镜等。生活及工作的衣物、鞋分柜放置。

4.值班室

设医生及护士值班室各一个，内设衣物柜、值班床及餐桌。有洗漱池、卫生间、浴室内设淋浴、热水设备。

5.主任及护士长办公室

主任办公室位于医生值班室旁，内设办公桌、电脑、文件柜、沙发、储物柜，有洗手间、热水设备等。护士长办公室与主任办公室相邻，内部设施与主任办公室大致相同。

6. 学习室

设有显示屏、桌、椅、报纸、文娱用品,室内光线充足,经常保持清洁,供医生护士学习、授课、示教及会议使用。

7. 阳光小屋(娱乐室)

房间有大玻璃窗,以保持阳光照射和通风,便于家属看护患儿。内设小桌、小椅及各种便于刷洗、消毒的玩具、简易的教具,供恢复期患儿进行娱乐活动、课程辅导和儿童教育用。

8. 库房

内有储物柜及壁柜多个,用于存放病区资料及备用一次性用物、办公用品、医疗仪器物品、布类、生活用品等。物品分类放置,标识清晰。

9. 开水房

设于病房走廊末端,内有开水供应设备、洗涤池。

10. 污洗室

设在科室末端,用于各类污物的洗涤、浸泡、消毒与存放,有清晰标记并分类放置。设有拖把洗涤池、拖把悬挂架、抹布悬挂架、便盆洗涤池和地面排水孔等。

(六)必备设备

1. 每个病房内至少设置一个洗手及手消毒装置,配冷暖空调、空气消毒设施。

2. 每张病床配备适量的电源插座,提供氧气、压缩空气和负压吸引等功能支持。采用双路供电或备用的不间断电力系统,每个房间的电源应是独立的反馈电路供应。

3. 病房常备体温计、血压计、听诊器、手电筒、卷尺、压舌板、吸痰器、吸氧装置、抢救车等。

4. 病房备有心电监护仪、电脑输液泵、脑循环功能治疗仪、低频神经肌肉电刺激仪、床单位臭氧消毒机、壁挂式消毒机、降温毯、血糖仪等。

5. 小儿神经科的抢救复苏设备与成人有所不同，如应备有 2 个以上大小不同的复苏球囊（带不同型号的面罩），常规备有内径 2.5 ～ 7.0mm 的气管内导管、小儿专用不同型号喉镜片。监护仪应配有宽窄不同的血压袖带。其他如鼻饲管、静脉导管、吸痰管、导尿管、胸腔闭式引流管等，也应根据患儿年龄和体重选择型号。

第二节　检查室的管理

儿科门诊检查处存在陪护人员多、人员流动量大、患儿不配合检查等特点。因此，良好的管理可以为等候检查的患儿提供优质、高效的服务，能够促使检查有条不紊地顺利进行，从而大大减少患儿排队等候的时间。

一、视频脑电监测室管理

为方便神经科患儿检查和复诊，在病房和门诊均设有视频脑电监测室，以便于癫痫、步行困难及有精神障碍的患儿检查。

（一）环境布局

1. 视频脑电监测室应环境安静、温度适宜、通风良好、房间干燥，否则会影响检查效果及仪器的使用寿命。

2. 为避免使用其他电器时对脑电图机的干扰及机械振动等影响，视频脑电监测室还应远离 X 线室、超短波室、变电所和大型机械室等处。

（二）基本设施

1. 视频监测区应配有计算机、显示器、打印机、对讲机。

2. 患儿监测区除按一般病房准备外，还应包括：摄像头、脑电图视频监测仪、标记键、导电膏、胶布、酒精 / 消毒纸巾。

（三）人员配备

视频脑电监测室至少应有一名专职或兼职医生负责全面工作，要求为至少经过 1 年以上脑电图专门训练的主治医生，除具有神经精神病学的临床、病理和生理等知识外，对电器知识也应有一定的了解。同时配备 1 ～ 2 名专职技术员负责日常脑电图的记录、一般脑电图的分析报告等，要求经过 6 个月以上的脑电图专业训练。

门诊视频脑电监测患儿接受检查时，由脑电图技师和家属共同负责患儿在癫痫发作时的安全问题。在确保安全的状况下将患儿发作时的表现完全呈现在监测镜头下，以保证录像记录的完整。

（四）工作职责

1. 脑电图是临床医疗、教学、科研工作的重要资料之一，应妥善保存。

2. 对同一受检者的多次检查结果按先后顺序予以存放。

3. 严格执行各项操作规程，执行岗位责任制。

4. 脑电图室仪器设备专人负责，建立管理档案及仪器维修卡。

二、肌电图室管理

肌电图是诊断和鉴别诊断神经、肌肉及神经肌肉接头病变等的重要检测方法。

（一）环境布局

1. 环境安静、温度适宜、通风良好，以免患儿焦躁、出汗或寒战。必须安装冷暖空调及除湿器，以保持房间干燥，否则会影响检查效果及仪器的使用寿命。

2. 肌电图室应远离 X 线室、超短波室、变电所和大型机械室等处，以免使用其他电器时对肌电图机产生干扰及机械振动等影响。

3. 肌电图室应有良好的照明条件，并能调节控制，还需要有遮光设备，如窗帘要两层：一层遮光，一层普通，作视觉诱发电位检测时，黑暗的环境更适合。

4. 布局应宽敞，要留有足够的回旋余地，便于工作人员操作。如有条件的情况下最好分为两间，一间作为仪器的操作及患儿的检测室，另一间用于分析、整理和储存资料及发报告等。工作室所有门的大小应适宜，既能保证隔音效果，又能便于患儿的轮椅和推车出入。

（二）基本设施

1. 办公区

电脑、打印机、扫描仪、办公桌椅、文件柜等。

2. 患儿检测区

屏蔽室、肌电图仪器主机、显示器、操作床、操作椅、治疗车（导电膏、络合碘、棉签、无菌电针）等。

（三）人员配备

肌电图室至少配备 2 名以上的高级专业技术人员，除具有神经精神病学的临床、病理和生理等知识外，对电器知识也应有一定的了解，负责日常肌电图的记录、肌电图的分析报告等。同时可配备 1 ~ 2 名预约人员，负责肌电图检查的预约工作及候检区的秩序维护。

患儿进行肌电图检查时，应关注患儿的安全问题。在确保安全的状况下，按医师的要求，协助患儿顺利完成检查。

（四）工作职责

1. 对疾病有诊断参考价值的肌电图报告单要妥善保存，以作为医疗、教学、科研参考资料。

2. 严格执行各项操作规程，执行岗位责任制。

3. 严格执行仪器使用、保养和定期检查、维修制度，设专人负责建立管理档案及维修卡。

第三节　小儿神经科的必备物品与管理

小儿神经科必备物品包括常用物品、仪器和药品三方面。做好必备物品的管理是保证小儿神经科工作顺利开展的基础。

一、常用物品的管理

（一）办公用品

1. 办公用品包括文具、事务用品和办公耗材。

2. 办公用品实行统一采购、按需领用、定额控制、超支自付的原则。科室根据工作需要，合理制定办公用品使用范围，严格控制办公用品的领用。

3. 实行网络办公和无纸化办公，在电子设备上处理文稿，科室打印机的使用限于医疗业务活动。

4. 办公用品用后放回原处，尽可能重复使用。

（二）家具

1. 家具包括办公座椅、餐桌、鞋柜、衣柜和床。

2. 采购部负责采购合格的家具，安装、调试、验收合格后投入使用。

3. 要求总务办每季度对病房家具进行巡查和预防性维修。总务护士每月对科内家具使用情况进行巡查并记录。

4. 家具出现破损或存在安全隐患时，由总务护士或主班护士填写《报修单》，电话或微信告知总务办，维修人员 15 分钟内到达现场。非工作时间电话告知总值班，由总值班通知维修人员。

5. 维修完毕，科室主班或总务护士确认并签字。

（三）病房被服

1. 病房被服包括床单、被套、枕套及病号服。

2. 病房提供统一的被服，被服污染后及时更换。

3. 使用过的被服装入不渗漏的、密闭的污物车内（有传染性疾病患儿使用过的被服应放置于黄色塑料袋内，扎紧袋口，外贴隔离标志），放置在指定地点，由被服中心统一收取，杜绝在病房清点。

4. 被服中心工作人员将污染的被服经专用通道送至指定区域，清点后交洗涤公司。

5. 洗涤公司遵循先消毒、后清洗的原则，将洗涤后的清洁被服打包送至医院被服中心的清洁区贮存。

6. 被服中心工作人员在每天 8 时 30 分前，使用清洁推车经专用通道将清洁被服送至各病区，与病房保洁人员交接。

7. 病区存放一定数量的清洁被服，以备临时更换使用。被服存放于清洁、通风的库房内。

8. 所有损坏、破旧的被服返送至被服中心。

9. 报废被服须经过消毒清洗后再报废。

（四）一次性物品

1. 一次性物品包括输液用物、导管、治疗包、敷料及其他物品。

2. 接受规划财务部和各资产管理职能部门的监督、检查和指导，健全本部门物品特别是固定资产台账（卡片），及时办理本部门物品的领用、变更手续；随时对本科室的物品进行清查盘点，并及时与规划财务部和各资产管理职能部门核对，确保账实相符。

3. 及时申报本部门物品及固定资产购建计划，参与本部门物品及固定资产的可行性分析及论证、招标、采购及验收。

4. 申领物品要有计划，做到精打细算、物尽其用。领物品时须按各部门要求填写申请单或申请报告。

5. 贯彻执行医院有关物品管理的规定，对本部门领入或使用的物品，负有妥善保管和合理使用的重任，切实做好防火、防盗、防爆、防潮、防尘、防锈、防蛀等工作，确保物品安全完整，提高使用率。

6.护士长负责病房物品的全面管理，定期检查。设专人负责物品、被服的清领、保管工作，各类物品均应有固定基数，分类存放，建立明确账目。如有不符，应查明原因。

7.相关科室借用一般物品时，在不影响正常工作的情况下，办理借物登记手续，抢救物品一般不外借。

8.各科室物品、资产管理员变动时，要在科室负责人参与下履行好物品、资产交接手续。

二、仪器的管理

（一）必备仪器

一般仪器包括婴儿电子秤、药用冰箱、输液泵、注射泵、血压计、快速血糖仪、血酮仪、床单位消毒机、空气消毒机。

贵重仪器包括心电监护仪、脑电图仪、肌电图诊断仪、神经肌肉电刺激仪、脑循环功能治疗仪。

（二）仪器使用制度

1.掌握各种仪器的使用，能设定各种常用参数。

2.仪器由专人保养，定期检查维护，有故障及时报告设备管理员、护士长；重大故障报告科主任，以便及时与维修人员联系。科室自查、设备科巡检及维修情况要进行登记。

3.定时给仪器充电，保持各仪器清洁干净，每次用后彻底清洁或消毒，每周至少常规清洁1次。要爱护仪器，严禁在仪器上放任何物品，保持仪器处于良好的散热状态。各种导线禁止折成锐角，应从起始端顺势盘绕悬空，以避免导线断裂。不经常使用的仪器，要定时开机、预热、维修，保持备用状态。

4.仪器使用前须认真检查其性能，仔细核对各相关参数，参数有疑问时，应反复测量或用另一台仪器进行对照。

5. 仪器设备严格遵照消毒管理规范，防止医源性交叉感染。

6. 大型、精密、贵重仪器设备建立使用情况登记本，配合各资产管理职能部门对大型、精密、贵重仪器设备使用情况进行数据分析。

7. 贵重仪器一般不外借，遇特殊情况，在不影响正常工作的情况下，经科主任和护士长同意后方可外借，并办理借物登记手续。归还时由本科室护士认真检查仪器功能，验收配件是否齐全，并签上归还的日期及经手人。

8. 制定仪器质量控制标准，包括五防：防尘、防潮、防腐、防高温、防震；四有：有专人保养、有操作规程、有维修保养记录、有使用记录；三定：定人使用、定位放置、定期保养；二严：严格操作规程、严格交接班制度；一高：高使用率。

（三）仪器的清洁消毒

1. 一次性用物，一用一丢弃，不可重复使用。如一次性吸氧装置，使用后应丢弃。

2. 仪器外壳被污染后可使用蘸有凉水或温水的纱布或软布擦拭。使用时一人一用一消毒及定期将仪器消毒（如使用 5% 氯己定消毒），以防交叉感染。

3. 监护仪外壳被污染后可使用无水乙醇擦拭，再用干净软布清洁，保持清洁光亮。清洁时洗涤剂勿流入仪器内部，以免造成电流短路。

4. 血压计袖带用毕进行清洁消毒，袖带外套可用清水冲洗，清洗时先将气囊取出，然后可浸入消毒液中消毒。

5. 气囊、空气软管在消毒液中清洗时，把管口封住，避免液体进入管腔内，导致测量结果不准确或损坏机器，待袖带外套清洗完毕并晾干后，再放回去备用。

6. 显示屏仪器表面可以用棉球或无水绒布擦拭（如仪器表面太脏，可蘸水擦拭），不可用酒精或其他有腐蚀性的清洁剂。

（四）仪器维护制度

1.报修

（1）设备发生使用责任人不能排除的故障时，首先在设备的显眼位置放置故障提示牌，并立即通知物资供应维修部维修中心。确定无维修价值的，填写《财产物资报损、报废申请表》，写明报废原因，提交相关资产管理职能部门鉴定、审批。

（2）物资供应维修部责任工程师应在半小时内到达现场进行检修，填写《维修记录单》。

（3）仪器设备修复后，使用部门应检查设备维修质量，验收合格后在取件、验收人处签名，凭《维修记录单》用户联领取修复的设备，存档联由物资供应维修部存档保管。

（4）设备一般故障维修应当天完成，需大修理或待配件时，需向使用科室说明情况。所有维修费用将进入成本核算，所有更换的零配件要填入《维修记录单》。

（5）外修：对医院无法修复需要外修的报修设备，应及时与使用部门沟通，由使用部门提出外修申请。

2.维护保养

（1）日常保养

由使用人员或责任人完成，一般每周进行1次，备用设备每月1次。日常保养包括仪器设备表面清洁、废液的清除、各类连接线整理、日常工作参数调校，并建立保养记录。

（2）预防性维护保养

由使用人员和设备维修人员共同完成，根据设备说明书要求定期对医疗设备进行预防性维护保养，填写维护记录。

3.定期检查

使用人员和设备维修人员应定期地检查科室在用医疗设备，检查内容包括：

（1）大型精密设备和危险性设备是否有规范的操作规程。

（2）使用人员是否经过合格培训或持有有效的上岗证。

（3）按国家计量法规定强制检定的计量设备，应具备有效期限内的计量检定合格证。

（4）主机、附件及使用说明书齐全。

（5）设备上不堆放其他物品，设备通风口通畅，有防潮、防热、防火等措施。

（6）设备运行正常，无异常声音和异常温度。

（7）设备电源线两端连接可靠，接地线连接可靠，接地电阻符合规定。

（8）设备无漏电现象。

（9）活动部件润滑良好，无漏水、漏气、漏油现象。

（10）对发现的安全隐患及时整改或通知有关人员及时处理，设备不带"病"工作。

（11）大型设备须做好检查和处理记录的归档工作。

三、药品的管理

（一）药品的配备

1.抢救药品的配备

小儿神经科常备抢救药品包括盐酸肾上腺素、异丙肾上腺素、硫酸阿托品、洛贝林、地西泮、利多卡因、盐酸多巴胺、苯巴比妥、去乙酰毛花苷、呋塞米、去甲肾上腺素、地塞米松、氨茶碱、葡萄糖酸钙、碳酸氢钠，共15种。15种抢救药品药名及规格与备用数量详见表1–1。

表 1-1 15 种抢救药品药名及规格与备用数量

编码	药品	规格	备用（支）	编码	药品	规格	备用（支）
1	肾上腺素	1mg/mL	5	9	去乙酰毛花苷	0.4mg/2mL	5
2	异丙肾上腺素	1mg/2mL	2	10	呋塞米	20mg/2mL	5
3	硫酸阿托品	0.5mg/mL	5	11	去甲肾上腺素	2mg/mL	2
4	洛贝林	3mg/mL	5	12	地塞米松	5mg/mL	5
5	地西泮	10mg/2mL	2	13	氨茶碱	0.25mg/2mL	5
6	利多卡因	0.1mg/5mL	5	14	10% 葡萄糖酸钙	1g/10mL	5
7	盐酸多巴胺	20mg/2mL	5	15	5% 碳酸氢钠	0.5g/10mL	5
8	苯巴比妥	0.1g/mL	2				

2. 精二类药品的配备

小儿神经科常备精二类药品包括：苯巴比妥、地西泮、咪达唑仑、硝西泮。

3. 其他药品的配备

小儿神经科需配备的药品除了抢救药品、精二类药品外，还包括常用静脉给药的药物（如常用抗生素、降颅压药、护胃止血药等）、常备口服药（包括退热药、止泻药、止咳药、抗过敏药等）、雾化药（包括止咳化痰药、平喘类药等）、外用药（如消肿药、抗过敏药、局麻药等）。

（二）药品的管理

1. 抢救药品的管理

（1）药品由护士长委派一名责任心强、品德高尚、业务熟练的护士，负责药品基数的请领、消耗药品的补充、储存保养工作，每月清理并做好登记。

（2）抢救药品必须放置在抢救车内，并按规定排序，固定摆放位置，保持一定基数，做到"四固定"，即定品种、定数量、定位放置、定人管理。

（3）抢救药品用后及时补充，做好记录，使用一次性编码锁密封保存。

（4）小儿神经科配有常用镇静、止惊药品的抢救盘，药品基数由病区根据医疗需要由病区负责人、医务部、护理部协商后提出清单，由药学部确定。

（5）抢救盘放置在护士站，设专用柜，上锁管理，定位存放，每次用后及时补充，并班班交接。

（6）抢救盘管理人员每月检查药品质量、药品批号及其使用情况，防止药品变质。发现有沉淀、变色、过期、标签模糊等药品，应查找原因，妥善处理。抢救盘应保持清洁卫生，物品摆放整洁，室温控制在25℃以内。

2. 精二类药品的管理

（1）科室必须严格管理精二类药品，严防药品流失对社会造成危害。

（2）固定基数、标签清晰，做到"五专"（专用处方、专用账册、专本登记、专人管理和专柜加锁）管理。设精二类药品交接班本，班班交接，并由药品管理护士定期检查，如有误差及时追查。

（3）精二类药品注射剂仅限于医疗机构内使用，住院患儿长期使用精二类药品时，可在长期医嘱单体现，如果开具临时医嘱，要求开专用处方。

（4）精二类药品处方一般不得超过7天用量，对于精神病、癫痫等特殊情况患儿，处方用量可增加到1个月量，并在病历及处方中写明诊断及使用理由。

（5）精二类药品的处方书写要求：处方书写工整，字迹清晰。写明患儿姓名、性别、年龄、科别、开具日期、病情及论断，写明药品名称、规格、数量、用法用量。医师、发药及核对人员均应签全名。

（6）具有精神药品处方权的医务人员必须具有执业医师以上技术职称，经考核合格，由医务处（科）负责批准，方可开具精神药品处方。

（7）精二类药品使用时若有剩余量，使用人与在场的另一名医务人员共同确认剩余药品剂量和弃去方法，在使用登记本及处方中注明，并双人核对签全名。

3. 其他药品的管理

（1）根据科室需要，遵循医院药品管理制度，确定科室储备药品种类、数量，指定专人负责药品申领及保管工作。

（2）科室内所有药品只能按医嘱供患儿使用，任何人不得私自取用。

（3）科室应根据药品种类与性质将注射药、口服药、外用药等不同种类及剂型分别放置、分类保管、方法正确。

（4）所有针剂及口服药必须存放在原装盒（瓶）内保存。

（5）药品按失效期先后顺序摆放，药品标签规范、完整、清晰，药品如有标签不清或有涂改时不得使用。

（6）科室药品管理人员定期清点、检查药品，并做好登记。发现药品有变色、发霉、混浊、沉淀、过期或包装破损等情况应立即封存或销毁，报告相应的药物管理部门，查找原因。近效期药予以提醒，告知科室人员优先使用。

（7）特殊和贵重药品应明确登记，加锁保管，班班清点交接。

（8）需要冷藏的药品要放在冰箱冷藏室内，以保证药效，如：皮试液、肝素、胰岛素、生物制品等。

4. 自备药品的管理

（1）患儿住院治疗期间所需要的药品均应通过正常药品申购途径，由医院药品采购和管理部门从正规购销渠道采购供应，需要使用的药品如果医院药房没有时，由科室提出申请，经批准后临时采购。禁止任何人以任何理由要求、暗示、诱导患儿及患儿家属外购任何药品。护士不得执行不符合本规定的自带药品医嘱，并对患儿私自使用自带药品情况进行监督并记录。

（2）患儿在住院期间原则上只使用医院药房为其调剂的药品，如果必须使用从门诊或院外带入的药品时，必须经过科主任同意，而且仅限于慢性疾病患儿已经购买并在门诊或在家已长期服用、疗效肯定的药品。医师在对患儿进行评估时，须仔细询问患儿的药物史，包括患儿在本医院或其他医院的医嘱药物情况、患儿家属已购药品使用情况等。

（3）医师根据患儿病情需要，在全面了解患儿住院前的用药后，开出药物医嘱，做到合理使用。患儿情况如果符合第（2）条中自带药品的使用管理规定且患儿家属坚持要求服用自带药品的，医师仍然需要开出药物医嘱，医师在开具医嘱时，在"医生嘱托"栏中填写"自备"，同时向患儿及家属说明使用自带药品可能出现的不良后果。在开出医嘱前要按第（4）条中的要求对自带药品进行检查。

（4）使用的自带药品为本医院开出的药品且在有效期内的，一般不需要请药师检查。但是在院外购买带入的药品，或者虽是本医院药品但医师或护士对药品保存或其他质量问题有疑问时，医师在开出自带药品使用医嘱前在电子病历系统中申请临床药学室的药师会诊，并填写电子会诊单，在会诊单中说明自带药品的名称和来源，医务人员必须及时电话通知药学部临床药学室的药师到科室检查患儿的药品，经药师现场确认为合法及合格的药品，并由患儿家属签署《患儿自带药品使用声明书》后，才可以开具医嘱和使用自带药品，同时药师在检查药品后要在会诊单中记录检查的情况，并提出明确的答复，药师不同意使用的，即使医师开出医嘱，护士也有权拒绝执行医嘱。

（5）自带药品必须做好所属患儿的床号、姓名、住院号等标志，由医务人员核对后统一放入自备药品小柜中，使用时再由护士取出。如果是需储存在冰箱的药品，存放在药物冰箱并班班交接。如因出院、死亡或其他原因未用时，应及时清理。

（6）自带药品的使用必须有记录，药品的治疗效果、不良反应等都要有评估和相应的记录。

（7）患儿自带的注射药物（糖尿病患儿的胰岛素除外）及中药饮片不予使用。

第四节　人力资源的配备与管理

小儿神经科护理人力资源的合理配置、利用和培训是保证护理工作顺利开展、推动学科发展的前提。

一、护理人力资源的配备

（一）护理人力资源组织架构，详见图1-1：

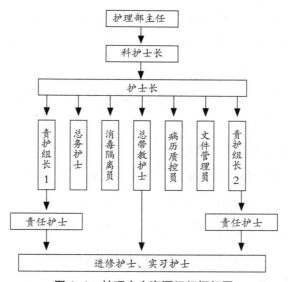

图1-1　护理人力资源组织框架图

（二）护理人员配备的原则

1. 功能需要原则

满足患儿护理需要是护理人员配备的首要原则，同时也需结合病区收治患儿的病情、护理的难易程度等实际情况进行综合考虑。

2. 能级对应原则

能级对应是指在人力资源配置中，人的能力要与岗位要求相对应。护理人员能级编制，应与护理人员的资历、能力及所担负的岗位职能相匹配。

3. 结构合理原则

护理人员结构设置合理是保证工作质量的基础，也可以促进各级各类护理人员优势互补。护理人员专业等级按高、中、初级，年龄按老、中、青，学历按研究生、本科、大专、中专层次等配置合理比例，以发挥各级护理人员的优势。

4. 以人为本的原则

医学模式的转变要求护理工作者应为患儿提供最佳的整体护理，因此，配置护理人员数量、结构等应以满足患儿的护理需要为原则，体现"以患儿为中心"的整体护理服务宗旨。

5. 动态调整原则

根据病区患儿人数、病情轻重、护理难易及时进行动态调整。忙碌时加派人手，闲时安排休息。

（三）护理人员编配的方法

参照黄人健、李秀华主编的《2011 版儿科护理学高级教程》中护理人力计算方法：需要配置的护士数 =（定编床位数 × 床位使用率 × 平均每位患儿每日需要护理工时数）/ 每名护士每天工作时间 ×（1+ 机动系数），平均每位患儿每日需要护理工时数 = 平均每位患儿每日直接护理工时总和 + 间接护理工时总和；直接护理工时总和 = 各项直接护理平均工时数 × 操作频数；间接护理工时总和 = 为各项直接护理做准备的时间总和 + 沟通协调工作所需要的时间总和。机动系数是指正常缺勤而在一般编制人数基础上另增加的人数，一般值为 20% ～ 25%。正常缺勤包括休假、病假、产假、外出学习等。

二、护理人员的管理与排班

科学的护理人员分工和排班，既能满足患儿的需要，又能调动每个护理人员的积极性。

（一）护理人员的管理

1. 护士的分层管理是根据护士的工作能力、技术水平、工作年限、职称、学历及工作表现等要素将临床护士分为 N0～N4 共 5 层，并明确每一层级护理人员的划分标准、能力要求、工作权限和工作职责。医院根据护士层级合理配置临床一线护理人员，充实护士队伍，护理部对医院各层级护理人员统筹管理，根据工作需要、技术能力、知识结构、不同层级合理调配护理人力，有效开展护理工作。

2. 临床科室根据需要设置护理岗位，不同层级的护士担任符合权限的护理岗位，体现相应的岗位职责及绩效工资，重要岗位如责护组长和质控组长采取竞聘上岗。

3. 护士依法执业，具有护士职业资格证方可执业，才能单独从事相关护理工作。

4. 制定护士晋级制度，制定护士执业发展蓝图，鼓励护士不断提升个人业务能力，提高护士的职业价值观。

（二）护理人员排班

1. 排班原则

（1）以患儿为中心原则。根据患儿数量及病情轻重，合理安排人力，以满足患儿需求，保证患儿安全。为减少交接班环节和减轻护士晚夜班压力，可采取连续排班模式。

（2）弹性排班原则。掌握工作规律，根据工作闲忙排班，增加高峰时段护理人员，保持各班工作量均衡，必要时加派二线班。二线人员在接到科室呼叫后应在 15 分钟内到岗，保证患儿得到及时有效的治疗。

（3）人性化原则。在保证工作质量和患儿安全的前提下，护士长尽量满足护理人员对排班的特殊需求，以《劳动法》为依据，避免超负荷工作。

（4）合理搭配原则。根据患儿人数、病情、护理难度、技术能力及护士年资等对护士进行合理组合，做到新老搭配，优势互补，以保证护理质量及患儿安全。

2. 连续排班模式

连续排班模式采用 APN 排班模式。APN 排班模式是指按照三班的原则安排班次，确保 24 小时连续护理。排班时间设定如下：

A 班：7：30～15：30 或 8：00～16：00

P 班：15：30～23：30 或 16：00～00：00

N 班：23：30～次日 7：30 或 00：00～次日 8：00

每班提前 20～30 分钟进行交接班，值班护士轮流进餐，每次 30 分钟。

3. 分组

将病区护理人员分成两大组，每大组负责 20～30 床病人，护理人员组内相对固定，每大组设一名责任组长，A 班每大组设 2 名责任护士，2 名辅助护士，0～1 名助理护士；P 班每大组设 1 名责任护士，1～2 辅助护士，0～1 名助理护士；N 班每大组设 1 名护士或两组交替排班。

责护组长由年资高的护士担任，固定一个月以上；大组护士组内轮班，P 班、N 班高年资护士担任组长。

4. 要求

（1）在遵循排班原则的基础上，兼顾临床需要和护士意愿，结合病区专科特点确定排班方式，合理排班，尽量减少交接班次数，提升护士责任感和参与病房管理的能力。

（2）保证护士对患儿实施责任制整体护理，即对患儿实施基础护理、病情观察、治疗、沟通和健康教育等全方位护理。

（3）每名护士相对固定负责一定数量的患儿，每名患儿有相对固定的责任护士对其生理与心理需求全程负责。

（4）每名责任护士白天负责的患儿数量以 8～10 人为宜。

三、护理人员绩效考核

绩效考核，就是按照一定的标准，采用科学的方法，对员工的品德、工作绩效、能力和态度进行综合评定，以充分调动护理人员的工作积极性和主动性、最大限度地发挥个人潜能、营造良好的学习氛围为原则，制定护士绩效考核管理制度。

（一）考核原则

突出工作绩效，体现医院制度落实和激励奖惩要求，将绩效考核结果与职称晋升、学习进修、奖励评优结合。

1. 以提高员工积极性为导向；

2. 公平、公正、公开、客观；

3. 定期考核与随机考核相结合；

4. 定量考核与定性考核相结合；

5. 综合考核与单项考核相结合；

6. 领导考核与群众评议相结合；

7. 资历与能力相结合。

（二）考核内容

根据科室情况，建立由科主任、护士长、护士代表组成的考评小组，根据考核内容，制定量化的、可操作的、切合实际的考核标准，定期对科室护理人员进行考核。

1. 德

爱岗敬业，有较强的事业心；遵守党纪国法和各项规章制度；遵守医德规范，认真履行岗位职责；热心为患儿及家属服务，有良好的职业道德。

2. 能

（1）专业能力：从学识水平、专业操作技能、专科护理水平、护理技术难度等方面进行考核。

（2）综合能力：从管理能力、教学能力、科研能力、创新能力等方面进行考核。

3. 勤

工作态度、出勤情况和遵守劳动纪律等方面。

4. 绩

工作数量和质量，工作主动性和责任心，工作合作性和创新性以及家属满意度。

（三）考核标准

绩效管理总分为 100 分。分为优秀、良好、合格、基本合格、不合格 5 个等级。

1. 90 分上为优秀：各项工作完成质量好，大大超过常规标准要求，得到患儿表扬，为科室创造了很好的经济效益和社会效益。

2. 80 分以上为良好：各项工作完成质量好，超过常规标准要求，得到患儿的肯定。

3. 70 分以上为合格：各项工作能按时完成，达到标准要求，无患儿投诉纠纷。

4. 60 分以上为基本合格：有些工作不能按时完成，偶尔有小的疏漏，在工作数量、质量上有时达不到常规标准，偶尔有小的纠纷投诉，但未造成严重后果，未对科室造成较大的不良影响。

5. 60 分以下为不合格：工作经常不能按时完成，显著低于常规标准要求。

（四）实施

1. 各病区根据出勤、工作量、工作质量与患儿安全、工作能力与技术难度、服务质量、医德医风、学术水平等方面，制定详细的绩效考核与激励机制，护士绩效与奖金挂钩。

2. 职称奖金系数按医院统一标准，科室根据护士工作能力和所承担的管理责任，设置合理的奖金系数。责护组长分管危重及治疗技术难度高的患儿，奖金系数适当提高。

3.合理设置考核指标与权重

（1）工作量：20分

①指标：所管患儿数、I级护理数、手术数、入院数、出院数等。完成月人均工作量计满分。

②不直接管患儿的护士根据工作性质按比例折算。

（2）工作能力与技术难度：10分

①管理危重患儿数、参加抢救患儿数。

②担任消毒隔离/质控护士/总带教/总务护士等骨干次数。

③完成专科/疑难技术操作数量：根据专科设置几项，如经外周静脉穿刺中心静脉置管（PICC）等。

（3）工作质量：20分

①岗位职责完成情况：15分

科室督查问题点：按较大质量问题、可控问题反复出现、工作职责重大疏漏等扣分；护理部、医院各种检查问题点，按问题点的类别扣分；所有的问题点按PDCA循环管理持续改进。

②病历质量：5分

环节质控按问题点扣分，每月抽查一定数量的出院病例，按病历级别给分。

（4）差错事故：10分

四、护理人力资源培训

（一）小儿神经科护理人员培训计划

为提高科室护理人员的临床工作能力，保障护理安全，对照优质护理服务对护理工作的要求，围绕神经科工作重点，结合专科发展需要，制定护理人员培训计划，具体内容与要求如下：

1. 培训目的

促使护理人员知识、技能、能力和态度各方面得以提高，使各级护理人员有能力按照工作岗位要求完成相应的工作任务，培养一支能适应医院工作和护理学科发展需要的高素质的护理队伍。

2. 培训目标

三基（基本理论、基本知识、基本技能）培训考核达到三级甲等儿童专科医院要求；护士分层级培训符合岗位管理要求；培养科室所需的专业型人才。加强安全培训及考核，保证护理质量安全。

3. 培训对象

全科所有护士，按照护士的工作年限、职称及工作能力等，将参加培训人员分为 5 个层次：新进护士（工作年限 ≤ 1 年）、护士（工作年限 ≥ 1 年）、护师、主管护师、副高及以上护师。

4. 培训内容

培训内容包括医院与护理相关管理制度，护理质量与安全，护理基础理论、基本知识、基本技能，急救知识与相关技能，专科护理知识与技能等。

5. 培训方法

（1）培训师资与要求

在科室护士长统一安排和指导下，由科室总带教老师组织科内业务培训，由科室具有较高理论基础知识、临床实践及教学能力的护师及护师以上职称人员作为培训师资，新进规培、轮科和进修护理人员由中级及以上职称护理人员负责带教和培训，实习护生由初级及以上职称护理人员带教和培训。以集中培训和自学为主，采取模拟培训、PPT 理论授课、护理查房、疑难护理病例讨论、经验交流、操作示范与指导和护士会议等多种方式进行培训。

总带教老师组织科内业务学习和教学查房每月各 1 次，床旁护理查房每周 1 次；操作小老师负责科内操作培训及考核。每次业务学习及查房要求全部护理人员参加，值班人员由总带教老师负责补课。

（2）分层级培训

①新入职护士培训：新职工（工作＜1 年的护士）专科培训 40 学时，科室根据护理部下发的新入职护士培训计划制定科室新护士培训计划，以周为单位，以"基础知识、基础理论、基础技术"为重点，内容涵盖规章制度、职责、流程、护理常规、院感知识、抢救药物知识、安全宣教及三甲复审相关内容等，可以采用多种形式学习，如集中安排授课和自学相结合。要求前半年，理论授课（PPT）每 2 周 1 次，后半年每 4 周 1 次。

②护士培训：护士培训每月 1 次，每年度不低于 12 学时，培训内容以专科疾病和专科技术为重点，制定培训计划，安排理论授课内容和自学内容；参与科室护理查房。

③护师培训：每月培训 1 次，年度不低于 12 学时，培训内容重点在专科疾病及交叉知识，了解情景模拟法、教学技巧、科研设计、论文撰写等，参加科室组织的护理查房。

④主管护师培训：每季度培训 1 次，共计 12 学时，培训内容以疑难病例分析讨论、学科新进展、教学技巧、科研设计与实施、论文撰写等为重点，要求能够主持科室护理查房。

⑤副高以上护师及护士长培训：拟订教学计划并负责授课；负责参与临床带教工作；协助护理部做好主管护师的晋职、晋级的业务考核工作；参加护理部或医院组织的护理管理及学科动态、新知识、新技术、教学及科研等方面讲座，每半年 1 次；参加或主持院级疑难病例讨论及教学查房，每年 2 次；每年度参加省内外学术会议 1 次；根据情况安排出国出境学习。

（3）考核要求

科室按医院和护理部相关要求对各层级护理人员进行培训和考核，完成培训记录。总带教护士每月检查考核效果，护士长每月抽查，不符合要求及时改进，各类培训参加率与考核成绩计入年终科室专科建设考评。

①理论：按照科室培训考核计划组织对全科护士进行理论考核（1次/月），考核方式：在京颐考试网上考试，考核成绩由科室登记存档。

②技能：由护士长和总带教老师组织，操作小老师在日常工作中负责对不同层次护士进行操作技能考核，考核成绩由科室存档。新入职护士操作考核每月1次，护士、护师操作考核每季度1次，主管护师及以上职称者考核与院级人员同步。

（二）小儿神经科专科护士培训

1. 培训原则

采取多种方式，对培训对象进行在职教育培训，培训重点以临床需要的知识和技能为主。做到培训与训练相结合、培训与工作相结合、培训与发展相结合，提高培训质量与实效。

2. 培训对象

取得护士资格证、完成医院3年规范化培训考核、定科在小儿神经科的护理人员。

3. 培训目标

（1）具有系统的专业基础理论知识，了解本专科国内外护理现状和发展动态。

（2）熟练掌握基本的临床护理知识与技能；熟练掌握专科知识与技能；熟悉危重症患儿的护理知识与技能、危重症患儿的观察与应急处理；熟练掌握专科常见并发症的预防与处理；熟练掌握专科设备与药物的使用；熟练专科工作制度与流程；掌握常用的急救技术；熟知本专科仪器的使用与保养。

（3）掌握神经科常用药物的剂量、用途、给药方法、副作用及不良反应；熟悉本专业疾病诊疗护理常规；熟练掌握并运用护理程序；掌握所分管患儿的病情,对病情有较敏锐的观察能力、判断力及应急处理、抢救能力;能够独立解决危重症患儿的护理问题。

(4)能胜任责任组长的工作,具备教学护士的能力,指导低层次护士运用护理程序实施整体护理;带教意识及教学能力较强,有一定的指导能力和组织协调能力;能够胜任教学护士的岗位,有科内及院内授课的能力;能够积极引进新技术,协助或做好科室管理工作。

(5)具备一定的科研能力和论文撰写能力。

4.培训内容及方法

(1)成立科室培训小组,组长:护士长,组员:护师职称及以上人员。

(2)参与科室业务学习及专科护士授课,每年至少10次,采取PPT教学方式。

(3)参与科室疑难护理病历讨论及护理教学查房,每月1次;每半年进行1次专科理论及技能考核。

(4)参加科室护理质量讲评,每月1次;参与医院医疗质量及医疗安全讲评,每季度1次(非值班人员不能缺席)。

(5)担任责任护士工作,掌握分管患儿的病情,锻炼病情观察能力、判断力及应急处理、抢救能力;学习危重症患儿的护理知识与技能,掌握常用的急救技术;熟悉本专业疾病诊疗护理常规;熟练掌握并运用护理程序,提供患儿满意的整体护理服务。

(6)参与新护士、轮科护士、实习护士的临床带教工作,每年小讲课至少1次,每年操作示教至少1次。

(7)参与护理质量及科室管理。

(8)参加医院及片区业务学习或院内组织的各种形式的学术讲座。每年每人至少4次。

(9)积极参加英语学习,努力提高英语水平。

(10)争取每年发表论文1篇或科普文章3篇。

（11）参加科内理论、操作考核，每半年 1 次，成绩 80 分以上合格。

（12）完成学分 25 分 / 年（Ⅰ类学分 10 分，Ⅱ类学分 15 分）。

（三）小儿神经科进修带教计划

为规范进修带教管理工作，使进修人员能够尽快熟悉科室，提高进修人员学习质量和业务水平，保证患儿安全，结合科室实际工作要求，特制订进修带教计划如下：

1. 对进修护士的要求

进修护士必须是正规护校毕业，从事临床护理工作 3 年以上的业务骨干，具有吃苦耐劳、勤学好问等优秀品质，能较快适应环境，较快掌握新知识。进修护士在进修期间，积极参加医院和科室组织的各项业务学习。

2. 进修带教具体计划

进修护士的学习安排分三个阶段（见表 1-2）：

（1）第一阶段（第 1 个月）：①固定带教老师，安排年资高的带教老师。②介绍病室特色，了解病室环境、布局，科室工作制度、排班原则。③掌握各班工作职责及程序。④熟悉本科室基础护理内容，工作能力强者予以单独值班。

（2）第二阶段（第 2 个月）：①不固定带教老师，采取跟班制。②熟悉神经科常见病例的护理常规。③掌握基础护理及专科护理知识，如癫痫患儿的护理等；掌握常见基本操作技能，如留置静脉穿刺及各种仪器的使用。④掌握护患沟通技巧并能有效进行健康教育。⑤熟练运用护理程序对患儿实施整体护理。

（3）第三阶段（第 3～6 个月）：能胜任白班工作。

表 1-2　神经科进修带教计划（六个月）

		态度目标	知识目标	技能目标
第一个月	第一周	学习态度端正，尊敬老师。谦虚好学，爱护、关心患儿	对神经科有基本认识	熟悉科室基础护理内容，掌握科室护理常规，安全宣教
	第二周		对神经科环境熟悉，了解收治对象范围	熟练掌握各项基础护理，掌握科室安全护理常规，了解常用药的剂量、用途及疗效
	第三周		掌握科室各病种特点	学习观察病情，掌握专科护理知识及技术、如头皮静脉，留置静脉穿刺及各种仪器的使用
	第四周		掌握各病种观察要点，掌握各病种护理常规及要点	能处理简单医嘱，能单独进行各项护理技术操作，能使用各种仪器
第二个月		学习踏实，态度端正，急救意识增强，关爱每一个患儿	对各种急危重症患儿有一定的观察能力，掌握各种仪器的使用及抢救药物的配制、准备、使用	能协助老师抢救患儿，掌握各种标本的采集方法，掌握抽搐发作的处理及相关病症的处理及护理
第三～六个月		急救意识强，不骄傲自满、自以为是，学习认真，扎扎实实	熟练运用护理程序对患儿实施整体护理	基本能单独值班，能与患儿进行有效沟通并针对性地进行健康教育

注意：

（1）每位进修人员须经医院护理部同意批准，方可入科室进修，且由护理部统一安排。

（2）必须遵守医院及科室各项规章制度、遵守劳动纪律，不得私自换班或中途退学及延长学期。

（3）进修人员必须自觉参加医院及科室组织的各类讲座、学习班及小讲课，到课率＞80%。

（4）科室每月小讲课必须参加。

（四）小儿神经科实习护生带教计划

临床实习是护生理论联系实际、训练其分析与解决实际问题能力的重要环节。通过临床实习，可以培养学生树立良好的医德医风，具备娴熟的操作技能和运用知识解决问题的能力。作为临床实践教学的实施者，小儿神经科实习带教利用现代化的管理方式，引入线上线下混合教育模式，借助网络护理教育系统实施对实习护生的管理和护生教师之间的双向评价，将学校所学的理论知识转化为临床解决实际问题的能力，具体实习护生带教计划如下：

1. 科级管理

科室实习总带教老师要求职称为主管护师及以上或工作年限 5 年及以上人员担任，带教老师需工作年限 3 年以上，毕业 1 年内的护士不得承担带教任务。科室安排的本科实习护生需由本科以上学历或护师以上职称人员带教，重点强调轮科到科前不排班、不排带教老师，所有学生入科第一天必须参加入科宣教，由护士长或总带教老师查看护生实习鉴定，根据每名护生的具体情况针对性地安排带教老师带教，入科第一天做好入科宣教。

总带教老师需要根据上一年度护生容易发生的问题和操作制定科室的红色和黄色警示项目（红色项目是严禁学生执行的，黄色项目是需要在带教老师的严格监督下执行的），科室带教路径中的理论考核部分需要在以前的基础上细化，提出具体问题，带教老师每周根据问题考核，结果计入学生出科成绩，占出科理论总成绩的 40%。在院期间要求护生必须严格遵守医院规章制度和护理操作规程，不得独立完成操作，所有操作均在带教老师的指导下进行。实习期间需严肃实习纪律，不得随意迟到早退、旷工旷课，确有休假要求需要按照规定流程请假，护士长准假后方能离岗。

建议充分发挥学生的主动学习积极性，采用各种新的教学法提高学生的主动参与意识，增强培训效果。

2. 培训

（1）科室培训要求：①年初由总带教老师制定科室带教计划，根据科室专科特点确定讲课内容及时间，培训及考核安排均体现在临床路径表上。②总带教老师制定科室理论知识授课表，指定有带教经验和授课水平、同学反馈好的带教老师为科室小讲课老师，根据同学的反馈每年调整讲课内容。操作培训需根据科室特点确定本科室护生学习的操作项目并明确操作次数，主动给予学生动手操作的机会。③每批护生入科时，护士长或总带教做认真、详细的入科宣教，每 2 周进行 1 次小讲课，授课资料科室存档备查。

（2）教学查房：科室每月须组织护生进行 1 次床旁护理教学查房，授课及查房资料科室存档备查。

（3）考核：实习护生出科前各带教老师自行检查自己带教的学生是否完成学习任务，书写实习鉴定并对学生的理论及操作考核打分，平时考试得分占理论考试总分的 40%，护理病历书写占 60%，操作考核按照医院规定项目指导学生进行操作技能训练，指定带教老师示范后再进行考核，考核得分写入实习鉴定并在轮科后一周内上报护理部，病例及成绩在科室存档备查。

（4）效果评价：要求各科室在每批学生出科前组织学生座谈会，听取学生对于科室带教工作的意见和建议，同时发放问卷进行科室带教满意度评价。

3. 实习活动安排

（1）年底开展优秀实习生、优秀带教老师、优秀带教集体的评比活动及教学经验分享活动。

（2）成立护生礼仪队、文学社、英语社团、志愿者服务队等组织，鼓励实习生积极参加医院活动，充分发挥学生的特长和能力。

（3）组织毕业生双选会，为学生就业搭建平台。

（五）小儿神经科轮科人员培训计划

为加强护理人员轮科工作的科学管理，促使轮科人员能够尽快熟悉科室规章制度，融入集体，使轮科工作顺利进行，保证科室患儿安全，结合科室实际工作要求，特制订轮科人员带教计划如下：

1. 岗前培训

（1）培训时间：入科后的 3 天内。

（2）培训内容：包括理论及操作两部分：理论部分包括病室环境、科室基本制度、护士素质与行为规范、各班职责、护理常规、护理安全、院感知识以及药物知识等；操作部分以临床科室常见的护理操作及急救项目为重点培训内容。

（3）培训方法：主要采取理论授课、操作示范与现场指导相结合的方式进行。

（4）评价标准：培训后进行理论考核，80分为及格；随机抽考操作1项，抢救药、本科室常见护理常规，每项操作80分为及格。理论、操作考核均达标者视为培训合格，方可上岗；不合格者，科室继续给予培训，补考合格后方可上岗。

2. 分层次培训

（1）培训时间：护士完成岗前培训后启动分层次培训。

（2）培训内容方法：①新入护士（入职时间在1年内）：以"基础知识、基础理论、基础技术"为培训重点，安排集中授课内容，内容涵盖规章制度、职责、流程、护理常规、院感知识、抢救药物知识、三甲复审相关内容等。按规定参加医院规范化护士培训考试外，每季度参加科内理论、操作考核1次，成绩80分以上合格。参加科室每月组织的专科知识授课1次、操作培训1次，参与科室每月床旁查房。②护士：以专科疾病和专科技术为重点，安排理论授课内容和自学内容，每月培训1次。在责护组长的指导下学习责任护士工作，逐步单独护理本病区患儿的所有治疗和护理；参加科室床旁护理查房。按规定参加医院规范化培训护士考试外，每季度参加科内理论、操作考核1次，成绩80分以上合格。每月至少参加医院专科知识讲座及继续教育培训1～2次。③护师：以专科疾病及交叉知识为重点，了解情景模拟法、教学技巧、科研设计、论文撰写等，每月培训1次。参与护生及新进护士的带教工作，参与科室疑难护理病历讨论及教学查房；组织护理查房每年至少1次。参加科室护理质量讲评；参与医院医疗质量及医疗安全讲评，每季度1次。

3. 带教

（1）选择认真负责，理论及操作水平均较强的护理人员作为带教老师。在带教前，护士长要和带教老师一起对轮转护士进行摸底测试，根据其对小儿神经科知识掌握的程度和知识薄弱点,带教老师要制定有针对性的带教计划,因人施教。带教老师要根据每个人不同的素质对轮转护士进行至少为期1个月的带教,确保年轻护士能够充分掌握各班职责和流程。最后,由科室对年轻护士进行考核,并结合考核结果与带教老师培训过程中的观察对年轻护士进行判定,判断其能否单独值班。

(2)做好入科前培训。各科护士长要根据本科不同的专业特点,结合老护士实习时的经验,分析小儿神经科工作中最有可能发生护理差错的地方,从而对其进行总结分析。根据总结报告制定轮转护士岗前培训计划,并对新入科的轮转护士常规进行岗前培训,详细讲解本科室的专业特殊性、容易出错的地方以及护理工作中需注意的关键点,从而避免年轻护士在实习过程中出现类似错误。

4. 思想教育

对轮转护士还要进行必要的思想教育和鼓励她们养成不懂就问的好习惯,避免因盲目行事、不懂装懂而发生差错。培训过程中,带教老师要及时结合真实直观的案例,引导轮科护士对这些案例进行分析和讨论,使轮科护士将这些案例与日常护理工作密切联系起来,从而主动认识到护理差错发生的原因和后果。

5. 针对性管理

(1)护士长和带教老师要对轮科人员进行针对性的管理。如:班上来了一个危重患儿,带教老师要帮助她们制订护理计划,帮助她们分析一些可能发生的问题。轮转护士接班后,护士长要向她交代本班的工作重点和注意事项。轮转护士下班前,护士长要重点检查危重患儿护理情况和医嘱执行情况,并询问本班工作医嘱执行情况,工作中是否碰到困难,针对一些隐患性问题,及时给予分析和指导。

(2)针对性排班。轮转护士单独上班后,在排班上要新老结合,上夜班时,要嘱咐与其搭班医生多给予工作提醒,同时排高年资护士备二线班,防止晚上来危重患儿或多个患儿，轮转护士处理不到位而引发纠纷。护理部夜查房时，如果碰到科室是轮转护士值班，也应该加大检查的力度，发现的问题要及时同本科护士长联系。

（3）充分发挥轮转护士的优势。特别是已轮转过多个科室的护士，通过不断的锻炼和学习，她们的知识和技能已渐趋全面，在某些方面，甚至优于其他的护士。护士长要充分发挥这些轮转护士的优势，鼓励她们将其他科室一些好的经验、一些好的习惯应用到本科室中来，培养她们的工作热情和主人翁思想。

五、员工档案的建立与管理

每位员工从入职之日起，须建立独立的个人档案并至少每三年进行一次反馈，必要时随时更新。所有员工在入职时必须向人力资源部提供本人真实的身份证、毕业证、资格证、执业证、职称证等有效的证件复印件，并提供以上证件原件，由人力资源部经办人核实后在证件复印件上加盖"原件已核"并签名。

（一）员工档案的内容

1. 个人档案目录；

2. 员工基本信息采集表（含工作经历）；

3. 岗位职责说明书；

4. 岗前培训记录，继续教育记录；

5. 年度培训记录；

6. 岗位权限审批表；

7. 医院年度评价表；

8. 绩效考核表；

9. 各种资格证件的复印件；

10. 其他培训证书；

11. 员工体检表。

（二）员工档案的管理

1. 专人管理

员工档案册放在所在科室管理，科室负责人为员工档案保管责任人，另设专人负责管理。

2. 及时更新

员工个人信息资料有变更时，应及时提供变更后的资料原件和复印件给人力资源部查验，以便及时更新个人档案。

3. 保持原样

每位员工有及时更新档案册个人资料的义务，可以查阅自己所属的个人档案，任何人员未经授权不得撤销、涂改、销毁员工档案册内容。

4. 定期检查

定期对档案进行检查、整理、修复，保持整洁完好。

第五节　小儿神经科电子医疗护理文书的管理

电子医疗护理文书是指医务护理人员在医疗活动过程中形成的文字、符号、图表、影像、切片等资料的总和，电子医疗护理文书是患儿就医、学科教学、科研的重要资料，必须认真记录、收档和严格管理。

一、电子医疗护理文书的内涵

电子医疗护理文书是在医疗护理活动中通过计算机、网络形成并由计算机识别、处理、存储在磁盘或光盘等介质上的以数字代码记录信息的文件，包括门诊或住院医生、护士书写的各种记录、检查检验报告、各种知情同意书，麻醉医生及其他治疗人员书写的各种记录。

医疗护理文书是对患儿家属的问诊，对患儿的检查、诊断、治疗护理以及疾病发生发展和转归等全过程详细、系统的原始客观记录。医疗工作中形成的医疗护理文书，不仅是患儿诊断、抢救、治疗、康复的重要依据，而且为医疗教学和科研发挥着重要作用，也是处理医疗纠纷及诉讼的重要佐证。

二、电子医疗护理文书的书写要求

电子医疗护理文书是病历的重要组成部分，电子医疗护理文书的书写应当客观、真实、准确、及时、完整、规范。常见的电子医疗护理文书包括入院评估、电子医嘱的处理、电子病历的书写、病室交接班报告、住院患儿的再评估等。

（一）入院评估

入院评估是护士在患儿入院时有目的、有计划、有系统地收集资料的过程，是护理程序的首要环节，用于护理问题确定，为制订下一步护理计划、护理措施等奠定基础。其内容包括患儿的一般资料、身体评估、疼痛评估、压疮危险因素评估及护理措施、跌落/坠床危险因素评估及护理措施、功能评估、心理行为评估、社会经济评估、家长或陪伴者接受健康教育能力及需求评估。

1. 一般资料

包括患儿的基本信息，如姓名、性别、年龄、联系电话及过敏史等项目，该版块用于了解患儿个人基本信息，识别患儿身份，及时通知主治医生，使医护工作紧密衔接。

2. 身体评估

包括患儿入院首次生命体征、体重、身高、皮肤及口腔黏膜完整性，该版块用于了解患儿入院时体格状况，从而预测患儿住院期间需要的帮助及护理关注点。

3. 疼痛评估

包括疼痛评估工具、疼痛部位、疼痛评分、是否汇报医生等。8岁以上患儿疼痛评估工具选用视觉模拟评分法（VAS），3岁～8岁的患儿疼痛评估工具是脸谱评分法（FACE），3岁以下患儿疼痛评估工具是改良面部表情评分法（FLACC），新生儿疼痛评估工具为新生儿疼痛评估量表（NIPS）、新生儿术后疼痛评分（CRIES）。及时将评分情况汇报医生，以确定相应的疼痛管理方法。

4. 压疮评估

早期识别压疮发生的危险因素是预防患儿压疮的关键。压疮的发生率已成为评价护理质量的一项重要敏感性指标，如果护士对具有压疮危险因素的高危人群（如脊髓损伤、长期卧床、限制活动、肥胖、消瘦、大手术、休克、昏迷、水肿、大小便失禁、重症监护等）能及时、准确地评估，并有针对性地进行护理干预，就可以有效地降低压疮发生率，促进压疮好转。

从感知、潮湿、活动能力、移动能力、营养、摩擦和剪切力、组织灌注与氧合几个因素进行综合评估。评分越少越危险，轻度危险：16～23分，中度危险：13～15分，重度危险：12分及以下，并申报难免压疮。对总分少于16分者，应实施压疮高风险预防措施，在相应措施上打"√"。

5. 跌落／坠床评估

对新入院患儿及存在跌落、坠床危险因素的高危患儿（如3岁及3岁以下患儿，视力、听力障碍，步态不稳（病理性），眩晕，全身虚脱感，意识障碍，肢体功能异常，如厕时需要协助，目前使用镇静剂或麻醉剂、抗癫痫药等患儿）进行评估，根据患儿病情及年龄采取相应预防措施。

6. 功能评估

要求护理人员根据患儿日常生活自理程度进行功能状况评分，包括进食、洗脸、刷牙、梳头、洗澡、穿脱衣服、如厕等。分自理、协助、完全依赖三种基本功能，评估患儿有无活动障碍。

7. 心理行为评估

包括患儿的情绪状态及性格特征。

8. 社会经济评估

包括患儿的国籍、是否为特殊人群、居住环境、家长文化程度、家长对疾病的认识、费用来源、宗教信仰、教育、抚养人等。

9. 家长或陪伴者接受健康教育能力及需求评估

包括家长或陪伴者喜爱的教育方式、语言、有无影响学习的因素、学习意愿、教育措施需求。

（二）电子医嘱的处理

医嘱是指获得本院处方权的执业医师在医疗活动中下达的医学指令，是非常重要的医学文件。随着电子医嘱的临床应用，改变了传统的工作模式与流程，使医院步入信息化的时代，具有书写规范、查阅方便、清楚整洁、工作效率高等优点。处理流程如下：

1. 医师在医生工作站开出医嘱，主班护士在护士工作站新医嘱系统检索医嘱变更单，仔细核对医生录入的电子医嘱（包括药品、剂量、浓度、时间、给药方法），把需处理医嘱的床号写在医嘱索引本上。

2. 按先临时后长期的原则打印处理医嘱，如需紧急执行的医嘱，医生可在医嘱嘱托里标记"st"，并向主班护士做特别交代，护士应及时查对、执行医嘱，打印医嘱变更单通知责护在 15 分钟内处理完毕。

3. 在查对中发现违反诊疗常规的错误医嘱，护士有责任及时通知医生进行核对并更改。

4. 医嘱经药学部审方通过后生成药品和诊疗，主班护士将医嘱治疗部分如：肌肉注射、静脉注射、皮试、静脉输液、雾化吸入等打印执行单给辅班护士核对，交给责护再次核对后方可执行。

5. 主班护士将医嘱护理部分如：吸氧或停止、使用心电监测或停用、灌肠、临时口服药等，打印医嘱变更单交给责护核对后执行。

6. 检验医嘱经核对生成后，主班护士在条码打印机中将抽血条码打出，由辅班护士准备相应的标本容器，再交给责护核对无误后抽取患儿血标本，其他特殊检查单由医生打印签好名后，责护核对无误后交给家长到相应科室做检查或预约，并告知家长留取标本及关注各项检查的注意事项。

7. 有疑问的医嘱，必须查清确认后方可执行。

8. 凡需下一班执行的医嘱，在口头和书面交接班时均应交代清楚。

9. 所有医嘱处理完成后，由主班护士和责护再次进行总查对并记录签名。且每天下一班核对上一班医嘱。

10. 一般不执行口头医嘱，只有在紧急抢救情况下医生才下达口头医嘱，护士再复述一遍经双方确认无误后方可执行，在抢救结束后 6 小时内补录医嘱，护士及时签名并补好记录。

11. 根据医嘱索引本上床位号及时进行计费或领取药物。

12. 所有医嘱均应遵循谁执行谁签名谁负责的原则。

（三）电子病历的书写

护理记录电子版建立于医院信息系统，是将观察内容及护理措施等输入计算机统一的护理记录模板中，使其模式化、规范化。不仅能避免护理人员手工书写存在的错误和书写水平参差不齐的弊端，规范了书写内容，优化了护理工作程序，提高了工作效率，还具有各种交接班提醒和异常数据提醒等监控效果，提醒护理人员注意各种未完成的护理任务以及患儿各种生命异常信息，从而确保患儿的护理安全。

一般护理记录单全院通用，用于记录患儿住院期间所有治疗、护理情况，包括心率、呼吸、神志、瞳孔、出入量及病情观察等项目。

1. 护理人员运用工号及密码登录新医嘱系统，点击护理管理，选择护理记录菜单，进入电子护理记录单版面，电脑自动生成眉栏项目，包括病区、床号、姓名、住院号和页码。

2. 所有记录采取表格式记录方式，记录单眉栏，包含患儿生命体征、专科观察要点、健康教育内容、特殊情况记录及护士签名等内容。

3. 以客观指标记录为主，如实记录，尽量减少主观描述，以减少护士因为知识、经验缺乏而造成的记录不准确或与医疗记录不符而引起的法律纠纷，同时减少护士用于文字描述的时间。

4. 强调"及时"记录。及时发现患儿的病情变化并及时记录。治疗、特殊检查、护理措施等立即执行、随时记录。且应用护理措施后必须有效果评价，体现出护理的连续性。

5. 注重内容，减少对记录形式的关注。确保医疗病程记录与护理记录的一致性。

6. 患儿新入院当日应当测量体重、身高并记录，以后每周 1 次或根据患儿病情及医嘱测量体重（体重以 kg 为单位）并记录。入院时或住院期间因病情不能测体重时，分别用"平车"及"卧床"表示。

7. 新入院 7 岁以上患儿需测量血压并记录，常规每周测量 1 次并记录，7 岁以下患儿根据病情及医嘱测量并记录。

8. 如患儿外出，在体温单相应的时间段注明"外出"，直至返院，护理记录应写明外出的原因。返院时，要测量当时的体温、脉搏、呼吸等生命体征并记录。

9. 发热患儿体温要记录至正常，体温超过 39℃，要测 Q4h 体温。

10. 病危患儿要测 Q4h 体温、心率、呼吸。

11. 每班开始写记录时，要标"重"或"危"。

12. 跌落高风险每周要复评 1 次，医嘱予长期镇静止惊药或抗癫痫药时要评估 1 次。

13. 腰穿术后半小时要评估 1 次，当天每班要有观察记录。

14. 患儿有疼痛时要有评分工具和评分，评分超过 6 分要有处理，如口服用药 1 小时后复评 1 次，静脉用药半小时复评 1 次。

15. 能量化的尽量量化，不要写"患儿发热"，应记录体温；心慌要记录脉搏或心率；呼吸急促或困难要记录生命体征等；吸痰要记录吸出多少 mL。

16. 不要用模糊不清的词或概念：如生命体征平稳、大小便正常（可用具体数值记录）。

（四）病室护理交班志

病室护理交班志是值班护士对本病室患儿的动态及需要交代事宜的交班索引。

1. 交班志填写时间应在各班（白、晚、夜）下班前完成。

2. 一律使用蓝黑墨水或碳素墨水笔书写，不得涂改，书写者签全名及工号。每班双签名（交接班者），护士长每天查看签名。

3. 准确填写交班日期、本班患儿动态，特殊情况在"特殊交班"栏说明。

4. 续页书写时，应在前页的日期上方注明"转下页"，并在续页上填写日期。

5. 书写患儿动态时，按以下要求实施。

（1）依项目顺序并按床号排列，其项目顺序如下：①出院；②转出；③死亡；④入院；⑤转入；⑥手术；⑦分娩；⑧病危；⑨病重；⑩其他。①～⑦项要填写时间，其中第⑥项填写手术患儿回病房的时间。手术暂时未回时，在"特殊交班栏"说明。

（2）若同一患儿在本班内有2个或2个以上的项目需要填写时，可在同项目栏内填写。

6. "特殊交班"是值班护士用来交代有关事项的书面提示，要求语句简单明了，如"发热：01，08"，"外出：12，13"等。

7. 书写患儿动态时白班、晚班、夜班之间各空1行。

8. 所有患儿都要求写床号、姓名的同时写上住院号。

（五）住院患儿的再评估

住院患儿的再评估包括住院患儿再评估内容、住院患儿再评估频率、其他专科评估、患儿评估资料的利用及患儿评估记录和保存。

1. 住院患儿再评估内容

医生对住院患儿的再评估记录在患儿的病程记录中，护士对住院患儿的再评估记录在患儿的护理记录单中。

医疗再评估按病历书写规范要求进行，其内容至少包括：症状体征的变化、各项辅助检查结果的判断与分析、治疗决策是否恰当、治疗方案对患儿是否合适、治疗效果是否满意、患儿对治疗的反应如何、诊断是否需要修正、患儿疼痛是否得到控制或改善、病情发展变化情况、下一步治疗安排与患儿家属谈话的背景及内容、患儿家属对医疗服务的满意度、患儿是否符合出院标准、患儿康复情况等。

护理再评估包括：症状体征的变化、各项阳性体征及检查结果、压疮与跌倒风险、饮食与营养是否合理、活动是否得当、用药方法及剂量是否准确、导管使用是否规范、标本留取方法是否正确、各项检查检验是否按时完成、院感防治知识（如洗手）是否清楚、患儿及家属心理活动。但在病程记录或护理记录单中只要求记录以上内容中有变化的内容。

2. 住院患儿再评估频率

急性期及高风险患儿每天至少评估 1 次并记录。当患儿的治疗、检查、病情有变化时，随时记录。康复治疗或病情处于稳定期的患儿，当其生命体征正常，诊疗方案没有更改，没有停止或新开医嘱、当日没有进行辅助检查并无检查结果回报时，病程记录可 3 天记录 1 次。每 30 天应按要求记录 1 次病程小结。护理再评估康复治疗或病情处于稳定期的患儿每周评估记录 1 次，病重患儿每天评估记录 1 次，病危患儿至少每班评估记录 1 次，所有患儿有病情变化或用药、手术等风险因子改变时应及时评估记录。

3. 其他专科评估

在住院患儿再次评估过程中，如果确定患儿有非本专业的其他专科评估需求，根据医院会诊制度进行相关专业评估，并将会诊评估情况记入病历。

4. 患儿评估资料的利用

责任医疗、护理小组及参与评估的其他相关人员应共同及时对每一个患儿的评估结果进行分析，确定患儿的医疗和护理需求。满足患儿需求首先要考虑患儿的紧急需求。如果患儿需求不明确或在满足患儿需求遇到困难时，应及时请示科主任、护士长，必要时进行全科讨论分析。如果科内无法满足患儿的需求，应及时请示医务部和护理部，医务部和护理部应根据患儿的具体情况做出计划和安排。再评估及进行评估结果分析时要充分尊重患儿及家属的权利，在适当的时候让其参与，告知评估结果及任何确定的诊断，告知医疗护理计划。

5. 患儿评估记录和保存

患儿的所有评估都必须在医院的规定时间内完成并记录，所有评估的表格、记录均应按照医院要求保存在纸质病历或电子病历中，以便为患儿提供医疗护理服务的人员随时获取。

三、电子医疗护理文书的管理

（一）管理制度

为规范电子医疗护理文书的应用管理，满足临床工作需要，保证医疗质量及医疗安全，保证医患双方合法权益，根据原卫计委 2017 年 4 月 1 日颁布的《电子病历应用管理规范（试行）》，结合病区实际情况制定以下制度：

1. 医疗护理文书是根据原卫计委《电子病历应用管理规范（试行）》的要求，使用原卫计委统一制定的项目名称、格式和内容，不得擅自变更。以简化书写，缩短医务人员书写时间。门（急）诊病历书写内容包括门（急）诊病历首页、病历记录、化验报告、医学影像检查资料等。住院病历书写内容包括住院病案首页、入院记录、病程记录、手术同意书、麻醉同意书、输血治疗知情同意书、特殊检查（特殊治疗）同意书、病危（重）通知单、医嘱单、辅助检查报告单、体温单、医学影像检查报告、病理报告单等。

2. 所有医务人员必须使用本人的用户名和密码登录电子病历系统，并在规定权限内完成书写、审核、修改、保存、打印、归档等操作，医务人员完成操作后应及时退出系统，对本人身份标识的使用负全责，所有操作后台均进行记录。且系统应当显示医务人员电子签名。

3. 根据《医疗事故处理条例》规定，病历属于可提供给患儿复印或复制的范畴，是重要的法定资料，如遇患儿需复印医疗护理文书时，必须经科主任同意，护士长或责任护士审核签名后方可复印。

4. 医疗护理文书应当客观、真实、准确、及时、完整、规范由合法执业护士书写，使用字体、字号统一，计算机打印的病历应当符合病历保存的要求。

5. 医疗护理文书一律使用阿拉伯数字书写日期和时间，采用 24 小时制记录。

6. 实习护士、进修护士、试用期护士、未取得护士资格证书或未经注册护士书写的护理记录，应由本医疗机构具有合法执业资格的护士审阅并签名，需修改时用红色笔修改、签名并注明修改时间。

7. 确保医疗病程记录与护理记录的一致性。

8. 因抢救危重患儿未及时书写的记录，相关人员应当在抢救后 6 小时内据实补记。

9. 患儿出院或死亡后，当班责护进行终末质控后将医疗护理文书按出院病历排列顺序整理，48 小时内送病案室管理。

10. 病区设有专人负责医疗护理文书质量控制，每周随机抽查在架电子病历，发现问题及时告知当事人，并在医生、护士质量会议上进行总结、分析、整改。

11. 印有医疗机构标志的医疗护理文书表格，只限于本医疗机构使用，不得转卖、转让和出售，其他医疗机构不得冒用。

12. 有条件的医疗机构电子病历系统可以使用电子签名进行身份认证，可靠的电子签名与手写签名或盖章具有同等的法律效力。

（二）病案的管理

1. 住院期间病历的管理

（1）在患儿住院期间，住院病历由所在病室集中、统一保管。病历及时落锁，班班交接钥匙。

（2）在患儿住院期间，每个患儿病历应固定放置于病历柜，用后放于原处。住院病历在住院期间由病区医务人员保管；除医务人员外，无关人员禁止翻阅病历，患儿家属可就有关问题向主管医师、护士咨询。

（3）病室应当在收到住院患儿的化验单（检验报告）、医学影像检查资料等检查结果后24小时内归入住院病历。

（4）患儿及其陪护人员不得翻阅病历。

（5）严格病历管理，严禁涂改、伪造、隐匿、销毁、抢夺、窃取病历。

2. 出院病历归档管理

（1）住院病历应在患儿出院当天整理完毕，科级质控应在三天内完成，并送达病案管理部门，严格执行病案院内交接制度。

（2）遵守病案资料保密制度，确保患儿信息的保密性。

（3）凡再入院患儿均使用前次住院号，不允许一人多号发生。如家属遗忘则由主班护士查询并告知住院部进行修改。

（4）病案的保存期限按原卫计委《医疗机构病历管理规定》执行。门、急诊病历由患儿自行保管。住院病历从患儿最后一次出院时间计算，保管年限不得少于30年。

（5）患儿出院、死亡后的住院病历，应当按出院病历排列顺序整理，交医疗机构病案室统一保管。

（6）发生医疗纠纷需要封存、启封病历资料的，应当在医患双方在场的情况下进行。封存的病历资料可以是原件，也可以是复印件，由医疗机构保管。病历尚未完成需要封存的，对已完成病历先行封存；病历按照规定完成后，再对后续完成部分进行封存。医疗机构应当对封存的病历开列封存清单，由医患双方签字或者盖章，各执一份。

（7）住院病历因医疗活动（特殊检查或治疗、转科、手术等）或复印、复制等需要带离病室时，应当由病室指定专门人员携带和保管。

3. 病案借阅管理

（1）除涉及对患儿实施医疗活动的医务人员及医疗服务质量监控人员以外，其他任何人不得擅自查阅患儿病案。

（2）未经批准，任何人不得拷贝、复印、拍照、扫描、截屏病案资料。

（3）非医护人员，不得查阅病案。进修医务人员须经所在科主任书面批准后查阅。

（4）借出病案归还时，需检查病案的完整性，是否篡改、涂改、转借、拆散、换页、加页或丢失。未经许可，将病案带出病案室或将病案转借给他人丢失者，除追还外，还应予以处罚。

（5）司法机关、保险公司、社会保障等机构凭单位介绍信并出示有效证件，经医务部审批同意后，方可调阅相关病案资料和数据。

4. 病案资料复印与封存管理

（1）根据 2018 年 10 月 1 日国务院颁布实施的《医疗纠纷预防和处理条例》规定，患儿及家属有权查阅、复制其门诊病历、住院志、体温单、医嘱单、化验单（检验报告）、医学影像检查资料、特殊检查同意书、手术同意书、手术及麻醉记录、病理资料、护理记录、医疗费用以及国务院卫生主管部门规定的其他属于病历的全部资料。

（2）凡来复印病案资料者（包括患儿、患儿亲属、公检法、医疗保险、社会保障机构和个人），必须持有经医院医务部审批的有效证件、病历复印申请单，方可复印病案相关资料。复印病案资料时，应当有患儿家属在场。医疗机构应当提供复印服务，并在复印的病案资料上加盖证明印记。医疗机构可以收取工本费，收费标准应当公开。

（3）已归档病案，发生医疗事故争议时，医务部和病案室人员应在患儿监护人在场的情况下封存死亡病例讨论记录、疑难病例讨论记录、上级医师查房记录、会诊意见、病程记录等。

5.电子病历的管理

（1）医疗机构电子病历系统应当保证医务人员查阅病历的需要，能够及时提供并完整呈现该患儿的电子病历资料。

（2）门诊电子病历中的门（急）诊病历记录以接诊医师录入确认即为归档，归档后不得修改。

（3）住院电子病历随患儿出院而终止，经上级医师审核确认后归档，归档后由病案信息科统一管理。

（4）归档后的电子病历采用电子数据方式保存。打印电子病历纸质版本必须采用激光机打印，全院统一规格（规格 A4，重量不低于 70g 的纸张，设装订线）、字体、字号及排版格式，装订以左边和顶边为准（书本式）。

（5）电子病历数据应当保存备份，并定期对备份数据进行恢复实验，确保电子病历数据能够及时恢复。当电子病历系统更新、升级时，应当确保原有数据的继承与使用。

（6）电子病历的修改、归档必须和纸质病历同步进行。在电子病历的法律效应生效之前以纸质病历为主。

（7）电子病历的复印和复制与纸质病历的复印和复制管理相同。医疗机构应当在电子病历纸质版上加盖证明印记或提供已锁定不可更改的电子版。

（8）各医院在实施电子病历中要严格按照原卫计委关于《电子病历基本规范（试行）》的要求执行并制定相关电子病历管理细则。

6.电子文书归档

（1）住院病历排列顺序

①三测单；②长期医嘱单；③临时医嘱单；④住院志；⑤诊疗计划；⑥日常病程记录（各级医生查房、会诊、转科等）；⑦首次病程记录；

⑧各种同意书（按日期先后顺序排列，包括手术、麻醉、输血、特殊检查、特殊治疗、知情同意书等）；⑨麻醉记录；⑩手术记录；⑪各种专科治疗单；⑫各种申请单（会诊单、特殊医疗服务申请等）；⑬各种检查报告单（化验单按先后顺序呈叠瓦状贴在专用粘贴单上）；⑭入院告知书；⑮入院患儿护理评估；⑯各种护理记录（一般患儿护理记录、危重患儿护理记录、专科护理记录等）；⑰手术护理记录；⑱病历首页。

（2）出院病历排序

①住院病案首页；②入院或再入院记录；③诊疗计划；④病程记录含转科记录（手术同意书、输血同意书、麻醉同意书、术前讨论记录、麻醉前访视记录、麻醉记录、手术安全核查记录、手术用物清点记录、手术记录、麻醉术后访视记录、术后病程记录）；⑤出院记录；⑥死亡记录、死亡病例讨论记录；⑦各种同意书；⑧教授查房记录，大会诊、疑难病例讨论记录；⑨会诊单；⑩病危通知；⑪三大常规（血常规、尿常规、便常规）报告单；⑫血液生化报告粘贴单；⑬各种特殊检查报告单（X线、B超、CT、心电图、内镜等）；⑭双向承诺书；⑮谈话记录；⑯监护人声明书；⑰体温单；⑱长期医嘱单、临时医嘱单；⑲入院告知书；⑳护理安全风险知情同意书；㉑入院护理评估单；㉒营养异常风险管理记录、营养专业评估；㉓跌落风险管理记录；㉔压疮风险记录；㉕护理计划单；㉖护理记录单；㉗健康教育记录单；㉘手术转科交接卡；㉙上次住院病历；㉚门急诊转诊病历复印件；㉛死亡患儿门诊病历；㉜住院证；㉝复印申请单。

第六节　小儿神经科医院感染的预防与控制

儿童由于自身免疫能力尚不完善，抵抗力差，许多脏器功能未完全成熟，正常菌群尚未建立，受环境中诸多不利因素的影响，如果住院时间较长，极易发生医院感染，因此，医院感染的预防和控制尤为重要。

一、医院感染的特点和高危因素

医院感染是指住院患儿在医院内获得的感染，包括在住院期间发生的感染和在医院内获得出院后发生的感染，但不包括入院前已开始或入院时已处于潜伏期的感染，医院工作人员在医院内获得的感染也属于医院感染。广义地讲，医院感染的对象包括住院患儿、医院工作人员、门急诊就诊患儿、探视者和患儿家属等，这些人在医院的区域里获得感染性疾病均可称为医院感染，但由于就诊患儿、探视者和患儿家属在医院的时间短暂，获得感染的因素多而复杂，常难以确定感染是否来自医院，故实际上医院感染的对象主要是住院患儿和医院工作人员。

（一）医院感染的特点

1.病原学的特点

细菌、病毒、真菌、原虫、螺旋体等均可引起医院感染。细菌是儿科病房最常见的病原体，以革兰氏阳性菌最常见。

（1）医院感染病原体种类：①革兰氏阳性球菌（葡萄球菌属、链球菌属等）；②革兰氏阳性杆菌（结核分枝杆菌、假单胞菌属等）；③革兰氏阴性杆菌（肠杆菌科、不动杆菌属等）；④真菌（念珠菌、隐球菌等）；⑤厌氧菌（类杆菌、产气荚膜杆菌等）；⑥病毒（肝炎病毒、呼吸道病毒、轮状病毒、单纯疱疹病毒、水痘带状疱疹病毒、巨细胞病毒等）。

（2）多重耐药菌感染是医院感染难以控制的重要原因。随着抗生素的广泛、长期使用，多重耐药菌感染在儿科病房医院感染中占据相当大的比例，需要加强监测。多重耐药菌株主要包括：MRSA（耐甲氧西林金黄色葡萄球菌）、VRE（抗万古霉素肠球菌）、产超广谱 β－内酰胺酶（ESBLs）的肠杆菌科细菌、耐碳青霉烯的鲍曼不动杆菌、铜绿假单胞菌和肺炎克雷伯菌。

2.流行病学特点

（1）感染源：医院内感染的两个来源是内源性菌群和外源性病原体。

（2）感染部位：呼吸道是儿童最主要的感染部位，皮肤也是其重要的感染部位。

（3）传播途径：医院感染的传播途径大致可分为3种，包括接触传播、空气传播、飞沫传播。

①接触传播：医护人员是接触患儿最多的人，医护人员的手是造成儿科病房患儿医院感染的直接途径。母婴之间也存在直接接触传播。接触患儿的护理用品及治疗器械的消毒灭菌不严格，如体重秤、听诊器、血压计等，致病菌可从这些物品传给患儿造成院内感染。

②空气传播：如果病房空气不流通，温度相对较高，会有利于微生物的生长繁殖，探陪人员过多带动的气流有许多致病微生物附着在尘埃或飞沫小滴上，空气污浊造成医院感染。

③飞沫传播：带有病原微生物的飞沫核，在空气中短距离移动到患儿的口、鼻黏膜或眼结膜等处导致传播而引起医院感染。

（二）医院感染的高危因素

由于病区陪护探视人员多，人流量大，患儿自身免疫功能发育尚不完善，医务人员职业暴露及手的污染等，大大增加了医院感染的发生率，常见的高危因素如下：

1.患儿发生医院感染的高危因素

（1）患儿自身因素：儿童各脏器的功能发育尚不完善，不能提供有效屏障抵御病原微生物。年龄越小，体重越低，越容易发生医院感染。

（2）医源性因素：医源性因素主要是医护人员的手清洁不及时或不彻底，医疗器械（如心电监护仪、血压计、输液泵等）消毒不严。此外，患儿多、医护人员紧缺等均是危险因素。

（3）环境因素：儿科病房内温度高，容易滋生微生物。使用后未及时清理干净的奶瓶，未吃完的食物、水果等，也极易滋生细菌。患儿呼吸道分泌物、排泄物等，干燥后形成菌尘，通过讲话、喷嚏、咳嗽、室内探陪人员及医护人员的走动造成环境污染。

（4）疾病的严重程度：患儿会因个体差异或是疾病的严重程度不同而存在明显差异。如癫痫患儿合并严重的皮肤感染，容易发生败血症，增加治疗与护理难度。

（5）侵入性操作：随着临床治疗和监测水平的提高，各种用于诊断和治疗的介入性操作明显增多，例如气管插管、腰椎穿刺、经外周静脉置入中心静脉导管、吸痰、呼吸机辅助通气等。这些操作使得本身生理及免疫功能不完善患儿的天然防御屏障遭到破坏，使得菌血症的发生率增高，医院感染概率大大提高。

（6）胃肠外营养支持：在患儿治疗过程中，较长时间的胃肠外营养支持也是感染的高危因素。肠内营养的延迟供给阻碍了肠道黏膜构造的正常发育，使条件致病菌容易通过胃肠道黏膜移行入血循环，引起败血症。

（7）药物的应用：临床长期或不合理应用广谱抗生素亦是导致医院感染的高危因素，甚至导致多种耐药菌、真菌血症的发生。

2. 医务人员发生医院感染的高危因素

（1）皮肤黏膜破损：医护人员在医疗活动中面对的是各种不同的患儿，接触各种病原体的概率远远高于普通人群。当医护人员皮肤黏膜破损时，就暴露在患儿的血液或体液当中，带有病毒的物质就有与破损皮肤黏膜直接接触的可能，对医务人员来说是一个极其危险的因素。

（2）针刺伤或锐利器损伤：针刺伤是一种皮肤深部的足以使受伤者出血的意外伤害，被病原体污染的血液或体液接种到受伤者体内，从而发生感染。手术或其他操作中使用各种锐利器，损伤医护人员的皮肤，同时接触到血源性病毒患儿的血液或体液，同样可导致经血液传播疾病的发生。

（3）手的污染：医务人员在繁忙的医疗活动中，绝大多数工作是通过手完成的，手的微生物污染相当严重，各种细菌数量往往比其他人群多。如各项操作前后不洗手或洗手不规范，感染疾病的概率就会大大增加。

二、预防医院感染的措施

加强病室环境、医务人员、患儿和物品的管理，是有效预防和控制医院感染的前提。

（一）病室环境管理

1. 空气

（1）病室内环境布局合理，室内温度保持在18℃～22℃，湿度保持在50%～60%。定时开窗通风，每次30分钟，每天不少于2次，保持空气清新与流通。

（2）治疗室、配药室、检查室内要保持清洁，禁止无关人员进入，以防尘埃飞扬。

（3）禁止在病房、走廊清点更换下来的衣物、被褥等。

（4）患儿出院、转科、死亡后对空气进行终末消毒处理，住呼吸道隔离患儿的房间每日至少消毒1次。

（5）每月进行空气菌落卫生学监测。病室空气、物表菌落总数卫生标准详见表1-3。

表1-3　病室空气、物表菌落总数卫生标准

环境类别	范围	空气平均菌落数（cfu/皿）	物体表面（cfu/cm²）
Ⅱ类	导管室、重症监护室	≤ 4.0/15min	≤ 5.0
Ⅲ类	病房、注射室、治疗室、换药室、检查室	≤ 4.0/5min	≤ 10.0
Ⅳ类	门诊、检查室、治疗室、隔离室	≤ 4.0/5min	≤ 10.0
注释：1. cfu/皿为平板暴露法，cfu/m²为空气采样器法　　2. 括号内的时间为平板暴露法检测时的平板暴露时间			

2. 地面

（1）每日定时做好地面清扫，保持地面清洁、干燥、无污迹；避免灰尘飞扬到空气中。

（2）若有体液、血液、呕吐物污染时，先去除体液、血液和呕吐物，

再用 500mg/L ～ 1000mg/L 的有效含氯消毒液擦拭。

3. 卫生工具

（1）卫生工具标志明显，分类悬挂于固定位置，分区使用，卫生间设专用卫生工具。

（2）病室、办公室、换药室、走廊等处的拖把每次使用后用清水冲洗干净，每天消毒 1 ～ 2 次，用 500mg/L 的有效含氯消毒液浸泡 30 分钟后用清水清洗干净，悬挂晾干备用。

（3）污染地面、隔离区的拖把在每次使用后，用 500mg/L ～ 1000mg/L 的有效含氯消毒液消毒浸泡 30 分钟，清水冲净消毒液，悬挂晾干备用。

（4）抹布分区使用，分开清洗，每日用 250mg/L ～ 500mg/L 有效含氯消毒液消毒浸泡 30 分钟，清水冲净，晾干备用。

（二）医务人员管理

1. 建立院感管理小组，设兼职医院感染质控员。

2. 严格遵守操作规范

（1）严格遵守无菌操作技术和消毒隔离制度：①接触皮肤、黏膜的医疗器械、器具和物品必须达到消毒水平，例如体温表一人一支，每次使用后浸泡于 75% 酒精（或含氯消毒剂）溶液中；②各种用于注射、穿刺、采血等有创操作的无菌物品必须坚持一用一灭菌，采取血标本实行一人、一针、一巾、一止血带；③手术及其他无菌操作使用的医疗器械、器具及各种物品敷料必须灭菌，一次性物品不得重复使用。

（2）做好自身防护：①进行有可能接触患儿血液、体液的诊疗和护理操作必须戴手套；②戴手套前后，诊疗、换药、注射、处置工作前后认真洗手，必要时消毒双手；③有可能发生血液、体液大面积飞溅或者有可能污染医务人员的身体时，应戴口罩、帽子和护目镜，同时穿戴具有防渗透性能的隔离衣或者围裙；④进行侵入性操作时应当先洗手再戴无菌手套，一次性无菌手套不得重复使用。

3.严格执行医院感染病例报告制度

（1）医院感染散发病例的报告：出现或怀疑医院感染病例时，采取标本送细菌学检查，经管医师及时向科室医院感染监控小组（以下简称"科感组"）负责人报告，于24小时内填写《医院感染病例报告卡》报医院感染管理办公室（以下简称院感办），院感办对所报告的医院感染病例进行核实并登记。

（2）医院感染暴发趋势的报告：短时间（7天）内发生3例及以上同种同源感染病例，或有相似临床感染症状的病例时，科感组应立即报告院感办；7日内发生2例及以上死亡病例时，应分析原因，控制医院感染流行趋势。

（3）医院感染流行暴发的报告：发生5例以上医院感染暴发或因暴发直接导致患儿死亡或3人以上人身损害时，科感组立即报告院感办，并配合做好调查、分析、整改等相关工作。

4.合理使用抗生素

合理使用抗生素是提高疗效、降低不良反应发生率以及减少或延缓细菌耐药发生的关键。合理使用抗生素的要求如下：

（1）致病菌未明时可根据感染的部位、患儿个体特征等做初始经验性治疗。

（2）致病菌明确后，应根据细菌对药物的敏感性及药物达到感染部位的有效浓度来选择合适的抗生素。对多种抗生素敏感时，应选择价廉效优且毒副作用小的药物。

（3）结合儿童药动力学特点制定个体化给药方案。有条件情况下，尽量监测血药浓度，以便及时根据个体特点调整用药方案，已达到最好疗效。

（4）严格预防用药的条件、指针和方法。掌握联合用药的原则与方法。

（三）患儿管理

1.感染患儿与非感染患儿应分开放置；伴有传染性疾病患儿须置隔离

室，多重耐药菌感染的患儿应单间隔离或采取床旁隔离；对特殊易感患儿采取保护性隔离，必要时置单人病房。

2.实施各项治疗和护理操作前，用洗手液、流动水充分洗手，戴好口罩，并且在接触每一个患儿前后都应做好手卫生，以免造成交叉感染。

3.用过的被服应放入带盖的桶内，不要随意扔在地上，更不能与其他污物混放。

4.加强基础护理，提高患儿机体免疫力。儿童的皮肤娇嫩，容易发生感染及损伤，加之免疫力不足，容易经皮肤、口腔、臀部等处感染病菌而发生败血症等情况。指导家属增加患儿营养，调理机体免疫功能；做好患儿基础护理，保持全身皮肤清洁、干燥、卫生，食品、用品分类放置等。

（四）物品管理

1.治疗室物品清洁消毒管理

（1）台面、无菌柜每天用一次性消毒纸巾擦拭，每天2次，台面保持清洁干燥。

（2）无菌柜按要求放置于阴凉干燥、通风良好的地方，保持柜内清洁干净，标识清楚，一次性用品分类放置。

（3）无菌物品按灭菌日期顺序排列，无菌包清洁干燥、无破损、无过期；包外有物品名称、有效起止日期、灭菌指示带及签名。一律遵循"上拿下放，左拿右放"的原则拿取使用。

（4）一次性使用的无菌医疗用品应拆除外包装后才能进入无菌区内存放。使用前应检查小包装有无破损、灭菌日期、失效期，产品有无不洁净等。发现不合格产品或质量可疑产品，应立即停止使用，并及时报告院感办、采购部，不得自行做退换货处理。

（5）药柜定点放置，柜内清洁干净，标记明显，每班清点药物，班班交接。

（6）治疗盘每天用一次性消毒纸巾擦拭干净，铺好的无菌盘使用有效时间为4小时。

（7）冰箱保持清洁，每天用 250mg/L 有效含氯消毒液或一次性消毒纸巾擦拭干净后，再用清水擦干净。每周进行 1 次除霜处理。冰箱内放置的药物应定期检查有效期。冰箱内可放置干净的、需要冷藏保存的加盖试管，严禁放置各种患儿标本。

2. 常用诊疗物品清洁消毒管理

（1）氧气湿化瓶、氧气管为一次性用物，使用中的鼻导管每天更换；备用的氧气装置每周更换 1 次。

（2）吸痰罐内胆、吸引管道为一次性用物，专人专用，每周更换 1 次。吸痰罐一人一用一丢弃。吸痰罐表面每天用 1000mg/L 的有效含氯消毒液擦拭 1 次。

（3）复苏囊、面罩等抢救物品使用后交消毒供应中心清洗、消毒、灭菌，每抢救一个患儿完毕，全部物品进行终末消毒，备用。

（4）雾化器一人一用，使用后用温开水冲洗干净，晾干备用。

（5）喉镜先用一次性消毒纸巾擦去痰液、血渍等分泌物，再交消毒供应中心清洗、消毒、灭菌，单独包装备用。

（6）压脉带使用后用酒精擦拭，然后送消毒供应中心消毒灭菌。

（7）治疗车、基础护理车、病历车用 250mg/L 有效含氯消毒液或一次性消毒纸巾擦拭；病历夹用 500mg/L 有效含氯消毒液擦拭，每天 1 次。如有污染立即擦拭消毒。

（8）血压计袖带、听诊器在清洁的基础上用 75% 酒精擦拭消毒。若被血液、体液污染，在清洁的基础上使用 500mg/L ～ 1000mg/L 有效含氯消毒液擦拭，再用清水擦拭干净。传染病患儿听诊器、袖带应专人专用，用后按要求清洁消毒。

3. 常用医疗仪器设备的清洁与消毒

详见第五章"小儿神经科常用仪器的使用与保养"。

三、手卫生的管理

手卫生是预防和控制病原体传播的重要手段，能有效预防和控制医院感染，保障医患安全。工作人员、患儿、陪人、探视人员在医院活动范围内应遵循手卫生要求，做好手卫生。

1. 手卫生设施

（1）科室设流动水洗手设施，配备脚踏式或感应式水龙头。

（2）手消毒剂：快速手消毒剂使用一次性包装。治疗车、护理车、抢救车每车配备手消毒剂，隔离患儿床旁以及不便于洗手的地方配备快速手消毒剂。

（3）手清洁剂：一次性洗手液。

（4）干手设施：一次性纸巾、烘手机等。

2. 手卫生分类

（1）清洁洗手。

（2）卫生手消毒。

（3）外科手消毒。

3. 手卫生原则

（1）当手部有血液或其他体液等肉眼可见的污染时，用洗手液和流动水洗手。

（2）手部没有肉眼可见污染时，可使用速干手消毒剂消毒双手代替洗手。

4. 手卫生指征

（1）清洁洗手：饭前便后、工作结束或下班后、接触钱币后、手上有明显污物等。

（2）清洁洗手或卫生手消毒：①直接接触每个患儿前后，从同一患儿身体的污染部位移动到清洁部位时；②接触患儿黏膜、破损皮肤或伤口前后，接触患儿的血液、体液、分泌物、排泄物、伤口敷料等之后；

③穿脱隔离衣前后，摘手套后；④进行无菌操作，接触清洁、无菌物品之前；⑤接触患儿周围环境及物品后。

（3）清洁洗手＋卫生手消毒：①接触患儿的血液、体液和分泌物以及被传染性致病微生物污染的物品后；②直接为传染病患儿进行检查、治疗、护理或处理传染病患儿污物之后。

（4）外科洗手：进入手术室进行各类手术前。

5.洗手流程

（1）清洁洗手

①方法：洗手液＋流动水；②流程：见图1-2。

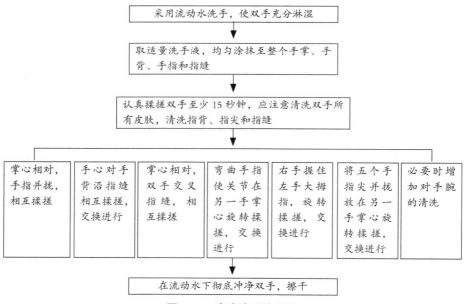

图1-2　清洁洗手流程图

（2）卫生手消毒

①方法：使用速干手消毒剂；②流程：见图1-3。

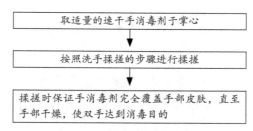

图 1-3　卫生手消毒流程图

（3）外科洗手＋外科手消毒

①方法：清洁洗手＋手消毒剂；②流程：见图 1-4；③注意事项：不同患儿手术之间、手套破损或手被污染时，应重新进行外科手消毒。在整个手消毒过程中应保持双手位于胸前并高于肘部，使水由手部流向肘部。术后摘除外科手套后，应用洗手液清洁双手。

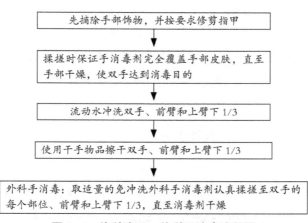

图 1-4　外科洗手＋外科手消毒流程图

6. 手卫生知识培训

根据不同层级的人员进行针对性培训，提高医护人员医院感染预防与控制意识，减少医院感染发生率。

（1）培训对象：医务人员、物业人员、进修实习人员、患儿及家属。

（2）培训内容：手卫生方法及指征、洗手流程。

7. 手卫生监测

（1）手卫生监测方法：在接触患儿、进行诊疗活动前对工作人员的手进行采样。

采样方法：被检者充分洗手后，五指并拢，检查者用浸有含相应中和剂的无菌洗脱水液的棉拭子在被检者双手指曲面从指跟到指端往返涂擦 2 次，一只手涂擦面积约为 $30cm^2$，涂擦过程中同时转动棉拭子；将棉拭子擦拭部分用无菌剪剪入装有 10mL 含相应中和剂的无菌洗脱液试管内，及时送检。

（2）手消毒效果的监测：每月对工作人员包括工人、卫生员、护理员等抽样进行手消毒效果的监测。

（3）手卫生合格的判断标准：①卫生手消毒：细菌菌落总数 $\leq 10\,cfu/cm^2$；②外科手消毒：细菌菌落总数 $\leq 5\,cfu/cm^2$。

四、医疗废物管理制度

医疗废物管理工作是指医疗废物暂时贮存、运送和处置过程中有效预防和控制其对医院环境产生危害、传播疾病，保障医院患儿、员工和来访者的生命安全。

（一）医疗废物的分类及处理方法

1. 生活垃圾

（1）范围：非感染区擦手纸、包装材料、纸屑、书刊、报纸，使用后未被血液、体液、排泄物污染的各种输液袋、完整玻璃瓶（破损玻璃瓶按损伤性废物处理）（但此类废物回收、利用不能用于原用途，用于其他用途时应符合不危害人体健康的原则）。

（2）处理方法：不可回收的生活废物盛装于黑色塑料袋中，可回收的生活废物盛装于绿色塑料袋中，系紧封口运送至指定地点。废弃物桶上标明"不可回收生活废物"和"可回收生活废物"字样。

2. 医疗废物包括感染性废物、病理性废物、损伤性废物、药物性废物和化学性废物5大类（详见附录六）。

（1）感染性废物

①范围：传染病或严重耐药细菌感染患儿隔离病房（室）的废物；传染性病原体的培养物和储存物（所有含有微生物的培养物）；人血与血清、体液剩余标本；与血及伤口接触的敷料、手套、棉签或棉球等；丢弃的或过期的生物制品如血清、疫苗等；难以消毒的一次性医用器材，如输液器、引流瓶，各种导管、引流管及管道等；被血液及体液污染的一次性使用品；其他被血液体液污染的物品；去掉了针头的一次性输液器和注射器等；患儿使用过的一次性床单、中单、尿布等。

②处理方法：盛装于黄色结实不漏水的塑料袋中，系紧封口运送至指定地点，集中处理。

（2）病理性废物

①范围：诊疗过程中产生的人体组织等废弃物。

②处理方法：盛装于棕色结实不漏水的塑料袋中，系紧封口交专人负责。

（3）损伤性废物

①范围：包括注射器（穿刺）针头、头皮针头、缝合针、一次性穿刺针，被血液、体液污染过的其他锐器，输液管及排气管的针头等，所有锐器视为损伤性废物。

②处理方法：收集于专用锐器回收盒中，注意处理过程中需尽量减少污染和做好自身防护。切忌徒手取下以防刺伤皮肤，密封运送至指定地点，集中处理。

（4）药物性废物

①范围：主要指过期、淘汰、变质或者被污染的药品及废弃的疫苗、血液制品等。如：抗生素、非处方类药品等。

②处理方法：药物性废物放入衬有黄色袋子的加盖容器中。配制后及使用后的化疗药物废弃物（包括注射器、输液器、针头、手套等相关物品），

应放置于红色防渗漏容器内封闭。

（5）化学性废物

①范围：主要指含汞的废物（例如破碎的体温计）；其他危险固体废物，如电池、固体化学药剂；其他有害废液，如甲醛等。

②处理方法：放入衬有红色袋子的加盖容器中。

（二）医疗废物的收集与存放要求

1. 科室以护士长为主要责任人，对本科室医疗废物的分类处理全权负责。

2. 科室负责监督管理医疗废物收集，放入有正确标记的收集容器内，贴上相应的医疗废弃物标识纸，用专用收集车送到医疗废弃物暂时贮存室分类存放。

3. 医务人员和工作人员在医疗废物分类收集、运送、暂时贮存及处置过程中应做好防护措施，配备必要的防护用品。

4. 废弃物达到包装物或容器的3/4满时，应及时有效地封口（紧实、严密），放入包装内或者容器内的废弃物不得取出。

5. 损伤性废物如医用针头、玻璃安瓿、玻璃试管、刀片、缝合针等应放入利器盒内，注射后针头不要套回针帽内。

6. 处理医疗废物时应戴防护手套、口罩，穿防护衣、靴等，处理锐利废物应防止刺伤。

7. 医疗废弃物堆放要"二齐"（堆放整齐、环境清洁整齐）；每天消毒1次；存放点不漏水，通风透气；24小时上锁，废弃物进出时方可打开；确保仓库安全，切实做好十防工作（防火、防汛、防霉、防烂、防蛀、防锈、防鼠、防毒、防盗、防爆）。

8. 科室的医疗废物分类处理，按固定时段，进行实时监控并填写医疗废物交接记录本。

9. 后勤保障部指派，经院感办培训认可的两名卫生员每日2次到各科室收集医疗废物，配备封闭式推车，完成各科室医疗废物的收集。隔天由定点单位运走处理，暂时贮存的时间不得超过2天。

10. 收集人员对医疗废物的分类要熟悉，严格按分类标准收集，并及时填写《医疗废物日交接表》，由科室签字认可。移交登记资料至少保存5年，任何部门、科室、个人不得转让和买卖医疗废物。

11. 对感染性、病理性、化学性、药物性废物每次要收集干净，对其他废物可在科室收集袋装满后再收集，对可回收的一般废物（如纸箱、纸板、塑料瓶等），每日1次上门收集，并做好记录。

12. 感染性、病理性等医疗废物应与无污染废物分时段分开收集，避免二次污染。

（三）医疗废物的转运要求

1. 为从事医疗废物收集、运送、储存的工作人员提供个人防护用品，如口罩、橡胶手套，必要时戴帽子、防护眼罩。

2. 卫生员在收集各科室医疗废物后，避免与他人发生接触和碰撞，在运出病室后，由专人专车按固定路线运送到指定地点，统一处理。使用污物电梯运出，严禁使用客梯。

3. 每天对污物电梯喷洒消毒液进行有效消毒。在其他区域转运过程中，卫生员严格按照后勤保障部制订的路线图，运到指定的临时存放点、生活废物储存与转运站。

4. 将废物运到指定点后，对照存放点的标识卸下对应的医疗废物，不得错放。

（四）受到医疗废弃物损伤的报告和调查

1. 报告审批程序（见图1-5）

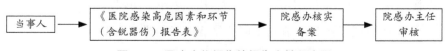

图1-5　医疗废物损伤的报告审批程序图

2.检验项目包括（检验单一式两份）：肝功能五项（胆红素、直接胆红素、间接胆红素、谷丙转氨酶、谷草转氨酶）、乙肝两对半、抗-HCV、抗-HIV、梅毒，20天后复查。如患儿为HIV感染者，则当事人须到市疾病预防控制中心接受抗-HIV检查。检查时间分别为：6周后、12周后、6月后、1年后。

3.当事人抽血检验运作流程（见图1-6）

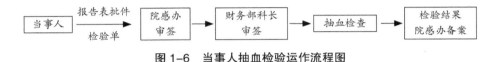

图1-6 当事人抽血检验运作流程图

4.调查分析事件原因，以利改进存在的问题，杜绝同类事件的再次发生。

（五）医疗废物流失、泄漏、扩散和意外事故的应急处理（详见图1-7）

当发生医疗废物流失、泄漏、扩散和意外事故时，发现人应报告总务科主任和院感办主任（下班时间及节假日报告行政总值班），并按照以下要求及时处理：

1.在受污染区域设立隔离区标识，禁止通行（尽可能减少对患儿、医务人员、其他现场人员及环境的影响，以防扩大污染）。

2.确定流失、泄漏、散落的医疗废物的类别、数量、发生时间、影响范围及严重程度。

3.对溢出、散落的医疗废物迅速进行收集、清理和消毒处理；对液体溢出物采用吸附材料吸收处理；对污染的地面须进行消毒和清洁。

4.对感染性废物污染区域进行消毒时，消毒工作从污染最轻区域到污染最严重区域进行；对所有可能被污染的工具也应进行消毒。

5.进行清理工作时须穿戴防护服、手套、口罩、水靴等防护用品；清理工作结束后用具和防护用品（一次性用品除外）均须消毒处理。

6.如在清理工作时不慎发生职业暴露（被锐器刺伤或被医疗废物污染等），按《医务人员职业卫生防护规程》进行处理。并填报《医院感染高危因素和环节（含锐器伤）报告表》。

7.处理工作结束后，应对事件的起因进行调查，并采取有效的防范措施预防类似事件的发生。调查内容包括：

（1）事件发生的时间、地点、原因及其简要经过。

（2）泄漏、散落的医疗废物的类别、数量，医疗废物产生的科室/部门。

（3）评估已造成的危害和潜在影响。

（4）已采取的措施和处理结果。

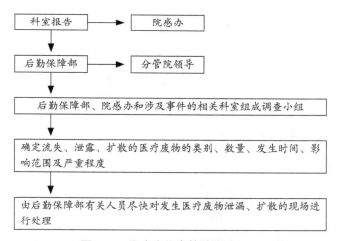

图1-7　医疗废物事故处理流程图

五、多重耐药菌感染管理制度

多重耐药菌主要是指对临床使用的三类或三类以上抗菌药物同时耐药的细菌。常见多重耐药菌包括 MRSA、VRE、碳青酶烯类耐药鲍曼不动杆菌（CR-AB）、ESBLS、抗碳青酶烯类肠杆菌属（CRE）、多重耐药/泛铜绿假单细胞菌（MDR/PDR-PA）等，小儿神经科以 MRSA 感染为主。预防多重耐药菌感染流行或暴发应在做好标准预防的基础上，严格执行多重耐药菌接触隔离措施。

1.接到检验科报告患儿多重耐药菌感染通知后，应登记在科室医院感染管理工作记录本上，立即严格实施多重耐药菌感染的隔离措施。

2. 患儿的管理

多重耐药菌感染的患儿，条件允许的情况下，首选单间病房放置，如患儿有气管插管、深静脉留置导管、开放伤口或者免疫功能抑制等情况，则必须住单间病房。同类多重耐药菌感染患儿可安置在同一病房或进行床旁隔离，床距间隔大于 1 米，并拉上患儿床边的围帘，以降低直接接触的机会。患儿腕带、床头卡、病历本、一览表等必须粘贴感染警示和隔离标识。

3. 手消毒与隔离防护

全科医护人员做好手卫生。患儿床旁配备速干手消毒剂，接触患儿前应用快速手消毒剂擦拭，然后戴手套。病房内严格限制出入人数，医护人员相对固定，预计与患儿或其周围环境，如床栏杆有明显接触时，需要加穿隔离衣；离开患儿床旁或房间时脱下防护用品。脱手套、隔离衣后，再次用抗菌洗手液和流动水洗手。

4. 环境管理

患儿病房的环境，包括床栏、床边、床头桌、椅、门把手、洗脸池等经常接触的物体表面每天清洁与消毒，遇污染时随时消毒。

一次性生活用品，一次性医疗用品，被血液、体液、分泌物、排泄物污染的被服，应放入黄色垃圾袋内密闭封存并做好标识，以防止运输过程中渗漏污染。

5. 患儿转运与医疗设备管理

尽可能减少患儿转运，必须去其他部门检查时，应有工作人员陪同，提醒相关科室做好清洁消毒。并在病历和交接单上贴上感染标示，医生护士班班进行口头和书面交班。

患儿直接接触的相关医疗器械、器具及物品如听诊器、血压计、体温表、输液架等要专人专用，并及时消毒处理。轮椅、担架、床旁心电图机等不能专人专用的医疗器械、器具及物品要在每次使用后擦拭消毒；用过的可重复使用的设备被血液、体液、分泌物、排泄物污染时，应彻底清洗干净后消毒；一次性使用的部件应丢弃。任何物品从患儿房间移出后，在转至医院的另一区域或用于其他患儿前，均必须消毒。

6. 合理使用抗菌药物

详见本节预防医院感染措施的相关内容。

7. 加强多重耐药菌知识的培训

加强医护人员多重耐药菌知识的培训及学习，特别是轮科、规培、新进人员及实习生。同时对患儿及家属进行多重耐药菌防护宣教，对多重耐药菌感染患儿使用的物品进行严格管理及消毒，加强手卫生意识，增强医护人员自我防护意识，积极做好院感工作。

了 解 更 多

病区院感监控员职责

病区院感监控员宜为科室骨干，要求医师、护士各1名，承担医院感染监控的角色，需履行的职责如下：

1. 在科主任、护士长的领导和院感办的指导下，负责本病区医院感染预防与控制工作，督导医院感染管理规范的贯彻落实。

2. 负责监管本病区消毒隔离工作，督导本病区工作人员认真执行医院感染控制制度及操作规范，严格执行医院隔离技术规范，组织实施并做好相关记录。

3. 发现医院感染病例和医院感染（含疑似，如流感、轮状病毒、手足口病、麻疹等）流行或暴发时，及时报告科主任、护士长，医师按要求填写医院感染报告卡，报告医院感染管理部门。协助医院感染管理专职人员做好流行病学调查，采集环境卫生学标本，分析感染源及传播途径。针对导致医院感染的危险因素，实施预防与控制措施。

4. 负责病区医院感染预防与控制相关知识的培训，提高医务人员（包括护理员、卫生员等）自我防护意识，减少职业暴露。一旦发生职业暴露，应及时处理上报。

5. 管理抗感染药物的使用，及时制止不合理应用抗生素现象，做好多重耐药菌感染患儿的消毒隔离。

6. 做好卫生员、护理员、陪人、探视人员等的卫生管理及宣教工作。

7. 负责科室院感自查，了解和督促科室有关医院感染管理制度的贯彻执行情况，对存在的有关问题，提出改进意见、督促整改，并将结果在 1 周内反馈院感办。对院感办反馈的问题，及时整改，将改进措施、整改结果 1 周内书面反馈给院感办。

8. 负责科室各项监测工作，异常情况及时报告。

（1）空气监测（沉降法）

采样时间：消毒处理后与进行医疗活动之前采样，每月 1 次。

采样高度：距地面垂直高度为 80 ～ 150cm，保证多个采样点在同一平面。

采样点设置：室内面积 ≤ 30m²，在对角线上设里、中、外 3 点，里、外两点位置各距墙 1m。室内面积 ＞ 30m²，设东、西、南、北、中 5 点，其中东、西、南、北四点均距墙 1m。9cm 直径普通营养琼脂平板在采样点暴露 5 分钟后送检培养。

采样注意事项：①采样人员做好手部卫生，佩戴口罩、帽子等个人防护装备。进入清洁房间采样必须穿洁净服。②皿盖打开顺序先内后外；手臂及头不可越过培养皿上方；行走及放置动作要轻，尽量减少对空气流动状态的影响；皿盖应扣放，以防污染。③采样结束后，由外向内合上皿盖。④采样完毕的培养皿应在 6h 内培养。

（2）物体表面监测

采样时间：在消毒处理后、操作前进行采样，每月 1 次。

采样方法：被采样本面积 ≤ 100cm² 取全部表面；如被采样本面积 ≥ 100cm²，连续采样 4 个位置（不可有重叠），每个位置采 5×5cm 的大小，用浸有无菌生理盐水采样液的棉拭子 1 支，在规格板内横竖往返各涂抹 5 次，并随之转动棉拭子，剪去手接触部分，将棉拭子投入 10mL 无菌生理盐水试管中，立即送检。

采样注意事项：送检时间不得超过 6h；消毒后一定要采用中和剂，不同消毒剂所用中和剂不同。

9. 微生物学监测卫生标准值

（1）细菌菌落总数卫生标准：①科室换药室、普通病房等空气细菌菌落总数 ≤ 500cfu/m³，物体表面细菌菌落总数 ≤ 10cfu/cm²。②隔离病房空气细菌菌落总数 ≤ 500cfu/m³，物体表面细菌菌落总数 ≤ 10cfu/cm²。③病房物体表面、医务人员的手不得检出乙型溶血性链球菌、金黄色葡萄球菌、沙门氏菌及其他致病性微生物。

（2）医疗用品卫生标准：①进入人体无菌组织器官或接触破损皮肤、黏膜的医疗用品必须无菌。②接触黏膜的医疗用品：细菌菌落总数应 ≤ 200cfu/g 或 100cm²；不得检出致病性微生物。③接触皮肤的医疗用品：细菌菌落总数应 ≤ 200cfu/g 或 100cm²；不得检出致病性微生物。④使用中的消毒剂：细菌菌落总数应 ≤ 100cfu/mL，不得检出致病性微生物。⑤无菌器械保存液必须无菌。

思考题

1. 儿科病房地面的选择不正确的是（　　）

A. 表面平整光滑　　　　　　　　　　　　B. 防滑、耐腐蚀、耐磨损

C. 使用便于清洗和消毒的材料　　　　　　D. 五颜六色，色彩鲜明

2. 病区内两病床之间距离不小于（　　）

A. 0.5m　　　　　　B. 1m　　　　　　C. 1.5m　　　　　　D. 2m

3. 白天病房噪音不得超过（　　）

A. 45dB　　　　　　B. 40dB　　　　　　C. 35dB　　　　　　D. 20dB

4. 小儿神经科病房最适宜的温湿度是多少？（　　）

A. 16℃～18℃，30%～50%　　　　　　B. 18℃～22℃，50%～60%

C. 22℃～24℃，60%～70%　　　　　　D. 24℃～26℃，70%～80%

5. 脑电监测室的环境要求错误的是（　　）

A. 环境安静　　　　　　　　　　B. 温度适宜

C. 通风良好　　　　　　　　　　D. 房间湿润

6. 有关仪器的清洁保养，不包括下列哪项（　　）

A. 定时给仪器充电　　　　　　　B. 每次用后彻底清洁或消毒

C. 每周至少常规清洁1次　　　　　D. 各种导线应尽量折成锐角，方便收纳

7. 贵重仪器的保管与使用，下列说法错误的是（　　）

A. 不熟悉的仪器可按自己想法进行操作　B. 定人使用、定位放置、定期保养

C. 重要仪器设备需班班交接　　　　　　D. 使用、维修要有记录

8. 抢救药品的"四定"不包括下列哪项（　　）

A. 定品种　　　　　　B. 定数量　　　　　　C. 定期消毒　　　　D. 定位放置

9. 有关护理文书的书写说法错误的是（　　）

A. 客观、真实　　　　　　　　B. 准确、及时

C. 完整、规范　　　　　　　　D. 主观、猜测

10. 一名 5 岁患儿头痛难忍，疼痛评估工具应选用（　　）

A. VAS　　　　　　B. FACE　　　　　　C. FLACC　　　　　　D. CRIES

参考答案：

1. D　2. B　3. A　4. B　5. D　6. D　7. A　8. C　9. D　10. B

| 第二章 |

小儿神经科护理医学基础

第一节　小儿神经系统的解剖生理特点

小儿神经系统包括中枢神经系统和周围神经系统，前者主管分析综合内外环境传来的信息，并做出反应，后者主管传导神经冲动。在儿童生长发育过程中，各年龄阶段具有一定的解剖生理特点和表现特征。

一、中枢神经系统的解剖生理特点

中枢神经系统（central nervus system，CNS）包括脑和脊髓，脑分大脑、间脑、中脑、脑桥、延髓和小脑。脑是中枢神经系统的核心，儿童脑的发育是一个连续动态的成熟过程，出生时的新生儿大脑重量约370g，占体重的10%～12%，大脑表面已有较浅而宽的沟回，但发育不完善，脑皮质较薄，细胞分化较差，髓鞘形成不全，灰质和白质的分界不明显。幼儿生后3个月时神经纤维髓鞘逐渐形成，但神经活动不稳定，皮层下中枢兴奋性较高，对外界刺激的反应较慢且易于泛化，表现出肌肉张力较高，常出现无意识的手足徐动。婴幼儿时期遇到强刺激时易发生昏睡或惊厥。随着年龄的增长，脑发育逐渐成熟与复杂化。儿童1岁时完成脑发育的50%、3岁时完成脑发育

的 75%、6 岁时完成脑发育的 90%。在基础代谢状态下，儿童脑耗氧量占机体总耗氧量的 50%，而成人为 20%，所以儿童对缺氧的耐受性较成人差。

1. 脑

（1）大脑

由大脑纵裂分为左、右大脑半球，中间由胼胝体相连，大脑半球分为额叶、颞叶、顶叶、枕叶、岛叶和边缘系统，大脑半球的表面由大脑皮质所覆盖，在脑表面形成脑沟和脑回，内部为白质、基底核及侧脑室。

额叶：占大脑半球表面的前 1/3，位于外侧裂上方和中央沟前方，是大脑半球主要功能区之一，主要与精神、语言和随意运动有关，功能区包括皮质运动区、运动前区、皮质侧视中枢、书写中枢、运动性语言中枢。

颞叶：位于外侧裂的下方，顶枕裂前方。主要功能包括感觉性语言中枢、听觉中枢、嗅觉中枢等。

顶叶：位于中央沟后、顶枕沟前和外侧裂延线的上方。主要功能包括皮质感觉区、运用中枢、视觉性语言中枢。

枕叶：位于顶枕沟和盖切迹连线的后方，为大脑半球后部的小部分。主要功能与视觉有关。

岛叶：又称脑岛，呈三角形岛状，位于外侧裂深面，被额、顶、颞叶所覆盖。功能与内脏感觉和运动有关。

边缘叶：由半球内侧面位于胼胝体周围和侧脑室下角底壁的一圆弧形结构构成，包括隔区、扣带回、海马回、海马旁回和钩。边缘叶与杏仁核、丘脑前核、下丘中脑被盖、岛叶前部、额叶眶面等结构共同组成边缘系统。边缘系统与网状结构和大脑皮质有广泛联系，参与高级神经、精神（情绪和记忆等）和内脏的活动。边缘系统损害时可出现情绪及记忆障碍、行为异常、幻觉、反应迟钝等精神障碍及内脏活动障碍。

（2）间脑

间脑（diencephalon）位于两侧大脑半球之间，是脑干与大脑半球连接的中继站。左右间脑之间的矢状腔隙称为第三脑室。间脑包括丘脑、上丘脑、下丘脑、底丘脑四部分。丘脑是间脑中最大的卵圆形灰质核团，位于第三脑室的两侧，是各种感觉（除嗅觉外）传导的皮质下中枢和中继站；上丘脑位于丘脑内侧，第三脑室顶部的周围，主要结构有：①松果体：位于两上丘之间，呈锥体形，其基底附着于缰连合。松果体细胞能合成褪黑素，对性腺与生殖系统有抑制作用；②缰连合：位于两上丘中间，松果体前方，由横行的纤维束组成；③后连合：位于松果体下方，亦由横行的纤维束组成。下丘脑是调节内脏活动和内分泌活动的皮质下中枢，对体温、摄食、水盐平衡、内分泌活动及情绪活动进行调节；底丘脑参与锥体外系的功能。

（3）脑干

脑干（brain stem）上与间脑下与脊髓相连，包括中脑、脑桥和延髓。内部结构主要有神经核、上下行传导束和网状结构。延髓和脑桥的背面与小脑相连，它们之间的室腔为第四脑室。

脑干神经核为脑干内的灰质核团，脑干传导束为脑干内的白质，脑干网状结构参与组成上行网状激活系统，该激活系统如受损，可出现意识障碍。

（4）小脑

小脑（cerebellum）位于颅后窝，小脑幕下方，脑桥及延髓的背侧，主要维持躯体平衡、控制姿势和步态、调节肌张力和协调随意运动的准确性。

2. 脊髓

脊髓（spinal cord）是脑部神经冲动上传下递的通道，呈微扁圆柱体，位于椎管内，为脑干向下延伸部分。脊髓由含有神经细胞灰质和含上、下行传导束的白质组成。脊髓发出 31 对脊神经分布到四肢和躯干；同时也是神经系统的初级反射中枢。正常的脊髓活动是在大脑的控制下完成的。

儿童出生时脊髓重 2 ～ 6g，结构已较完善，功能基本成熟，2 岁时其结构接近成人。脊髓的结构发育与脊柱的发育相对不平衡，胎儿 3 个月时两者等长，新生儿脊髓下端在第 2 腰椎下缘，4 岁时达到第 1 ～ 2 腰椎之间。

故婴幼儿时期行腰椎穿刺的位置要低，以免损伤脊髓，以第 4 ～ 5 腰椎间隙为宜，4 岁以后以第 3 ～ 4 腰椎间隙为宜。脊髓的功能发育与运动发展相平行，随着年龄的增长，脊髓的功能不断完善，运动功能更加成熟。

脊髓是上、下行传导通路的中继站及反射中枢。脊髓中大量的神经细胞是各种感觉及运动的中转站，上、下行传导束在各种感觉及运动冲动的传导中起重要作用。此外，脊髓的独特功能即脊髓反射，分为躯体反射和内脏反射，前者指骨骼肌的反射活动，如牵张反射、屈曲反射和浅反射等；后者指一些躯体－内脏反射、内脏－内脏反射和内脏－躯体反射，如竖毛反射、膀胱排尿反射和直肠排便反射等。

二、周围神经系统的解剖生理特点

周围神经（peripheral nerve）是指脊髓及脑干软脑膜以外的所有神经结构，即除嗅、视神经以外的所有脑神经和脊神经。其中与脑相连的部分为脑神经；与脊髓相连的为脊神经；分布于体表、骨、关节和骨骼肌的为躯体神经；分布于内脏血管、平滑肌和腺体的为内脏神经。多数周围神经为混合神经，包含感觉纤维、运动纤维、交感纤维、副交感纤维，还包裹有结缔组织膜、血管及淋巴管等。

在脑神经、脊神经和内脏神经中，各自都含有感觉和运动成分。由于内脏神经的传出部分专门支配不直接受人意识控制的平滑肌、心肌和腺体的运动，故又将内脏传出神经称为自主神经。本节主要介绍脑神经、脊神经和自主神经。

（一）脑神经

脑神经（cranial nerves）共 12 对。它们的排列序数是以出入脑的部位前后次序而定的，其中第 Ⅰ、Ⅱ 对脑神经属于大脑和间脑的组成部分，在脑内部分是其 2 和 3 级神经元的纤维束，第 Ⅲ 对脑神经与脑干相连。脑干内有与各脑神经相应的神经核，一般运动核靠近中线，感觉核在其外侧。

其中第Ⅲ、Ⅳ对脑神经核在中脑，第Ⅴ、Ⅵ、Ⅶ、Ⅷ对脑神经核在脑桥，第Ⅸ、Ⅹ、Ⅺ、Ⅻ对脑神经核在延髓。只有副神经的一部分从颈髓的上4节前角发出。

脑神经按功能可分为：①运动性神经（第Ⅲ、Ⅳ、Ⅺ、Ⅻ对）；②感觉性神经（第Ⅰ、Ⅱ、Ⅷ对）；③混合性神经（第Ⅴ、Ⅶ、Ⅸ、Ⅹ对）。有些脑神经（第Ⅲ、Ⅶ、Ⅸ、Ⅹ对）中还含有副交感神经纤维。12对脑神经除面神经核下部及舌下神经核只受对侧皮质脑干束支配外，其余脑神经运动核均受双侧支配。

1. 嗅神经

嗅神经（olfactory nerve，Ⅰ）为特殊内脏感觉神经，传导气味刺激所产生的嗅觉冲动，起于鼻腔上部（并向上鼻甲及鼻中隔上部延伸）嗅黏膜内的嗅细胞（1级神经元）。嗅细胞是双极神经元，其中枢突集合成约20条嗅丝（嗅神经），穿过筛板的筛孔和硬脑膜达颅前窝，终止于嗅球（2级神经元）。嗅球神经元发出的纤维再经嗅束至外侧嗅纹而终止于嗅中枢（颞叶钩回、海马回前部及杏仁核）。一部分纤维经内侧嗅纹及中间嗅纹分别终止于胼胝体下回及前穿质，与嗅觉的反射联络有关。嗅觉传导通路是唯一不在丘脑换神经元，而将神经冲动直接传到皮质的感觉通路。

2. 视神经

视神经（optic nerve，Ⅱ）为特殊的躯体感觉神经，是由视网膜神经节细胞的轴突聚集而成，主要传导视觉冲动。视网膜内的神经细胞主要分三层：最外层为视杆细胞和视锥细胞，它们是视觉感受器，前者位于视网膜周边，与周边视野有关，后者集中于黄斑中央，与中央视野（视敏度）有关；第二层为双级细胞（1级神经元）；第三层为视网膜神经节细胞（2级神经元）。神经节细胞的轴突在视盘处形成视神经，经视神经孔进入颅中窝，在蝶鞍上方形成视交叉，来自视网膜鼻侧的纤维和成视束，终止于外侧膝状体（3级神经元）。在外侧膝状体换神经元后再发出纤维，经内囊后肢后部形成视辐射，而终止于枕叶视皮质中枢（距状裂两侧的楔回和舌回），此区也称纹状区。黄斑的纤维投射于纹状区的中央部，视网膜周围部的纤维投射于纹状区的周边部。

在视觉径路中，尚有光反射纤维，在外侧膝状体的前方离开视束，经上丘臂进入中脑上丘和顶盖前区，与两侧动眼神经副核联系，司瞳孔对光反射。

视神经从其构造来看，并无周围神经的神经鞘膜结构，因此视神经不属于周围神经。由于其是在胚胎发育时间脑向外突出形成视器的一部分，故视神经外面包有三层脑膜延续而来的三层被膜，脑蛛网膜下腔也随之延续到视神经周围，因此当颅内压增高时，常出现视盘水肿；若视神经周围的蛛网膜下腔闭塞（炎症粘连等）则不出现视盘水肿。

3. 动眼神经

动眼神经（oculomotor nerve，Ⅲ）为支配眼肌的主要运动神经，包括运动纤维和副交感纤维两种成分。动眼神经起自中脑上丘的动眼神经核，此核较大，可分为三部分：①外侧核：为运动核，左右各一，位于中脑四叠体上丘水平的导水管周围腹侧灰质中；发出动眼神经的运动纤维走向腹侧，经过红核组成动眼神经，由中脑脚间窝出脑，在大脑后动脉与小脑上动脉之间穿过，向前与后交通动脉伴行，穿过海绵窦之侧壁经眶上裂入眶，支配上睑提肌、上直肌、内直肌、下斜肌、下直肌。②正中核或称佩利阿（Perlia）核：位于中线上，两侧埃－魏（Edinger-Westphal，E-W）核之间，不成对，发出动眼神经的副交感纤维到达两眼内直肌，主管两眼的辐辏运动。③E-W核：位于正中核的背外侧，中脑导水管周围的灰质中，发出的副交感神经节前纤维入动眼神经，至睫状神经节交换神经元，其节后纤维支配瞳孔括约肌和睫状肌，司瞳孔缩小及晶状体变厚而视近物，参与缩瞳和调节反射。

4. 滑车神经

滑车神经（trochlear nerve，Ⅳ）含运动性纤维，起自中脑动眼神经核下端、四叠体下丘的导水管周围腹侧灰质中的滑车神经核，其纤维走向背侧顶盖，在顶盖与前髓帆交界处交叉，经下丘下方出中脑，再绕大脑脚至腹侧脚底，穿过海绵窦外侧壁，与动眼神经伴行，经眶上裂入眶后，越过上直肌和上睑提肌向前走行，支配上斜肌。

5. 三叉神经

三叉神经（trigeminal nerve，Ⅴ）为混合性神经，含有一般躯体感觉和特殊内脏运动两种神经纤维。感觉神经司面部、口腔及头顶部的感觉，运动神经支配咀嚼肌的运动。

6. 展神经

展神经（abducent nerve，Ⅵ）起自脑桥中部被盖中线两侧的展神经核，其纤维从脑桥延髓沟内侧部出脑后，向前上方走行，越颞骨岩尖及鞍旁海绵窦的外侧壁，在颅底经较长的行程后，由眶上裂入眶，支配外直肌。

7. 面神经

面神经（facial nerve，Ⅶ）为混合性神经，其主要成分是运动神经，司面部的表情运动；次要成分为中间神经，含有内脏运动纤维、特殊内脏感觉纤维和躯体感觉纤维，司味觉和腺体（泪腺及唾液腺）的分泌，以及内耳、外耳道等处的皮肤感觉。

8. 前庭蜗神经

前庭蜗神经（vestilbulocochlear nerve，Ⅷ）又称位听神经，是特殊躯体感觉性神经，由蜗神经和前庭神经组成。

（1）蜗神经：起自内耳螺旋神经节（蜗神经节）的双极神经元（1 级神经元），其周围突感受内耳螺旋器（Corti 器）毛细胞的冲动，中枢突进入内听道组成蜗神经，终止于脑桥尾端的蜗神经前后核（2 级神经元），发出的纤维一部分经斜方体至对侧，一部分在同侧上行，形成外侧丘系，终止于四叠体的下丘（听反射中枢）及内侧膝状体（3级神经元），内侧膝状体发出纤维经内囊后肢形成听辐射，终止于颞横回皮质听觉中枢。蜗神经主要传导听觉。

（2）前庭神经：起自内耳前庭神经节的双极细胞（1级神经元），其周围突分布于三个半规管的椭圆囊、球囊和壶腹，感受身体和头部的空间移动。中枢突组成前庭神经，和蜗神经一起经内耳孔入颅腔，终止于脑桥和延髓的前庭神经核群（内侧核、外侧核、上核和脊髓核）（2级神经元）。发出的纤维一小部分经过小脑下脚止于小脑的绒球小结叶；由前庭神经外侧核发出的纤维构成前庭脊髓束，止于同侧前角细胞，调节躯体平衡；来自其他前庭神经核的纤维加入内侧纵束，与眼球运动神经核和上颈髓联系，调节眼球及颈肌反射性活动。前庭神经的功能为反射性调节机体的平衡，调节机体对各种加速度的反应。

9. 舌咽、迷走神经

舌咽神经（glossopharyngeal nerve，Ⅸ）和迷走神经（vagus nerve，Ⅹ）均为混合性神经，都包括特殊内脏运动、一般内脏运动（副交感）、一般内脏感觉和躯体感觉四种成分，另外，舌咽神经还包含特殊内脏感觉纤维。两者有共同的神经核（疑核和孤束核）、共同的走行和共同的分布特点。疑核发出的纤维随舌咽神经和迷走神经支配软腭、咽、喉和食管上部的横纹肌，舌咽神经和迷走神经的一般内脏感觉纤维的中枢突终止于孤束核。

10. 副神经

副神经（accessory nerve，Ⅺ）为运动神经，由延髓支和脊髓支两部分组成，分别包括特殊内脏运动纤维和躯体运动纤维。延髓支起自延髓疑核，颅内部分在颈静脉孔处与脊髓部分相分离，加入迷走神经，构成喉返神经，支配声带运动；脊髓支起自颈髓第1～5节段前角腹外侧细胞柱，其纤维经枕大孔入颅，与延髓支汇合，再经颈静脉孔出颅，支配胸锁乳突肌和斜方肌。胸锁乳突肌的功能是使头转向对侧，斜方肌支配耸肩动作。双侧胸锁乳突肌同时收缩时颈部前屈，双侧斜方肌同时收缩时头向后仰。

11. 舌下神经

舌下神经（hypoglossal nerve，Ⅻ）为躯体运动神经，支配舌肌运动。位于延髓第四脑室底舌下神经三角深处的舌下神经核发出轴突在橄榄体与锥体之间出脑，经舌下神经管出颅，分布于同侧舌肌。舌向外伸出主要是颏舌肌向前牵拉的作用，舌向内缩回主要是舌骨舌肌的作用。舌下神经只受对侧皮质脑干束支配。

（二）脊神经

脊神经（spinal nerves）共 31 对，包括：8 对颈神经、12 对胸神经、5 对腰神经、5 对骶神经和 1 对尾神经。每对脊神经借前根和后根连于一个脊髓节段。前根属运动纤维，后根属感觉纤维，因此脊神经为混合性，一般含有躯体感觉纤维、躯体运动纤维、内脏传入纤维和内脏运动纤维 4 种成分。每条脊神经干在出椎间孔后立即分为前支、后支、脊膜支和交通支。前支分别交织成丛，即颈丛、臂丛、腰丛和骶丛，由各丛再发出分支分布于躯干前外侧和四肢的肌肉和皮肤，司肌肉运动和皮肤感觉；后支分成肌支和皮支，肌支分布于项、背和腰骶部深层肌，司肌肉运动；皮支分布于枕、项、背、腰、骶及臀部皮肤，司皮肤感觉；脊膜支分布于脊髓被膜、血管壁、骨膜、韧带和椎间盘等处，司一般感觉和内脏运动；交通支为连于脊神经与交感干之间的细支。

脊神经在皮肤的分布有明显的节段性，尤其是颈神经和胸神经的分布。这种分布规律对临床上判断损伤的节段定位具有重要的应用价值。

（三）自主神经

自主神经（autonomic nerve）支配内脏器官（消化道、心血管、呼吸道及膀胱等）及内分泌腺、汗腺的活动和分泌，并参与调节葡萄糖、脂肪、水和电解质代谢，以及体温、睡眠和血压等。自主神经包括交感神经和副交感神经，两者在大脑皮质的调节下通过下丘脑、脑干及脊髓各节段既拮抗又协调地共同调节器官的生理活动，所有调节活动均在无意识控制下进行。自主神经分为中枢部分和周围部分。

1. 中枢自主神经

中枢自主神经包括大脑皮质、下丘脑、脑干的副交感神经核团以及脊髓各节段侧角区。大脑皮质各区均有自主神经的代表区，如旁中央小叶与膀胱、肛门括约肌调节有关；岛叶、边缘叶与内脏活动有关。下丘脑是自主神经的皮质下中枢，前区是副交感神经代表区，后区是交感神经代表区，共同调节机体的糖、水、盐、脂肪代谢，以及体温、呼吸、血压、睡眠和内分泌的功能。

2. 周围自主神经

（1）交感神经系统：交感神经节前纤维起始于 C8～L2 脊髓侧角神经元，经脊神经前根和白交通支到脊髓旁交感干的椎旁神经节和腹腔神经节并换元。节后纤维随脊神经分布到汗腺、血管、平滑肌，而大部分节后纤维随神经丛分布到内脏器官。交感神经兴奋时引起机体消耗增加、器官功能活动增强。

（2）副交感神经系统：副交感神经节前纤维起自脑干和 S2～4 脊髓侧角核团，发出纤维在其支配的脏器附近或在脏器内神经节换元。节后纤维支配瞳孔括约肌、睫状肌、颌下腺、舌下腺、泪腺、鼻腔黏膜、腮腺、气管、支气管、心脏、肝、胰、脾、肾和胃肠等。副交感神经与交感神经作用互相拮抗，兴奋时可抑制机体耗损、增加储能。

三、脑与脊髓血管的解剖生理特点

（一）脑的血管

1. 脑的动脉

脑的动脉来源于颈内动脉和椎动脉。脑的动脉分为颈内动脉系和椎-基底动脉系。两系动脉又都可分为皮质支和中央支，前者供应大脑皮质及其深面的髓质，后者供应基底核、内囊及间脑等。

（1）颈内动脉：起自颈总动脉，供应大脑半球前 2/3 和部分间脑。行程中可分四段：颈部、岩部、海绵窦部和前床突部，后两者合称虹吸部，常弯曲，是动脉硬化的好发部位。主要分支有：①眼动脉：颈内动脉在穿出海绵窦处发出眼动脉，供应眼部；②后交通动脉：在视束下分出，与大脑后动脉吻合，是颈内动脉系和椎 – 基底动脉系的吻合支；③脉络膜前动脉：在视束下从颈内动脉分出，供应外侧膝状体、内囊后肢的后下部、大脑脚底的中 1/3 及苍白球等结构血液；④大脑前动脉：在视神经上方由颈内动脉分出，皮质支分布于顶枕沟以前的半球内侧面、额叶底面的一部分和额、顶两叶上外侧面的上部；中央支供应尾状核、豆状核前部和内囊前肢血液；⑤大脑中动脉：为颈内动脉的直接延续，皮质支供应大脑半球上外侧面的大部分和岛叶血液，中央支（豆纹动脉）供应尾状核、豆状核、内囊膝和后肢的前部血液，其行程弯曲，在高血压动脉硬化时容易破裂，又称为出血动脉。

（2）椎动脉：起自锁骨下动脉，两椎动脉经枕骨大孔入颅后合成基底动脉，供应大脑半球后 1/3 及部分间脑、脑干和小脑血液。主要分支有：①椎动脉的主要分支：脊髓前、后动脉：详见本节脊髓的血管；小脑下后动脉：为椎动脉的最大分支，供应小脑底面后部和延髓后外侧部，该动脉行程弯曲易发生血栓，引起交叉性感觉障碍和小脑性共济失调。②基底动脉的主要分支：小脑下前动脉：从基底动脉起始段发出，供应小脑下面的前部血液；迷路动脉（内听动脉）：发自基底动脉或小脑下前动脉，供应内耳迷路血液；脑桥动脉：为细小分支，供应脑桥基底部血液；小脑上动脉：发自基底动脉末端，供应小脑上部血液；大脑后动脉：为基底动脉的终末支，皮质支供应颞叶内侧面和底面及枕叶，中央支供应丘脑、内外侧膝状体、下丘脑和底丘脑等血液。大脑后动脉起始部与小脑上动脉之间夹有动眼神经，当颅内压增高时，海马旁回移至小脑幕切迹下方，使大脑后动脉向下移位，压迫并牵拉动眼神经，致动眼神经麻痹。

（3）大脑动脉（Willis）环：由两侧大脑前动脉起始段、两侧颈内动脉末端、两侧大脑后动脉借前、后交通动脉连通形成，使颈内动脉系与椎－基底动脉系相交通。正常情况下动脉环两侧的血液不相混合，当某一供血动脉狭窄或闭塞时，可一定程度通过大脑动脉环使血液重新分配和代偿，以维持脑的血液供应。后交通动脉和颈内动脉交界处、前交通动脉和大脑前动脉的连接处是动脉瘤的好发部位。

2. 脑的静脉

脑的静脉分为大脑浅静脉和大脑深静脉两组。

（1）大脑浅静脉：分为大脑上静脉、大脑中静脉（大脑中浅静脉和大脑中深静脉）及大脑下静脉三组，收集大脑半球外侧面、内侧面及脑岛的血液，汇入脑各静脉窦，并与大脑内静脉相吻合。

（2）大脑深静脉：包括大脑内静脉和大脑大静脉。大脑内静脉由脉络膜静脉和丘脑静脉合成，两侧大脑内静脉汇合成大脑大静脉，收集半球深部髓质、基底核、间脑和脉络丛等处的静脉血，汇入直窦。

（二）脊髓的血管

1. 脊髓的动脉

脊髓的动脉血液供应来自椎动脉的脊髓前动脉、脊髓后动脉和根动脉（根前动脉和根后动脉）。在椎动脉下行过程中，不断得到根动脉的增强，共同提供脊髓的血液。

（1）脊髓前动脉：起源于两侧椎动脉的颅内部分，在达延髓的锥体交叉处合成一条，沿脊髓前正中裂下行，每 1cm 左右即分出 3 ～ 4 支沟连合动脉，左右交替地深入脊髓，供应脊髓横断面前 2/3 区域，包括脊髓前角、侧角、灰质连合、后角基部、前索和侧索前部。沟动脉系终末支，易发生缺血性病变。

（2）脊髓后动脉：起源于同侧椎动脉颅内部分，左右各一根，沿脊髓全长后外侧沟下行，分支主要供应脊髓横断面后 1/3 区域血液，包括脊髓后角的其余部分、后索和侧索后部。脊髓后动脉并未形成一条完整连续的纵行血管，略呈网状，分支间吻合较好。

（3）根动脉：脊髓颈段血液还接受来自椎动脉及甲状腺下动脉分支供应，胸、腰、骶段血液分别接受来自肋间动脉、腰动脉、髂腰动脉和骶外动脉等分支供应。这些分支均沿脊神经根进入椎管，统称为根动脉，进入椎间孔后分为前后两股，即根前动脉、根后动脉，分别与脊髓前动脉与脊髓后动脉吻合，构成围绕脊髓的动脉冠，此冠状动脉环分出小分支供应脊髓表面结构，并发出小穿通支进入脊髓，为脊髓实质外周部分供血。大多数根动脉较细小，但 C6、T9、L2 三处的根动脉较粗大。由于根动脉补充血供，使脊髓动脉血流十分丰富，不易发生缺血。循环最不充足的节段常位于相邻的两条根动脉分布区交界处，T4 和 L1 最易发生供血不足。

2. 脊髓的静脉

脊髓的静脉主要由脊髓前静脉和脊髓后静脉引流至椎静脉丛，后者向上与延髓静脉相通，在胸段与胸内奇静脉及上腔静脉相通，在腹部与下腔静脉、门静脉及盆腔静脉多处相通。椎静脉丛内压力很低，没有静脉瓣，血流方向常随胸、腹腔压力变化（如举重、咳嗽、排便等）而改变，是感染及恶性肿瘤转移入颅的可能途径。

了 解 更 多

神经元

神经元又称神经细胞（nerve cell），是神经系统结构和功能的基本单位，每个神经元分为胞体和突起两部分，具有感受刺激和传导神经冲动的功能。

胞体为神经元的代谢中心，胞体内的细微结构与其他细胞大致相似，有细胞核、细胞质、细胞器和细胞膜，此外，还含有神经元所特有的尼氏体和神经原纤维。尼氏体和神经原纤维尼氏体的化学成分是核糖核酸和蛋白质，常称为核蛋白体，是合成蛋白质的场所。

突起分为树突和轴突。树突为胞体本身向外伸出的树枝状突起，结构大致与胞体相同。树突的数量与分布方式在不同的神经细胞中各异，一般较短，可反复分支，逐渐变细而终止。轴突是神经元的主要传导装置，它能将信号从其起始部传到末端。轴突因缺乏核糖体而不能合成蛋白质，神经元合成生物大分子及组装成细胞器的过程都是在胞体内完成的，但这些细胞器可以在胞体与轴突之间进行单向或双向流动，这种现象称为轴浆运输。

第二节　小儿神经系统疾病常见检查的护理配合

小儿神经系统疾病复杂，单凭患儿的病史、症状及医生的体格检查难以确定诊断。要明确病因及确定诊断需借力医学检查的辅助。随着医学技术的发展，小儿神经系统疾病检查方法越来越多，各项检查的护理配合尤为重要。本节重点介绍录像脑电图、肌电图、头颅X线平片和脊柱X线平片、核磁共振成像、电子计算机断层扫描、腰椎穿刺术、脑室穿刺和持续引流术、数字减影血管造影术的护理配合。

一、录像脑电图

脑电图（electroencephalography，EEG）是借助头皮电极对大脑皮质神经元电生理功能的检查。小儿不同年龄期，大脑成熟度不同，脑电背景波也不同，故在判断小儿EEG时应注意年龄特点和生理上的变化。脑电图检查对许多功能性疾病和器质性疾病都有一定的诊断价值，特别是对癫痫的诊断和分型意义更大。脑电图检查包括录像脑电图、长程视频脑电图、整夜长程视频脑电图。脑电图监测的原理和方法一样，本节重点介绍录像脑电图检查的护理。

（一）适应证

1. 癫痫：由于癫痫在发作时脑电图可以准确地记录出散在性慢波、棘波或不规则棘波，因此对于诊断癫痫，脑电图检查十分重要，且脑电图对抗癫痫药的停药具有指导作用。

2. 精神性疾病：为了确诊精神分裂症、躁狂抑郁症、精神异常等，可做脑电图检查，排除包括癫痫在内的脑部疾患。

3. 其他疾病：脑电图所描记的脑部活动图形，不仅能说明脑部本身疾病，如癫痫、肿瘤、外伤及变性病等所造成的局限或弥散的病理表现，而且对脑外疾病如代谢和内分泌紊乱及中毒等所引起的中枢神经系统变化也有诊断价值。

（二）禁忌证

1. 头皮外伤严重，广泛或开放性颅脑外伤，无法安放电极或可能因检查造成感染者。

2. 极度躁动不安、当时无法使其镇静而配合检查者。

3. 病情危重不宜搬动的患儿，暂不宜做录像脑电图检查。

（三）检查前准备

1. 护士准备

着装整齐，洗手，戴口罩。

2. 环境准备

检查室整洁、安静，关闭门窗，请无关人员回避。室内温度适宜（18℃～22℃），以避免因过冷寒战产生肌电伪差和过热出汗导致基线漂移。光线柔和，避免阳光直射。

3. 用物准备

脑电图机电源充足、性能良好，脑电图记录仪及其导联线连接完好，配备消毒纸巾、导电膏、头套。

4. 患儿及家属准备

（1）向患儿及家长解释脑电图检查的目的、方法、注意事项，消除其恐惧心理。

（2）告知家属检查前给患儿洗头，保持头皮清洁，必要时剃头。如头部有留置针不便洗头，可用湿毛巾拧干后擦拭头皮，避开留置针。

（3）患儿进行脑电图监测期间应着棉质衣服，以免静电干扰监测结果。

（4）疑为癫痫的患儿，或有抽搐史的患儿检查前应剥夺睡眠。3 个月左右的孩子检查前 2～3 小时不睡，4～10 个月的孩子检查前 3～4 小时不睡，1～2 岁的孩子检查前 4～5 小时不睡，3～4 岁的孩子检查前 6 小时左右不能睡，5 岁以上的孩子检查前 7～8 小时不能睡，8 岁以上的孩子检查前 8 小时以上不能睡，根据每个孩子的睡眠习惯和当时的精神状态可调整剥夺睡眠的时间。如无法按要求剥夺睡眠者，可重新预约时间在患儿入睡后再进行检查。剥夺睡眠的主要意义是让孩子在做脑电图时能监测到一段安静睡眠状态的脑电波，因为睡眠期脑电图放电指数会比清醒期更多。

5. 家属应在预约时间前 20～30 分钟携患儿在指定位置等候，患儿检查前不可空腹或过饱，排空大小便，小婴儿系好尿片、备好牛奶，3 岁以上的孩子不要在等候时提前入睡，等待进入检查室连接好电极线后再哄睡。

6. 检查前尽量避免使用镇静剂，特殊情况除外，如频繁抽搐的患儿。

7. 癫痫患儿不需停服抗癫痫药物，但尽量避免在服药后 1～2 小时内检查。

（四）检查中配合

1. 选择一位平时照顾患儿的监护人陪同。

2. 进检查室前，关闭一切电子产品。

3. 监测中保持患儿全身（尤其面部）暴露在摄像头范围内。

4. 检查时告知患儿按医生要求做闭目、睁眼或做深呼吸等动作。

5. 如监测过程中患儿出现抽搐，不要惊慌，将患儿移至摄像头范围内，不要遮挡镜头。保持患儿安全体位，掀开遮盖的被子，避免其他不必要的操作如抖动、拍打、摇晃患儿。同时立即按呼叫器呼叫医务人员。

（五）检查后护理

1. 协助医生取下电极片，去除患儿头上的导电膏。

2. 清洁、消毒、检查设备，进行终末处理。

（六）注意事项

1. 患儿检查前应严格遵医嘱用药，避免影响监测结果。

2. 检查前先进食，避免低血糖对脑电波的影响。

3. 告知患儿及家属，如患儿出现发作前预感，或者家属发现患儿有发作的可疑迹象，迅速按下床旁信号触发键及床旁呼叫器，通知监测技师到场。

二、肌电图

肌电图（electromyography，EMG）指用同心圆针电极插入肌肉后，记录肌肉在安静状态下、不同程度随意收缩状态下及周围神经受刺激时各种电生理特性的技术。广义 EMG 包括常规 EMG、神经传导速度（NCV）、重复神经电刺激（RNS）、运动单位计数（MUNE）、单纤维肌电图（SFEMG）及巨肌电图（macro-EMG）等。主要应用于神经源性和肌源性疾病的鉴别诊断。

（一）适应证

1. 各种原因引起的神经疾病，出现手足麻木、无力、疼痛及其他感觉异常。

2. 各种外伤导致的神经损伤，判断神经损伤程度，以及是否需要手术治疗。

3. 面神经瘫痪的诊断、恢复速度的判断及是否会留下后遗症，及时指导治疗。

4. 颈椎病、腰椎病导致的神经损害。

5. 神经肌肉接头疾病。

6. 各种肌肉疾病的诊断。

7. 对脊髓和大脑的病变亦有辅助诊断价值。

（二）禁忌证

1. 有出血倾向者，如血友病或血小板明显低下或出凝血时间不正常者等。

2. 传染病患儿。

3. 晕针者。

4. 安装心脏起搏器者。

5. 有严重高血压、心脏病、脑血管病、血液病、糖尿病、精神障碍的患儿须病情得到控制后再做检查。

（三）检查前准备

1. 护士准备：同录像脑电图。

2. 环境准备：病室整洁、安静，调节室温，请无关人员回避。

3. 用物准备：肌电图机导联线连接完好，性能良好。打开稳压器电源，待电压稳定至 220 伏时再打开肌电图仪，5 ～ 10 分钟后再操作。

4. 患儿及家属准备

（1）核对患儿信息，向患儿及家长解释肌电图检查的目的、方法、注意事项等，解除患儿顾虑，取得配合。

（2）排除肌电图检查的禁忌证如局部皮肤感染等，操作前要选择好所要检查的肌肉神经，了解其生理功能。

（3）检查前 1 天要求患儿清洁全身皮肤。3 岁以下患儿检查时带纸尿裤或尿不湿。

（4）对于 6 岁以上的患儿，应将检查可能出现的不适告知患儿，以便取得合作。

（5）检查前要停药，如新斯的明类药物应于检查前 16 小时停用。

（四）检查中配合

1. 告知患儿放松心情，使其肌肉完全放松，检查过程中根据医生的要求作不同程度的用力。

2. 观察患儿呼吸、脉搏及面色变化，询问其有无不适感。

3. 保持扎针部位的清洁，预防感染发生。

4. 检查过程中有一定的痛苦，需要患儿及家属的配合。

（五）检查后护理

1. 操作结束后先关好肌电图机，再关稳压器电源。

2. 患儿检查处皮肤保持清洁、干燥，避免感染。

3. 清洁、消毒肌电图设备，进行终末处理。

（六）注意事项

1. 有条件的情况下，应用一次性同心针电极，避免交叉感染。

2. 避免对刚做过肌电图检查的肌肉进行肌肉的活检和肌酶谱的测定。

3. 检查完成后扎针部位出现轻微疼痛及不适属于正常现象，一般情况1～2天可自行缓解，不需特殊处理。如患儿出现疼痛持续不能缓解或发热及扎针部位红、肿、溃疡应及时到医院就诊。

4. 不合作的患儿需由2位家长陪同，以配合医务人员共同完成此项检查。

三、头颅 X 线平片和脊柱 X 线平片

X 射线是一种波长很短的电磁波，有一定辐射，但由于 X 线检查价格便宜，对头颅骨、脊椎疾病的诊断价值较大，因此，目前仍不失为神经系统基本的检查方法之一。近几年产生了计算机 X 线摄影和数字 X 线摄影，大大提高了图像清晰度、对比度以及信息的数字化程度。

头颅 X 线检查（X-rays examination of skull）：头颅 X 线平片包括正位和侧位，还可有颅底、内听道、视神经孔、舌下神经孔及蝶鞍像等特殊部位影像。头颅平片主要观察颅骨的厚度、密度及各部位结构，颅缝的状态，

颅底的裂和孔，蝶鞍及颅内钙化灶等。

脊柱 X 线检查（X-rays examination of spine）:脊柱 X 线检查包括前后位、侧位和斜位。主要观察脊柱的生理弯曲情况,椎体有无发育异常、骨质破坏、骨折、脱位、变形，椎弓根的形态及椎弓根间距有无变化，椎间孔有无扩大，椎间隙有无狭窄，椎板及棘突有无破裂或脊柱裂，脊椎横突有无破坏，椎旁有无软组织阴影等。

（一）适应证

1. 头颅 X 线平片检查:适用于先天性疾病,如头颅畸形（形态及大小）、颅骨外伤、炎症及肿瘤等。

2. 脊柱 X 线平片检查：适用于先天性疾病、创伤、椎管狭窄及肿瘤性骨病变等。

（二）禁忌证

无。

（三）检查前准备

1. 护士准备：同录像脑电图。

2. 环境准备:检查室整洁、安静,调节室温（18℃～24℃）,关闭门窗。

3. 用物准备：X 射线机器处于工作状态，电源线连接完整，机器性能良好。

4. 患儿及家属准备

（1）核对患儿信息，向患儿及家属解释头颅 X 线平片或脊柱 X 线平片检查的目的、方法、注意事项，做好心理护理，消除其恐惧心理，取得配合。检查前患儿最好排空大小便。

（2）去除衣物或身体上影响 X 线穿透力的物质，如发卡、饰物、药膏和敷料（根据实际情况）。

（3）听从医生吩咐进行检查，患儿在没有特别需要陪护的情况下，家属不要进入检查室内陪同，以减少不必要的辐射。

（四）检查中配合

1. 对神志不清、躁动或不合作的患儿应妥善固定，并注意保护患儿。如仍难控制活动者，应暂缓检查，必要时给予镇静处理。

2. 婴幼儿及不合作的患儿，家长应守护在旁，以协助患儿配合医生顺利完成检查。

3. 告知患儿检查过程中要安静、放松，配合技师摆位，定位后不要活动，以免影响图像质量，如有不适要及时告知家长或医护人员。

4. 密切观察患儿面色、意识、瞳孔及生命体征变化。

5. 患儿出现病情变化遵医嘱予以对症处理，并及时书写护理记录。

（五）检查后护理

1. 观察患儿有无不适表现。

2. 再次核对患儿信息并记录检查结果，告知家属取结果的时间。

（六）注意事项

1. 怀孕的家属，禁止入检查室内陪同，以免辐射对胎儿造成一定的影响。

2. 患儿不穿影响 X 射线穿透的衣物，如有金属纽扣或金属拉链的衣物；不佩戴发卡、饰物等。

四、核磁共振成像

核磁共振成像（magnetic resonance imaging，MRI）无反射线，是一种无创的影像学检查。用于观察脑部有无病变，能明确该患儿病症是否由脑结构改变所致，颅内肿瘤常引起癫痫，MRI 对脑内低度星形胶质细胞瘤、神经节、神经胶质瘤、动静脉畸形和血肿等的确诊率极高。因其成像过程仅使用磁场、无线射频脉冲以及计算机来形成医学图像，无电离辐射，是儿科神经系统的首选影像学检查方法。

（一）适应证

1. 神经系统病变：脑梗死、脑肿瘤、炎症、变性疾病、先天畸形、外伤等，目前积累了丰富的经验，对病变的定位、定性诊断较为准确、及时，可发现早期病变。

2.心血管系统：可用于心血管疾病、心肌病、心包肿瘤、心包积液以及主动脉附壁血栓、内膜片的剥离等诊断。

3.胸部病变：能清晰反映纵隔内的肿物、淋巴结以及胸膜病变等。

4.腹部器官：肝癌、肝血管瘤、肝囊肿、胰腺癌、胆道疾病及其他腹腔内肿块的诊断与鉴别诊断，尤其是腹膜后的病变。

5.骨与关节：骨内感染、肿瘤、外伤、退行性病变的诊断与病变范围，尤其对一些细微的改变如骨挫伤等有较大价值。

6.全身软组织病变：来源于神经、血管、淋巴管、肌肉、结缔组织的肿瘤、感染变性病变等，皆可做出较为准确的定位、定性诊断。

（二）禁忌证

1.装有心脏起搏器者。

2.可疑眼球及眶内有金属异物者。

3.动脉瘤手术后或其他术后大血管上有金属夹者。

4.危重患儿需要使用生命支持系统者。

5.幽闭恐惧症患儿：MRI检查时，由于射频脉冲的作用，噪声大，可能出现恐惧感，无法配合检查，导致检查失败。

6.无自控能力或用镇静剂后仍无法配合者。

7.体内有金属植入物或多发异物者。

8.高热患儿慎做MRI检查，MRI检查时会使人体体温上升。

（三）检查前准备

1.护士准备：同录像脑电图。

2.环境准备：同肌电图。

3.用物准备：MRI机电源线连接完整，机器性能良好。

4.患儿及家属准备

（1）核对患儿信息，向患儿及家属解释 MRI 检查的目的、方法和注意事项，消除其恐惧心理，取得配合。

（2）去除各类金属、电子、磁性物品，不穿有金属纽扣或金属拉链的衣裤。

（3）能配合检查的患儿，可不使用镇静药物。不能配合检查者，提前找医生开好镇静药单。服药前按以下要求禁食、禁饮：

①1 岁以下：服药前 2～4 小时不睡、禁食 2 小时、禁水 2 小时。

②2～3 岁：服药前 4～6 小时不睡、禁食 4 小时、禁水 2 小时。

③3 岁以上：服药前 6～8 小时不睡、禁食 4 小时、禁水 2 小时。

（4）需要做增强检查的患儿提前打好留置针并到放射科开好造影剂。

（四）检查中配合

1.摆正体位，协助患儿摆正头部位置及制动。

2.放松心情，听从医生安排进行检查。

3.密切观察患儿意识、瞳孔及生命体征变化，如有不适或发现异常及时报告医生处理。

4.根据医嘱使用造影剂。

5.普通患儿检查过程中家属可进检查室陪同，防止患儿从检查床上跌落。

（五）检查后护理

1.婴幼儿口服镇静剂及使用造影剂完成检查后，宜多饮水，加速药物代谢。

2.检查后及时进食，避免低血糖。

3.注意观察患儿精神状态及身上有无红疹，如有异常应及时通知医护人员。

（六）注意事项

1.严禁将各类金属、电子、磁性物品带入检查室内，因为此类物品可吸入磁体造成设备严重损害，甚至危及人身安全。

2. MRI 检查时间较长，检查时噪音较大，对神志不清、躁动或不合作的患儿要遵医嘱予镇静剂，并注意保护患儿。如仍难控制活动者，应暂缓检查。

3. 各种危重病患儿不宜进行 MRI 检查，如果必须接受 MRI 检查时，需医护人员在检查室内陪同，并备好急救物品，做好抢救准备。

4. 三个月内的早期妊娠者避免陪同患儿做 MRI 检查。

五、电子计算机断层扫描

电子计算机断层扫描（computed tomography，CT）是以电子计算机数字成像技术与 X 线断层扫描技术相结合的新型医学影像技术。其扫描检查方便、迅速、安全、密度分辨率明显优于传统 X 线图象，可大大提高病变诊断的准确性，对中枢神经系统疾病有重要的诊断价值。

（一）适应证

1. 神经系统病变：颅脑外伤、脑梗死、脑肿瘤、炎症、变性病、先天畸形等，CT 可清楚显示脑挫裂伤、急性脑内血肿、硬膜外及硬膜下血肿、颅面骨骨折、颅内金属异物等，因此在创伤性颅脑急症诊断中属于常规和首选检查方法，而且比其他任何方法都要敏感。

2. 心血管系统疾病：可用于心包肿瘤、心包积液等的诊断，对急性主动脉夹层动脉瘤 CT 有肯定的诊断意义，特别是增强扫描具有特征性表现，并可做定性诊断。

3. 胸部疾病：对于显示肺部病变有非常满意的效果，对肺部创伤、感染性病变、肿瘤等均有很高的诊断价值。对于纵隔内的肿物、淋巴结以及胸膜病变等的显示也令人满意，可以显示肺内团块与纵隔关系等。

4. 腹部器官疾病：对于实质性器官肝脏、胆囊、脾脏、胰腺、肾脏、肾上腺等器官显示清晰；对于肿瘤、感染及创伤能清晰地显示解剖的准确部位病变程度；对病变分期等有较高价值；有助于临床制定治疗方案，尤其对于手术科室的手术定位有重要意义；对腹内肿块的诊断与鉴别诊断价值较大。

5. 骨与关节疾病：（1）骨、肌肉内细小病变，X 线平片常被骨皮质遮盖不能显示；（2）结构复杂的骨、关节，如脊椎、胸锁关节等；（3）X 线可疑病变，如关节面细小骨折、软组织脓肿、髓内骨肿瘤造成的骨皮质破坏，观察肿瘤向软组织浸润的情况等；（4）对骨破坏区内部及周围结构的显示：如破坏区内的死骨、钙化、骨化以及破坏区周围骨质增生、软组织脓肿、肿物显示明显优于常规 X 线平片。

（二）禁忌证

1. 对碘造影剂过敏者。

2. 严重肝、肾功能损害者。

3. 病情危重、躁动不安不能配合检查的患儿。

（三）高危因素

1. 肾功能不全。

2. 糖尿病、多发性骨髓瘤、脱水状态、重度脑动脉硬化及脑血管痉挛、急性胰腺炎、急性血栓性静脉炎、严重的恶病质以及其他严重病变。

3. 哮喘、枯草热（花粉症）、荨麻疹、湿疹及其他过敏性病变。

4. 心脏病变：如充血性心力衰竭、冠心病、心律失常等。

5. 既往有造影剂过敏及其他药物过敏的患儿。

6. 一岁以下的患儿。

（四）检查前准备

1. 护士准备：同录像脑电图。

2. 环境准备：同肌电图。

3. 用物准备：CT 机处于工作状态，电源线连接完整，机器性能良好，备造影剂。

4. 患儿及家属准备

（1）核对患儿信息，向患儿及家属解释 CT 检查的目的、方法、注意事项，做好心理护理，消除其恐惧心理，取得配合。

（2）去除发夹、项链、手镯、脚镯等金属物品。

（3）不能配合检查、需要镇静的患儿，提前找医生开好镇静药单。应酌情剥夺睡眠，按要求禁食禁饮，详见本节核磁共振成像中检查前准备。

（4）增强扫描患儿检查前需静脉留置 CT 专用留置针。

（5）必要时行碘过敏试验。

（五）检查中配合

1. 对神志不清、躁动或不合作的患儿要遵医嘱给予镇静剂，并注意保护患儿。如仍难控制活动者，应暂缓检查。

2. 家长守护在旁，防止患儿从检查床上跌落，发生意外；危急重患儿，需临床医师在检查室内陪同。

3. 告知患儿检查过程中要安静、放松，配合技师摆位及屏气，定位后不要活动，以免影响图像质量，如有不适要及时告知医护人员。

4. 密切观察患儿面色、意识、瞳孔及生命体征变化。注意有无头痛、呕吐、抽搐、失语以及肢体活动障碍等。

5. 患儿出现病情变化遵医嘱予以对症处理，并观察病情变化，书写护理记录。

6. 做增强扫描时，静脉推注造影剂，应注意患儿有无不适，留置针部位有无肿胀、渗液。

（六）检查后护理

1. 口服镇静剂及使用造影剂的患儿，应指导患儿当天多饮水，以促进造影剂及药物排泄。

2. 检查后应及时进食，避免低血糖。

（七）注意事项

1. 询问患儿过敏史，增强扫描过程中，会使用碘造影，护士应提前了解患儿有无碘过敏史，并告知医生。

2. 检查后观察半小时，患儿无异常后方可带患儿返回病房。

六、腰椎穿刺术

腰椎穿刺术（lumbar puncture）是通过穿刺第 3 ～ 4 腰椎或第 4 ～ 5 腰椎间隙进入蛛网膜下腔，放出脑脊液（cerebrospinal fuid，CSF）的技术，主要用于诊断中枢神经系统各种炎症性疾病、血管性疾病、脊髓病变、颅内占位病变等；还可用于因 CSF 压力过高的放液（减压）和注入药物治疗中枢神经系统疾病。

（一）适应证

1. 诊断性穿刺

（1）脑血管病：观察颅内压高低，脑脊液是否为血性，以鉴别病变为出血性或缺血性，帮助制定治疗方案。

（2）中枢神经系统炎症：各种脑膜炎、脑炎，如乙型脑炎、流行性脑膜炎、结核性脑膜炎、病毒性脑炎、真菌性脑膜炎等，可通过脑脊液检查加以确诊，并追踪治疗结果。

（3）脑肿瘤：CSF 压力增高，细胞数增加，蛋白含量增多有助诊断，且脑和脊髓的转移性癌可能从中找到癌细胞。

（4）脊髓病变：通过 CSF 动力学改变及常规、生化等检查，可了解脊髓病变的性质，鉴别出血、肿瘤或炎症。

（5）CSF 循环障碍：如吸收障碍、CSF 鼻漏等，可通过穿刺注入示踪剂再行核医学检查，以确定循环障碍的部位。

2. 治疗性穿刺

（1）缓解症状和促进恢复：对颅内出血性疾病、炎症性病变和颅脑手术后的患儿，通过腰穿引流出炎性或血性 CSF。

（2）鞘内注射药物：如注入抗菌药物可以控制颅内感染，注入地塞米松和 α－糜蛋白酶可以减轻蛛网膜粘连等。

（二）禁忌证

1. 穿刺部位皮肤和软组织有局灶性感染或有脊柱结核者，穿刺有可能将细菌带入蛛网膜下腔或脑内。

2. 颅内病变伴有明显颅高压或已有脑疝先兆，特别是疑有后颅凹占位性病变者，腰椎穿刺能促使或加重脑疝形成，引起呼吸骤停或死亡。

3. 开放性颅脑损伤或有脑脊液渗漏者。

4. 脊髓压迫症的脊髓功能处于即将丧失的临界状态者。

5. 有明显出血倾向，血小板 $< 50 \times 10^9/L$ 者。

（三）检查前准备

1. 护士准备：同录像脑电图。

2. 环境准备：检查室整洁，光线充足，关闭门窗，调节室温 18℃～22℃，请无关人员回避。

3. 用物准备：治疗车、无菌手套、无菌纱布、麻醉药、碘伏、棉签、自贴性伤口敷料、中单、腰穿包（腰穿针、无菌注射器、镊子、测压管、试管、纱布、棉球、孔巾、小方盒）。

4. 患儿及家属准备

（1）核对患儿信息，向患儿及家长解释腰椎穿刺的目的、方法及配合的注意事项等，解除其顾虑，取得配合。

（2）检查患儿穿刺处皮肤、软组织有无炎症，有炎症者不可穿刺。

（3）告知患儿及家属术前沐浴或清洁局部皮肤，排空膀胱。

（4）检查前半小时予穿刺部位外敷麻醉药。

（5）备好尿壶、便盆等用物。

（四）检查中配合

1. 摆放体位：协助患儿取侧卧位，去枕，背齐床沿，屈颈抱膝，使脊柱尽量前屈，以增加椎间隙宽度。

2. 对神志不清、躁动患儿要遵医嘱给予镇静剂，并注意保护患儿。

3. 协助医生打开腰椎穿刺包，消毒穿刺部位皮肤，铺无菌巾。

4. 告知患儿穿刺过程中避免咳嗽、移动身躯，要保持体位，如有不适要及时告知医护人员。

5. 观察患儿的面色、呼吸、脉搏及意识情况，询问有无不适感。

6. 保护患儿隐私，并适当予以保暖。

7. 协助医生留取所需的 CSF 标本，督促标本送检。

（五）检查后护理

1. 告知患儿及家属，患儿需去枕平卧 4 ～ 6 小时，卧床期间不可抬高头部，但可适当移动身体。

2. 密切观察患儿面色、神志、瞳孔及生命体征有无异常，发现异常及时报告医师并协助处理。观察患儿有无头痛、腰背痛、脑疝及感染等穿刺后并发症。穿刺后头痛最常见，多发生在穿刺后 1 ～ 7 天，可能为 CSF 放出较多或持续 CSF 外漏所致颅内压降低。应指导患儿多饮水，延长卧床休息时间至 24 小时，遵医嘱静脉滴注生理盐水等。

3. 保持穿刺部位的敷料清洁固定，观察有无渗液、渗血。

4. 垃圾分类处理，做好护理记录。

5. 做好生活护理，满足患儿生活需要。

（六）注意事项

1. 术后家属可适当给予患儿安慰，如玩玩具、听音乐等。

2. 如患儿腰背痛明显，可遵医嘱给予止痛药。

3. 观察穿刺处伤口有无渗血、红肿、疼痛，敷料如有脱落应及时予以更换。

4. 腰穿术后 1 ～ 2 天患儿避免沐浴，以防感染。

七、脑室穿刺和持续引流术

脑室穿刺术（ventriculocentesis）可以监测颅内压，可直接、客观、及时地反映颅内压变化的情况，是对某些颅内压增高患儿进行急救和诊断的措施之一。在紧急状况下，迅速降低因脑室系统的阻塞（积血、积水）和各种原因所致急性颅内压增高甚至脑疝者的颅内压力，同时有效地减轻肿瘤液、炎性液、血性液对脑室的刺激，缓解症状，为继续抢救和治疗赢得时间。

（一）适应证

1. 肿瘤和其他颅内病变引起的脑积水。

2. 自发性或外伤性脑室内出血，或脑内血肿破入脑室系统。

3. 后颅凹手术前为防止在切开后颅凹硬脑膜后小脑急性膨出，造成脑组织裂伤和继发性脑干损伤及在术后持续引流出血性脑脊液，以避免脑室系统梗阻和调整颅内压力。

4. 开颅术中和术后内压监测。

（二）禁忌证

1. 硬脑膜下积脓或脑脓肿者，如行脑室穿刺可使脓肿向脑室扩散或使脓肿破溃。

2. 弥漫性脑肿胀或脑水肿患儿，因脑室受压缩小，穿刺困难，引流难以奏效。

3. 脑血管畸形患儿，特别是巨大型、高流量型，或位于侧脑室的血管畸形，穿刺时可能会引起脑出血。

4. 严重颅压增高，视力低于 1.0 者，穿刺需谨慎，因突然降颅压可能会有失明危险。

5. 脑室内的巨大占位，因脑室受压或移位，若行健侧穿刺，有可能加重脑移位。

6. 有明显出血倾向者。

（三）检查前准备

1. 护士准备：同录像脑电图。

2. 环境准备：同腰椎穿刺术。

3. 用物准备：消毒剂、麻醉剂、颅骨钻、脑室穿刺引流包、无菌引流袋、硅胶导管及抢救药品等，按需要备颅内压监测装置。

4. 患儿及家属准备

（1）核对患儿，向患儿及家长解释脑室穿刺和持续引流的目的、方法及配合的注意事项等，消除其顾虑，取得配合。

（2）告知患儿及家属，患儿术前应剃光头发，清洁局部皮肤，排空膀胱。

（3）除紧急情况外，患儿术前应禁食 4～6 小时。

（4）检查前半小时予穿刺部位外敷局麻药。

（四）检查中配合

1. 摆好体位：协助患儿取仰卧位。

2. 术中协助患儿保持安静，减少头部活动，维持正确体位；对于烦躁不安、有精神症状的患儿应特别注意防止其自行拔除引流管而发生意外，必要时使用约束带加以固定。

3. 对神志不清、躁动不安的患儿要遵医嘱给予镇静剂，并注意保护患儿。

4. 严密观察患儿神志、瞳孔及生命体征变化，尤其注意呼吸改变。

5. 协助医生连接引流装置。

（五）检查后护理

1. 妥善固定引流装置：术后接引流袋于床头，引流管应悬挂固定在高于侧脑室 10～15cm 的位置；侧卧时以正中矢状面为基线，平卧时以耳屏为基线，以维持正常的颅压。

2. 注意引流速度：一般应缓慢引流脑脊液，使脑内压平缓降低，必要时适当挂高引流袋，以减慢引流速度。但在抢救脑疝、脑危象患儿的紧急情况下，可先快速放些脑脊液，再接引流管，缓慢引流脑脊液。

3. 注意观察引流脑脊液的性质与量：正常脑脊液无色透明、无沉淀，术后 1～2 天内可稍带血性，以后转为橙色。如术后出现血性脑脊液或原有的血性脑脊液颜色加深，提示有脑室内继续出血，应及时报告医生行止血处理；如果脑脊液浑浊，呈毛玻璃状或有絮状物，提示感染，应放低引流袋（约低于侧脑室 7cm）以引流感染脑脊液，并送标本化验；引流脑脊液量多时，应注意遵医嘱及时补充水、电解质。

4. 保持穿刺部位敷料干燥：引流处伤口敷料和引流袋应每天更换，污染时随时更换；保持引流系统的密闭性，防止逆行感染。如有引流管脱出应及时报告医生处理。

5. 保持引流管通畅：观察引流管液体有无波动，防止引流管受压、扭曲、折叠或阻塞，尤其是在患儿搬运或翻身时，注意防止引流管牵拉、滑脱。

6. 拔管前准备：脑室持续引流一般不超过 1 周，拔管前需夹闭引流管 24 小时，密切观察患儿有无头痛、呕吐等症状，以便了解是否有再次颅压升高表现。

7. 拔管时配合：拔管时应先夹闭引流管，防止管内液体逆流入脑室而引起感染。注意切口处有无脑脊液渗漏，要挤出皮下积液，待引流管完全拔除后，协助医生立即缝合伤口，最后用消毒敷料覆盖。

8. 拔管后护理：拔管后应加压包扎伤口，指导患儿卧床休息和减少头部活动，注意穿刺伤口有无渗血和脑脊液渗漏；严密观察患儿有无意识、瞳孔变化，失语或肢体抽搐、意识障碍加重等，发现异常及时报告医生作相应处理。

（六）注意事项

1. 术后体位：患儿术后尽量保持平卧，头部不可剧烈活动。

2. 病情观察：应密切观察患儿的意识、呼吸、脉搏、血压、体温和颅内压等情况。

3. 保持引流通畅：持续引流者，应注意保持引流管通畅，引流装置应保证无菌，定时更换，记录引流液量和性质。术后常规应用抗生素，防止颅内感染。

4. 引流速度不宜过快：引流速度过快可致脑室内出血、硬膜外或硬膜下血肿、瘤卒中（肿瘤内出血）或诱发小脑幕切迹上疝。

5.引流袋位置不可过高或过低：如果过高，脑脊液难以引流，如果过低，引流量过多，易引起颅内低压。如需搬动患儿时应暂时夹闭引流管，防止脑脊液反流。

6.加强穿刺部位皮肤护理：注意穿刺处伤口敷料有无渗血渗液，保持敷料清洁、干燥，如有脱落或渗液应及时处理。

八、数字减影血管造影术

数字减影血管造影（digital subtraction angiography，DSA）是通过将造影剂注入颅内血管，使血管显影，以了解脑血管本身的形态和病变，以及病变的性质和范围。

（一）适应证

1.头颈部血管病变，如颅内动脉瘤、动静脉畸形、动静脉瘘、动脉或静脉的狭窄闭塞等，动脉夹层、血管炎等。

2.DSA 也是血管内介入治疗不可缺少的技术。所有介入治疗必须通过 DSA 检查明确病变的部位，供养血管、侧支循环和引流血管等。

（二）禁忌证

1.对造影剂过敏的患儿。

2.有严重出血倾向者。

3.有严重高血压者。

4.有严重肝、肾、心、肺疾病的患儿。

5.穿刺处皮肤或软组织感染者。

（三）术前准备

1.护士准备：同录像脑电图。

2.环境准备：同腰椎穿刺术。

3.物品准备：血管造影术需将患儿送至放射科进行，通知放射科护士准备造影相关物品，包括导管 1 套、心电监护仪及电极片、止血器、动脉穿刺包、手术衣、防护铅衣、无菌方纱、碘伏、棉签、无菌手套、一次性无菌注射器等。药品需准备造影剂、生理盐水、肝素钠、0.2% 利多卡因，以及抢救车、简易呼吸器等抢救物品。病房需准备患儿的病历、CT、MRI 片，术日随患儿送入放射科。

4. 患儿准备

（1）协助患儿清洁局部皮肤，经股动脉插管时，双侧大腿根部及会阴部需备皮。

（2）告知患儿术前禁食禁水 6 小时，防止呕吐。

（3）术前 30 分钟遵医嘱给予镇静剂。

（4）核对患儿信息，向患儿及家属解释血管造影的目的、方法及配合的注意事项，解除患儿顾虑，取得合作。

（5）专人护送患儿及用物至放射科造影室，护送过程注意安全。

（四）术中配合

1. 摆放体位：协助患儿取卧位，暴露穿刺部位。

2. 将用物分别放置于治疗台的无菌区域内，协助医生穿防护铅衣和手术衣。

3. 协助医生消毒、铺巾，局部麻醉。

4. 穿刺成功，推注造影剂，密切观察患儿血压、脉搏、呼吸、神志、面色及有无恶心、呕吐情况，认真听取患儿不适主诉。

5. 拔管后局部压迫 10 ～ 15 分钟，无出血后可用绷带加压包扎。

（五）术后护理

1. 患儿由造影室返回病房途中，密切观察意识、生命体征变化，观察穿刺点情况。

2. 返回病房后，立即测量患儿生命体征，观察穿刺点伤口情况，观察双侧足背动脉搏动及皮肤温度、颜色情况，做好护理记录。

3. 术后 24 小时取下绷带及敷料。

4. 做好生活护理，满足生活需要。

（六）注意事项

1. 告知患儿避免咳嗽、大笑等增加腹压的动作，如咳嗽要压紧伤口，有头痛、头晕、呕吐及时报告医生。

2. 告知患儿无恶心、呕吐情况时，可多饮水，以利造影剂的排出。

3. 告知患儿需严格卧床 24 小时，放置闭合器的患儿卧床 6 小时，以防止出血。在此期间术侧肢体制动。

第三节　小儿神经系统疾病评估与护理要点

小儿神经系统疾病的评估有其特殊性，如伸直性跖反射，在成人或年长儿中属病理性症状，但在婴幼儿期却是一种暂时的生理现象，因此，对小儿神经系统疾病的检查与评估时，不能脱离相应年龄期的正常生理特征。小儿神经系统的评估包括病史评估、一般情况的评估、脑神经的评估、运动功能的评估、感觉功能的评估、反射功能的评估。

一、病史评估

详细的生长发育史对疾病的评估很有帮助，如何时会抬头、会坐、会走、会伸手取物等，对判断是否是进展性疾病特别有帮助；详细的家族疾病史可以帮助评估遗传性神经系统疾病，如肌营养不良、癫痫等；不伴意识丧失的头部外伤史一般不会引起癫痫等后遗症；年龄和季节特点也有助于评估一些疾病，如热性惊厥一般发生于 3 个月～5 岁的儿童，秋季腹泻好发于秋冬季。

二、一般情况的评估

1. 意识和精神行为状态

根据小儿对各种刺激的反应判断有无意识障碍，意识障碍分为：嗜睡、意识模糊、浅昏迷和深昏迷。观察精神行为状态，注意患儿有无烦躁不安、激惹、迟钝、抑郁、幻觉及定向力障碍等。

2. 面容

有些疾病具有特殊面容，如眼距宽、塌鼻梁可见于先天愚型，舌大而厚见于黏多糖病、克汀病，耳大可见于脆性 X 染色体综合征等。

3. 气味

某种特殊气味可作为疾病诊断的线索。如苯丙酮尿症患儿有鼠尿味，枫糖尿症患儿有烧焦糖味，异戊酸血症患儿有干酪味或汗脚味，蛋氨酸吸收不良症患儿有干芹菜味，有机磷农药中毒患儿有大蒜味。

4. 皮肤

某些神经疾病可伴有特殊性皮肤异常，面部血管纤维瘤，四肢、躯干皮肤色素脱失斑提示有结节性硬化症；头面部血管瘤提示有脑面血管瘤病（sturge-weber 综合征）；"咖啡牛奶斑"提示有纤维瘤病，苯丙酮尿症患儿皮肤白皙，头发呈黄褐色。

5. 头颅

（1）头颅的外形评估："舟状颅"见于矢状缝早闭；"扁头畸形"见于冠状缝早闭；"塔头畸形"见于各颅缝均早闭。

（2）头颅大小评估：头围可粗略反映颅内组织的容量。头围过大时要注意脑积水、硬膜下血肿、巨脑症；头围过小警惕脑发育停滞或脑萎缩。

（3）前囟门与颅缝：囟门过小或早闭见于头小畸形；囟门晚闭或过大见于佝偻病、脑积水等；前囟隆起有波动感提示颅内压增高；前囟凹陷见于脱水等。出生 6 个月后一般不再摸到颅缝，若颅内压增高，可使颅缝裂开，叩诊时可呈"破壶音"。

（4）颅骨透照试验：对疑有硬膜下积液、脑穿通畸形的婴儿，可在暗室内用电筒做颅骨透照试验，前额部光圈＞2cm，枕部＞1cm，或两侧不对称时对诊断有提示意义。

（5）头皮：注意头皮静脉是否怒张，头部有无肿物及瘢痕。

6. 脊柱

评估脊柱有无畸形、异常弯曲、强直，有无叩击痛等。背部中线部位皮肤有无凹陷的小窝，有时还伴有异常毛发增生，见于隐性脊柱裂、皮样窦道或椎管内皮样囊肿。

三、脑神经的评估

1. 嗅神经

反复观察患儿对香水、薄荷或某些不适气味的反应，嗅神经损伤常见于先天性节细胞发育不良或额叶、颅底病变者。

2. 视神经

检查视觉、视力、视野和眼底。正常儿出生后即有视觉，检查小婴儿的视觉可用移动的光或鲜艳的物品，眼底检查对神经系统疾病的诊断有重要意义。注意视盘、视神经及视网膜有无异常，根据需要检查视力、视野。

3. 动眼、滑车、展神经

此三对脑神经支配眼球运动、瞳孔反射及眼睑。观察有无眼睑下垂、斜视、眼球震颤。检查眼球运动时，注意眼球有无上、下、左、右等各个方向的运动受限。若眼球运动在某个方向受限，瞳孔括约肌功能正常，为眼外肌麻痹，否则为眼内肌麻痹。眼球运动神经的损伤有周围性、核性、核间性、核上性。检查瞳孔要注意其外形、大小、会聚和对光反射等。

4. 三叉神经

注意张口下颌有无偏斜。咀嚼时扪两侧咬肌及颞肌收缩力，以判断其运动支的功能。观察额面部皮肤对疼痛刺激的反应，并用棉絮轻触角膜，检查角膜反射以了解感觉支的功能。

5. 面神经

观察患儿随意运动或表情运动（如哭或笑）时双侧面部是否对称。周围性面神经麻痹时，患侧上、下面肌同时受累，表现为病变侧不能皱额、眼睑不能闭合、鼻唇沟变浅、口角向健侧歪斜。中枢性面瘫时，病变对侧眼裂以下面肌瘫痪，病变对侧鼻唇沟变浅，口角向病变侧歪斜，但无法皱额和眼睑丧失闭合功能。

6. 听神经和前庭神经

观察小儿对突然响声或语声的反应，以了解有无听力损害。对可疑患儿，应进行特殊听力测验。检查前庭功能可选用旋转试验或冷水试验。进行旋转试验时，检查者将婴儿平举，原地旋转 4 ~ 5 圈，休息 5 ~ 10 分钟后用相同方法向另一侧旋转。冷水试验是以冷水（ 2 ~ 4mL ）外耳道灌注，此法可测定单侧前庭功能，其结果较旋转试验准确。正常小儿在旋转中或冷水灌注后均出现眼球震颤，前庭神经病变时则不能引出眼球震颤。

7. 舌咽和迷走神经

舌咽和迷走神经为混合神经，常同时受累。损伤时出现吞咽困难、声音嘶哑、饮水返呛、咽反射消失，临床上称真性延髓麻痹。由于舌咽和迷走神经的运动核受双侧皮质支配，发生单侧核上性病变时可无明显症状。当双侧皮质脑干束损伤时出现构音和吞咽障碍，而咽反射存在，称假性延髓性麻痹。

8. 副神经

检查患儿胸锁乳突肌和斜方肌的肌力、肌容积。病变时会出现患侧肩部变低、耸肩、向对侧转头无力，肌肉也可有萎缩。

9. 舌下神经

舌下神经的主要作用是将舌伸出。一侧中枢性舌下神经麻痹时，伸舌偏向病变的对侧，即舌肌麻痹侧；而一侧周围性舌下神经瘫痪时，伸舌偏向病变同侧，亦为舌肌麻痹侧，且伴舌肌萎缩与肌纤维颤动。

四、运动功能的评估

1. 肌容积

有无肌肉萎缩或假性肥大。

2. 肌张力

指安静情况下患儿的肌肉紧张度。检查时触摸肌肉硬度并做被动运动，以体会肌紧张度与阻力。肌张力增高多见于上运动神经元性损害和锥体外系病变，但需注意半岁内正常婴儿肌张力也可稍增高。出现下运动神经元或肌肉疾病时肌张力降低、肌肉松软，甚至关节可以过伸。

3. 肌力

是指肌肉作主动收缩时的力量。观察小儿力所能及的粗大和精细运动，以判断各部位肌群的肌力。一般把肌力分为 0 ～ 5 级，共 6 级。

0 级：完全瘫痪，无任何肌肉收缩活动。

1 级：可见轻微肌收缩，但无肢体移动。

2 级：肢体能在床上移动，但不能抬起。

3 级：肢体能抬离床面，但不能对抗阻力。

4 级：能做部分对抗阻力的运动。

5 级：正常肌力。

4. 共济运动

共济运动的评估可观察婴儿手拿玩具的动作是否准确。年长儿能和成人一样完成指鼻、闭目难立（Romberg 征）、跟膝胫和轮替运动等检查。然而，当患儿存在肌无力或不自主运动时，也会出现随意运动不协调，不要误认为共济失调。

5. 姿势和步态

姿势和步态与肌力、肌张力、深感觉、小脑以及前庭功能都有密切关系。

观察小儿各种运动中姿势有何异常。常见的异常步态包括：双下肢的剪刀式或偏瘫性痉挛性步态；足间距增宽的小脑共济失调步态；高举腿、落足重的感觉性共济失调步态；髋带肌无力的髋部左右摇摆的"鸭步"步态等。

6. 不自主运动

不自主运动主要见于锥体外系疾病，常表现为舞蹈样运动、扭转痉挛、手足徐动症或一组肌群的抽动等。每遇情绪紧张或进行主动运动时会加剧，入睡后消失。

五、感觉功能的评估

感觉功能评估在临床上很难获得学龄前儿童充分合作；即使在学龄儿童，也往往需要检查者更加耐心及反复检查。

1. 浅感觉

包括痛觉、触觉和温度觉。痛觉正常者可免去温度觉测试。评估方法如下：

（1）痛觉：用大头针的针尖以均匀的力量轻刺患儿皮肤，让患儿陈述具体的感受。为了避免主观或暗示作用，患儿应闭目接受测试。测试时注意两侧肢体对称部位的比较，检查后记录感觉障碍的类型（正常、过敏、减退、消失）和范围。

（2）触觉：让患儿闭目，用棉签轻触患儿的皮肤或黏膜，询问患儿有无感觉，无感觉者则为触觉障碍。

（3）温度觉：分别用凉水（5℃～10℃）试管和热水（40℃～50℃）试管，轮流接触患儿皮肤，观察其能否辨别冷热。如不能辨别即为温度觉障碍。正常人能辨别出相差10℃的温度。

2. 深感觉

包括位置觉、音叉振动觉。评估方法如下：

（1）位置觉：嘱患儿闭目，检查者将其肢体摆放成某种姿势，让患儿说出所放的位置或用对侧相应肢体模仿。

（2）音叉振动觉：将震动着的音叉（128Hz）放置在患儿肢体的骨隆起处如内外踝、腕关节、髋骨、锁骨、桡骨等处的皮肤上，让患儿回答有无震动的感觉，检查时要上、下对比，左、右对比。正常人有共鸣性震动感。

3. 皮质感觉

闭目状态下测试两点辨别觉，或闭目中用手辨别常用物体的大小、形态或轻重等。

六、反射功能的评估

小儿的反射可分为两大类，第一类为终身存在的反射，即浅反射和腱反射；第二类为暂时性反射，或称原始反射。

1. 浅反射和腱反射

（1）浅反射

腹壁反射要到 1 岁后才比较容易引出，最初的反应呈弥散性。提睾反射要到出生 4～6 月后才明显。

（2）腱反射

新生儿期已可引出肱二头肌、膝和踝反射。腱反射减弱或消失提示神经、肌肉、神经肌肉接头处或小脑疾病。反射亢进和踝阵挛提示上运动神经元疾患。恒定的一侧性反射缺失或亢进有定位意义。

2. 小儿时期暂时性反射

生后最初数月婴儿存在许多暂时性反射。随年龄增长，各自在一定的年龄期消失。当它们在应出现的时间内不出现，或该消失的时间不消失，或两侧持续不对称时，都提示其神经系统异常。正常小儿暂时性反射的出现和消失年龄见表 2-1。

表 2-1　正常小儿暂时性反射的出现和消失年龄

反射	出现年龄	消失年龄
拥抱反射	初生	3～6个月
吸吮反射和觅食反射	初生	4～7个月
握持反射	初生	3～4个月
颈肢反射	2个月	6个月
迈步反射	初生	2个月
颈拨正反射	初生	6个月

另外，正常小儿5～7个月出现支撑反射，9～10个月出现降落伞反射，此反射可持续终生。如不能按时出现，则提示有脑性瘫痪或发育迟缓的可能。

七、病理反射

病理反射包括巴宾斯基征（babinski）、查氏征（chaddock）、戈登征（gordon）和奥本海姆征（oppenheim）等，评估方法如下：

1. 巴宾斯基征

患儿取仰卧位，双下肢伸直，检查者手持被检者踝部，用一钝尖刺激物刺划患儿的足底外侧缘，由足跟向前至小趾根部再转向内侧，阳性反应为拇趾背伸，余趾呈扇形展开。2岁以内的婴幼儿由于神经系统发育未完善，也可出现这种反射，不属于病理性。若该反射恒定不对称或2岁后继续阳性时，提示有锥体束损害。

2. 查氏征

患儿取平卧位，双下肢伸直，检查者用一钝尖物由后向前轻划足背外侧部皮肤出现足拇趾背屈，即为阳性。

3. 戈登征

患儿平卧，检查者用手以一定力量挤捏腓肠肌，出现足拇趾背屈为阳性。

4 奥本海姆征

检查者用拇指及食指沿被检查者胫骨前缘自上而下加压推移，阳性表现同巴宾斯基征。

八、脑膜刺激征

包括颈项强直、克氏征（kerning）和布鲁津斯基征（brudzinski）。评估方法如下：

1. 颈项强直

（1）卧位检查法：患儿仰卧，检查者一手抵其胸部以固定上身，另一手将其头抬起，先向两侧轻轻转动，然后再将头部向前屈曲。正常时，颈部柔软，活动自如，并可使下颌抵达胸部，而且抬头时下肢不动。若抬头时患儿颈项僵硬且有抵抗感，不能使下颌触及胸部，此即为颈项强直。

（2）坐位检查法：①坐位低头试验：患儿取坐位，两下肢伸直，使下肢与躯干呈直角。嘱患儿尽量低头，正常时，其下颌可抵达其胸部。若低头时，见患儿颈部僵硬，不能使其下颌触及前胸部，并出现颈疼痛，即为试验阳性，也为颈项强直。②吻膝试验：患儿坐位，两膝和髋关节尽量屈曲，嘱其下颌部尽量接触膝部。正常时，其下颌部应能接触膝部，若不能触及，即为试验阳性，也为颈项强直。

2. 克氏征

嘱患儿仰卧，先将一侧髋关节屈成直角，再用手抬高小腿，正常可将膝关节伸达 135 度以上。阳性表现为伸膝受限，并伴有疼痛与屈肌痉挛。

3. 布鲁津斯基征

嘱患儿仰卧，双下肢自然伸直，检查者一手托患儿枕部，另一手置于患儿胸前，然后使其头部前屈；两侧膝关节和髋关节屈曲；压迫其双侧颊部引起双臂外展和肘部屈曲；叩击其耻骨联合时出现双下肢屈曲均为布氏征阳性。

思考题

1. 神经系统结构和功能的基本单位是（　　）

A. 神经元　　　　　B. 胞体　　　　　C. 突起　　　　　D. 细胞

2. 新生儿刚出生时的大脑重量约（　　）

A. 270g　　　　　B. 300g　　　　　C. 370g　　　　　D. 550g

3. 儿童出生时脊髓重 2～6g，结构已较完善，功能基本成熟，（　　）岁时其结构接近成人。

A. 2　　　　　　　B. 5　　　　　　　C. 8　　　　　　　D. 12

4. 有关脑电图检查，下列表述不正确的是（　　）

A. 可以进食后进行检查　　　　　　B. 选择一位家属陪同照顾患儿

C. 保持患儿全身暴露在摄像头范围内　　D. 为避免患儿上厕所，应给患儿禁食

5. 患儿行腰椎穿刺术后，应去枕平卧（　　）

A. 4～6h　　　B. 2～3h　　　C. 8～10h　　　D. 12～24h

6. 脑室穿刺术术后接引流袋于床头，引流管应悬挂固定在高于侧脑室（　　）的位置。

A. 8～10cm　　B. 10～15cm　　C. 15～18cm　　D. 20～25cm

7. 有机磷农药中毒时，患儿的呼吸气味呈（　　）

A. 大蒜味　　　B. 汗脚味　　　C. 鼠尿味　　　D. 烂苹果味

8. 肌力一般分为 0～5 级，共 6 级，其中 2 级肌力表现为（　　）

A. 能做到部分对抗阻力的运动

B. 可见轻微肌收缩，但无肢体移动

C. 肢体能在床上移动，但不能抬起

D. 肢体能抬离床面，但不能对抗阻力

9. 下列哪项是从出生就存在，且终生不消失的反射（　　）

A. 拥抱反射　　　B. 吞咽反射　　　C. 握持反射　　　D. 觅食反射

10. 小儿前囟闭合时间一般为（　　）

A. 4～6 月　　　B. 1～1.5 岁　　　C. 2 岁　　　D. 2～2.5 岁

参考答案：

1. A　2. C　3. A　4. D　5. A　6. B　7. A　8. C　9. B　10. B

| 第三章 |

小儿神经科专科护理

第一节　入院护理

患儿入院护理是指患儿经门诊或急诊医生诊查后，因病情需要住院做进一步观察、检查和治疗时，医生开具住院证后，由护理人员为患儿提供的一系列护理工作。全面的入院护理，可以为日后护理工作的顺利开展奠定基础。

一、平诊患儿入院护理

1. 接到住院部通知后，主班护士应立即根据病情、病种、年龄，遵循感染性与非感染性疾病分室收治的原则合理安排床位,将暂空床改为备用床。

2. 值班护士应热情接待患儿，使患儿及家属感到宾至如归般的感受。

3. 为患儿做好卫生处置，佩戴腕带标识。

4. 为患儿进行心理、生理情况评估，测量患儿体重及生命体征并记录，初步了解患儿病情、心理状态及家庭情况等。

5. 填写入院登记、诊疗卡、病历、医保表格及相关资料。

6. 介绍医院环境（布局与设施）、作息时间，相关制度（安全、探陪、管理）及医护人员，妥善安置，通知医师接诊。

7. 制订护理计划，根据医嘱给予患儿相应的分级护理，指导患儿饮食，并执行各项护理治疗措施，协助正确留取大小便标本。

二、急危重症患儿入院护理

1. 接到入院通知后，尽快准备抢救室的床单位，备齐急救药品、设备器材及用物，并立即通知医生。

2. 患儿入院后，积极配合医师立即实施抢救、上氧、建立静脉通道。

3. 监测患儿生命体征，如心率、呼吸、血氧饱和度、神志、瞳孔等情况。

4. 完成各项急症检查，如：血气分析、脑电图等。

5. 昏迷患儿或不能表述病情的患儿嘱留两名陪人，以便询问病史及相关情况。

6. 据实补记，做好护理记录。

第二节 转科 / 出院护理

患儿经治疗和护理后，病情好转、痊愈；或由于病情变化、手术治疗、各种并发症的出现等原因需要进行转科 / 出院处理时，需遵医嘱做好转科 / 出院护理，以缓解患儿及家属焦虑紧张的情绪，提高对疾病的认识。

一、转科护理

1. 收到转科医嘱后，写好护理小结，告知患儿 / 家属所转科室及转科时间。

2. 执行转科医嘱，停止一切医嘱，注销各种执行卡，做好转科登记，清退患儿已记账但尚未使用的药品、检查等。

3. 按要求整理病历，并填写转科交接卡。

4. 由医护人员护送患儿至所转科室，并跟所转科室的医护人员进行标准化沟通交接。

5. 做好床单位的终末料理和消毒工作。

二、出院护理

1. 收到出院医嘱后，写好护理小结，告知患儿/家属出院时间。

2. 执行出院医嘱，停止一切医嘱，注销各种执行卡，做好出院登记，清退患儿已记账但尚未使用的药品、检查等。

3. 详细告知出院带药的服用方法及注意事项。

4. 征求患儿/家属的意见与建议，做好记录。

5. 按要求整理病历。

6. 做好床单位的终末料理和消毒工作。

三、转科/出院指导

1. 告知家长办理转科/出院手续的流程、需要准备的证件及相关材料。

2. 根据患儿康复状况详细介绍合理休息、饮食的重要性，运动和康复锻炼的方法，用药的注意事项，复诊时间及流程等。必要时提供与患儿疾病相关的书面健康教育资料。

3. 预防接种：神经系统疾病多为接种疫苗的禁忌证。因此，神经科患儿接种疫苗尤需谨慎。发热的患儿不能接种疫苗；正在接受免疫抑制剂治疗的患儿，应推迟常规的预防接种；近1个月内注射过丙种球蛋白者，不能接种活疫苗。每种疫苗都有其特殊的禁忌证，应根据不同疾病的特点，给予相应的接种指导。

4. 注意患儿/家属的情绪变化，做好心理疏导。

5. 为患儿提供延续性护理服务，通过电话、微信、上门服务等多种随访服务形式，了解患儿出院后的健康状况、用药情况及饮食与心理状况。

第三节　基础护理

儿童阶段是一个生长发育的连续过程，不同年龄阶段的小儿生理、病理和心理特点各异，在发病原因、疾病过程和转归等方面与成人有不同之处，因此在疾病的治疗和护理过程中须充分考虑年龄因素。不同年龄小儿的表达能力不同，需要医护人员悉心观察和综合判断。良好的基础护理在促进患儿康复中起着巨大的作用，患儿的基础护理主要包括以下几个方面：

一、环境

病室整齐、清洁、安静、舒适，空气新鲜、流通，温湿度适宜。

二、饮食护理

根据病情选择适当的饮食有助于治疗和康复；不当的饮食可使病情加重，甚至危及生命。

（1）一般膳食

①普通饮食：采用易消化、营养丰富、热能充足的食物。适用于无消化道疾病、无腹泻、无发烧的患儿和一般恢复期的患儿。

②软食：将食物烹煮得细、软、烂，介于普通饮食和半流质饮食之间，如软饭、面条、切碎煮熟的菜、肉末等，使之易于消化。适用于轻微发烧、消化不良、肠道疾病恢复期、口腔疾患及咀嚼能力弱的患儿。

③半流质饮食：呈半流体状或羹状，介于软食和流质饮食之间，由稀粥、烂面、蛋羹等组成，可另加少量饼干、面包。适用于体温稍高，身体较弱，有口腔疾病、消化道疾病的患儿。

④流质饮食：全部为液体，如牛奶、豆浆、米汤、蛋花汤、果汁等，不需咀嚼就能吞咽，易于消化吸收。适用于高热、急性感染、咀嚼吞咽困难、有消化系统疾病、胃肠道术后及患有痢疾的患儿，亦用于鼻饲。流质饮食

热能与营养素较低，只能短期使用。

（2）特殊膳食

①少渣饮食：纤维素含量少，对胃肠刺激性小，易消化，适用于胃肠感染、肠炎患儿。

②贫血饮食：每日增加含铁食物，如动物血、动物肝、各种肉类等。

③高蛋白膳食：在一日三餐中添加富含蛋白质的食物，如鸡蛋、鸡肉、瘦肉或豆制品等，适用于营养不良、消耗性疾病患儿。

④低脂饮食：膳食中不用或禁用油脂、肥肉等，适用于肥胖、肝病患儿。

⑤低蛋白饮食：膳食中减少蛋白质含量，以糖类如马铃薯、甜薯、水果等补充热量，用于尿毒症、肝性脑病和急性肾炎的少尿期患儿。

⑥低热能饮食：一日三餐的普通饮食中减少脂肪和糖类的含量，但要保证蛋白质和维生素的需要量，可选用鱼、蛋、豆类、蔬菜和瘦肉等，用于单纯性肥胖症的患儿。

⑦代谢病专用饮食：如不含乳糖食物用于半乳糖血症患儿，低苯丙氨酸奶粉用于苯丙酮尿症患儿，糖尿病饮食用于糖尿病患儿等。

⑧无盐及少盐饮食：无盐饮食每日食物中含盐量在3g以下，烹调膳食不另外加食盐；少盐饮食则每天额外供给1g氯化钠，供心力衰竭和肝、肾疾病导致的水肿患儿食用。

（3）检查前饮食

在进行某些实验室检查前对饮食有特别的要求，如：

①潜血膳食：检查前连续3天食用不含肉类、动物肝脏、动物血和绿叶蔬菜等的饮食，用于消化道出血的检查。

②胆囊造影膳食：检查前一天中午进食高蛋白、高脂肪膳食，如油煎荷包蛋等使胆囊排空，有助于造影剂进入胆囊。

③干膳食：检查前一天晚餐食用米饭、馒头、鱼、肉等含水分少的食物，以利于尿浓缩功能试验和12小时尿细胞计数等检查。

（4）乳品

①配方奶：供母乳不够，需要辅助喂养的婴儿。

②脱脂奶：半脱脂或全脱脂奶，脂肪含量低，只供腹泻时或消化功能差者短期食用。

③无乳糖奶粉：供长期腹泻、乳糖不耐受的婴儿食用。

④低苯丙氨酸奶粉：用于确诊为苯丙酮尿症的患儿。

（5）禁食

因消化道出血或术后等暂不能进食的小儿，应注意静脉供给热量，并注意水、电解质平衡。

三、睡眠护理

（1）保持病房安静、舒适、光线柔和。

（2）患儿睡前不可过饱或过度饥饿，不要饮浓茶、咖啡等兴奋性饮料。

（3）睡前不可让患儿玩太过兴奋的游戏。

（4）可适当播放一些柔和的音乐。

（5）检查、治疗与护理操作尽可能集中时间进行，尽量不影响患儿的睡眠。

（6）指导家属对卧床患儿定时翻身、更换体位，按摩受压部位，必要时使用保护具，防止造成压疮。

四、病情观察

临床观察到患儿不典型的或细微的表现，都应考虑其可能存在的病理基础，如婴幼儿哭闹可以是正常的生理要求，也可能是疾病的表现，细致的观察是鉴别两者的关键。

1. 观察生命体征

注意患儿体温变化，及时发现感染征兆；观察患儿有无缺氧症，注意患儿有无呼吸急促、面色青紫、口唇及甲床发绀等症状，必要时给予低流量吸氧；注意观察患儿瞳孔大小、对光反射及神志改变等情况。

2. 观察疾病状态

密切观察患儿疾病发作的时间、伴随症状、持续时间，每次表现形式是否一致，必要时可使用视频记录下疾病的发作过程。

3. 观察前囟张力

前囟张力可反映颅内压的变化。正常情况下囟门是平软的，如果囟门有隆起、紧绷，伴有发烧、呕吐，甚至出现抽搐，说明患儿的颅内压力增高，可能是由于颅内感染（脑膜炎、脑炎等疾病）所引起。药物因素，如长期服用大剂量的鱼肝油、维生素 A 或四环素，也可使患儿的前囟门饱满。前囟凹陷最常见于患儿体内缺水，如腹泻后没有及时补充水分，使用大剂量的脱水剂降低颅内压。

4. 观察腹泻及呕吐的情况

密切注意患儿腹泻及呕吐的性质、量、次数，有无饮食的改变及伴随症状出现。观察患儿是否有前囟、眼眶凹陷，哭时无泪等脱水症状。

5. 观察患儿经治疗后疾病的转归

注意患儿经治疗后是否好转或治愈，有无不良反应发生，有无并发症发生，如有病情变化应及时做好应急处理。

五、皮肤护理

1. 避免局部皮肤刺激。保持皮肤清洁、干燥，避免潮湿、摩擦及排泄物的刺激。

2. 避免局部皮肤长期受压。对于需要卧床休息或活动受限的患儿，应定时翻身，活动肢体，建立翻身卡，并做好记录。

3. 促进局部血液循环。对长期受压部位进行局部按摩，必要时进行理疗。

4. 改善机体营养状况。指导家长给予患儿高蛋白饮食、静脉高营养等。

六、运动护理

1. 长期卧床患儿应保持肢体处于功能位置，防止发生足下垂、爪形手等。

2. 帮助患儿做肢体被动运动，轻柔缓慢地进行按摩，幅度由小到大，由大关节到小关节，注意安全。

3. 恢复期鼓励、指导、督促患儿自主活动，加强其对生活自理能力的训练，注意强度适中、循序渐进、持之以恒。

4. 合理安排运动时间，注意安全，避免跌倒、摔伤等。

5. 教会家长帮助患儿进行训练的方法。

七、预防感染性疾病

1. 防止交叉感染。医护人员在接触患儿前后均洗手，病室要定期清扫、消毒。

2. 防止医源性感染。严格执行各项操作规程，定时检查消毒设备，防止医源性感染的发生。

3. 可按年龄、病种、病情轻重和护理要求合理安排病房和病区。

（1）按年龄分病区：如年长儿病室、小婴儿病室等。

（2）按病种分区：将同类患儿集中管理，避免交叉感染。

（3）按病情分区：病情危重者收于抢救室，恢复期者集中于一室。

4. 防止意外的发生

（1）医护人员为患儿检查、治疗和护理完毕后要及时拉好床档。

（2）所有物品，如玩具、体温表、药杯等用毕及时收好，以免小儿玩耍误伤。

（3）喂药、喂奶要将患儿抱起，避免呛咳、呕吐，引起窒息。

第四节　营养护理

神经系统疾病患儿常伴有意识障碍、吞咽困难等症状，将影响患儿进食，如长期不能进食或进食不足，可引起营养代谢障碍，导致患儿免疫力下降和营养不良。因此，患儿入院时应进行营养评估，及时给予营养支持，纠正营养不良状况，维持正常能量代谢。

一、儿童营养、能量需求的特点

1.儿童营养需求的特点

（1）各种营养素的需要量（以公斤体重计算）高于成年人。

（2）生长发育高峰期各种营养素的需求量明显增加。

（3）营养需求存在着明显的个体差异。

（4）年龄越小，营养缺乏病的发病率越高。

2.儿童能量需求的特点

儿童对能量的需求除了维持基本的生命活动外，还包括生长发育的需要。儿童对能量的需求包括以下几个方面：

（1）基础代谢。随着年龄不同而发生变化。婴幼儿基础代谢率较高，基础代谢的能量需要占总能量的 50% ～ 60%。

（2）食物特殊动力作用。食物的特殊动力作用是指人体摄取食物而引起的机体能量代谢的额外增多，主要用于食物消化、吸收、转运、代谢和储存。

（3）各种活动。儿童活动所需的能量与其身体大小、活动强度、活动持续时间、活动类型有关，好哭好动的婴幼儿比年龄相仿的安静孩子所需能量高 3 ～ 4 倍，故活动所需能量波动较大，并随年龄增加而增加。

（4）排泄与分泌。正常情况下未经消化吸收的食物排泄至体外所损失的能量约占总能量的 10% 以内，当腹泻或消化功能紊乱时可成倍增加。

（5）生长发育。生长发育消耗的能量为儿童时期所特需，与儿童生长的速度成正比，即随年龄增长逐渐减少。婴儿生长最快，此时生长发育所需能量占总能量的 25% ～ 30%；1 岁以后儿童生长速度趋于平稳，所需能量随之减少。至青春期体格发育再次加速，能量的需要量也随之增加。

二、营养评估

儿童营养状况一般通过临床询问和营养调查进行评估，营养调查包括体格发育评价、膳食调查以及实验室检查。

（一）健康史询问

通过询问了解儿童进食情况，如每日进食种类及数量，母乳喂养儿每日母乳喂养次数，人工喂养儿了解乳品种类，调配浓度、量及次数。询问患儿辅食添加情况，有无偏食习惯、有无腹泻及便秘情况等。此外还需了解有无营养缺乏症状，如消瘦、面色苍白、出汗、夜盲等。

（二）营养调查

1. 体格发育评价

（1）体格检查：对儿童进行全面查体，注意是否有营养素缺乏的早期体征。如维生素 A 缺乏，常表现眼睛干燥不适，儿童经常眨眼；维生素 D 缺乏的儿童有夜惊、枕秃等症状。

（2）体格发育评估：体格发育指标可反映儿童的营养状况及健康水平。儿童发生营养失调时，往往体重首先发生变化，因此通过对儿童的体重、身长（高）、头围、胸围、皮下脂肪厚度等进行测量，与标准值对比，得出营养标准差，评价儿童的营养水平。

2. 膳食调查

通过了解儿童的膳食组成，计算每人每日膳食中各种营养素的摄入量，以及这些营养素是否能满足个体的每日所需，参照同龄儿童每日膳食营养素推荐摄入量及体格发育指标参考值和生化检验正常值来整体评估膳食是否均衡合理。

（1）调查方法：膳食调查有多种形式，一般采用3种方法，即称重法、记账法和询问法。

①称重法：将每天所摄入的各种食物精确称重并详细记录，然后计算出各种营养素的摄入量和产生能量的总和。此法准确但复杂。

②记账法：记录食物摄入的种类和数量。记账法简单，但结果不准确，要求记录时间较长。

③询问法：是通过问答方式了解儿童近1～3天内的膳食情况，从而分析其营养状况。询问法简单，易于临床应用，因结果易受被调查对象报告情况或调查者对市场供应情况及器具熟悉程度的影响，得出的结果不够精确。

（2）膳食评价：将膳食调查结果与推荐供给量比较，全面分析儿童营养状况。

①营养素摄入：当能量达到推荐摄入量的85%以上时，显示能量摄入足够，小于70%说明能量摄入不足；蛋白质、维生素、矿物质达到80%以上为正常。

②宏量营养素供能比例：膳食中宏量营养素比例应适当，即蛋白质产能应占总能量的10%～15%，7岁以上儿童脂类占总能量的25%～30%，糖类占总能量的50%～60%。

③膳食能量分配：每日三餐食物的供能应适当，其中早餐供能应占一日总能量的25%～30%，中餐占35%～45%，晚餐占25%～30%，加餐占10%。

3. 实验室检查

了解机体某种营养素贮存、缺乏水平。通过实验方法测定儿童体液或排泄物中各种营养素及其代谢产物或其他有关的化学成分，了解食物中营养素的吸收利用情况，从而对疾病做出早期诊断。

三、营养支持与护理

营养支持是指在患儿不能进食或摄入不足的情况下，通过肠内、外途径补充或提供维持人体必需的营养素，在保护脏器、减少并发症、控制感染及促进机体康复等方面起着重要作用。营养支持方式包括肠内营养支持和肠外营养支持两种。

（一）肠内营养支持与护理

肠内营养（enteral nutrition，EN）是经口或导管提供营养物质至胃肠道的方法。肠内营养包括经口营养、经导管营养两种，其中经导管输入包括鼻胃管、鼻十二指肠管、鼻空肠管和胃空肠造瘘管。

1.肠内营养方式

（1）经口营养

经口营养是经口摄入肠道营养制剂的一种临床营养方法。主要适用于意识清醒、无口腔和咽喉疾病，但存在一定程度的消化吸收障碍或由于疾病造成营养缺乏需要进行肠内营养支持的患儿。

（2）经管营养

经管营养又叫管饲，是指将塑料管或橡皮管经鼻腔、咽喉、食管送入胃或小肠，由此管输入流质的高营养成分食物的一种临床营养方法。主要适用于昏迷、吞咽困难、严重烧伤或由于手术部位而无法经口正常进食的患儿。主要分为非要素膳、要素膳、组件膳。

①非要素膳：非要素膳以整蛋白或蛋白质水解物为氮源，渗透压接近等渗，口感较好，使用方便，耐受性强，适用于胃肠道功能较好的患儿。

混合奶：乳、蛋、糖、油、盐按一定比例制成的膳食。

匀浆膳：采用天然食物用匀浆器切碎、磨细、过筛后供给患儿。

以整蛋白或蛋白质水解物为氮源的膳食：多以乳、乳蛋白或大豆分离蛋白为氮源，包括含乳糖类和不含乳糖类。

②要素膳：要素膳又称完全肠内营养，是一种营养素齐全，不需消化或很少消化的无渣膳食。要素膳以氨基酸混合物或蛋白水解物为氮源，以易于消化的糖类（葡萄糖、蔗糖）为能源，混以矿物质、维生素及少量含有必需脂肪酸的植物油的一种完全膳食，不含乳糖，刺激性小。适用于严重烧伤、创伤、严重化脓性感染、多发性骨折以及结肠手术、胃肠道瘘和各种原因引起的营养不良、短肠综合征、溃疡性结肠炎等疾病的患儿。

③组件膳：组件膳又称不完全膳食，是以某种或某类营养素为主的肠内营养。既可对完全膳食进行补充或强化以适应个体差异，又可采用两种或两种以上的组件配方以适合患儿的特殊需要。这种营养素配方也称为不完全膳食，如糖类配方、蛋白质配方、脂肪配方、维生素配方以及矿物质配方等。

2. 肠内营养的护理

（1）鼻饲用具必须保持卫生，每次用后清洗，干燥放置；鼻饲食物应现配现用，避免鼻饲不洁食物而导致患儿腹泻。

（2）保护患儿黏膜、皮肤。长期留置鼻胃管或鼻肠管的患儿，要每日涂拭油膏，保持鼻腔润滑，对造瘘口周围皮肤保持清洁、干燥。

（3）管饲开始速度要慢，然后逐渐加快。喂养的速度根据患儿的胃肠道耐受程度来决定，如出现呕吐、腹胀、明显胃潴留、腹泻等情况，应考虑减少喂养量或减慢喂养速度。

（4）喂养管应妥善固定，防止扭曲、折叠、受压；对躁动患儿肢体进行必要的约束，防止其自行拔除胃管。

（5）保持喂养管清洁、通畅。胃管应每周更换 1 次，鼻饲前、后各用 5～10mL 温开水冲洗胃管，以免堵塞管腔。

（6）进食前后半小时内减少床上活动，尽量避免此时为患儿进行翻身、叩背、吸痰等操作，防止因体位改变或操作刺激而引起患儿胃内食物反流，导致患儿呕吐、误吸。一旦出现呛咳、咳出营养液样物、口唇发绀或呼吸急促，即可确定为误吸，应鼓励患儿咳出或使用负压吸引器吸出吸入物，必要时经气管镜清除。

（二）肠外营养支持与护理

肠外营养（parenteral nutrition，PN）是从静脉内供给营养作为手术前后急危重患儿的营养支持。肠外营养分为完全肠外营养和部分补充肠外营养。肠外营养的营养要素包括热量（碳水化合物、脂肪乳剂）、必需和非必需氨基酸、维生素、电解质及微量元素。目的是使患儿在无法正常进食的状况下仍可以维持营养状况、体重增加和创伤愈合，幼儿可以继续生长、发育。肠外营养的途径有周围静脉营养和中心静脉营养。

1. 肠外营养途径

（1）周围静脉营养

周围静脉营养是指经外周静脉途径给予的肠外营养，是全肠外营养及部分肠外营养的方式之一。适用于短期肠外营养（＜2周）、营养液渗透压低于 $1200mOsm/LH_2O$ 者；中心静脉置管禁忌或不可行者；导管感染或有脓毒症者。

该方法简便易行，可避免中心静脉置管相关并发症（机械、感染），且容易早期发现静脉炎。缺点是输液渗透压不能过高，需反复穿刺，易发生静脉炎。故不宜长期使用。

（2）中心静脉营养

中心静脉营养是指使用人体大静脉（如上腔静脉和下腔静脉）给予的肠外营养。适用于肠外营养超过2周、营养液渗透压高于 $1200mOsm/LH_2O$ 者。常用的中心静脉途径包括：经锁骨下静脉置管、经颈内静脉置管、经外周静脉至中心静脉置管。应尽量避免使用颈外静脉及股静脉，因前者的置管错位率高，后者的感染发生率高、并发症多。

①经锁骨下静脉置管：此法易于活动和护理，主要并发症是气胸。

②经颈内静脉置管：此法使转颈活动和贴敷料稍受限，局部血肿、动

脉损伤及置管感染并发症稍多。

③经外周静脉至中心静脉置管：贵要静脉较头静脉宽、易置入，可避免气胸等严重并发症，但增加了血栓性静脉炎和插管错位发生率及操作难度。

2. 肠外营养的护理

（1）按无菌操作技术要求配制营养液，现配现用，在 24 小时内输完，输注过程应保持连续不中断，同时避免营养液长时间暴露于阳光和高温下。

（2）输注肠外营养液宜选择较粗大静脉，预计全胃肠外营养（TPN）时间超过 7 天者，采用经中心静脉输注的方式。

（3）营养液输注速度需严格遵医嘱，有条件者使用输液泵控制输注量和速度。

（4）病情观察：监测患儿体重、血糖、血常规、血生化、体温的变化，必要时记录出入量，注意观察输注部位有无静脉炎发生。

（5）观察患儿有无多尿、神志改变、心率增快、面色苍白、四肢湿冷等表现；如有不明原因的发热、寒战应拔除导管并作微生物培养；发生静脉炎后及时更换输注部位，局部外涂药物。

（6）告知患儿在输注过程中有任何不适及时通知医护人员，病情允许时鼓励患儿由口进食。

第五节 疼痛护理

疼痛是机体受到损伤时发生的一种不愉快的感觉和情绪性体验，是一组复杂的病理、生理改变的临床表现。不管处于何种年龄段，患儿都有可能经历疼痛，获得与成人相同的疼痛体验，但年龄较小的患儿在经历疼痛时无法用语言表达疼痛的部位、程度以及如何缓解，患儿的疼痛易被忽略、低估，导致疼痛缺乏有效的控制，儿科护士应与患儿父母和其他医务人员协作，全面评估患儿的疼痛，帮助患儿控制疼痛。

一、疼痛评估

（一）各年龄阶段患儿对疼痛的表达方式和行为反应

1. 新生儿和婴幼儿

新生儿和婴幼儿在疼痛时可表现出持续的哭闹，哭声可较日常的哭泣尖锐，患儿面部有疼痛的表情，如眼睛紧闭、眉毛和前额紧缩、嘴巴张开、肢体扭动，并拒绝他人的安慰；手术部位疼痛时，可反复抓挠手术部位，9～12个月的婴儿则开始能在感到疼痛时，用手推开他人，表现出抗拒行为。疼痛还可引起血压、心率、血氧饱和度、皮肤颜色和睡眠的改变。

2. 学龄前儿童

学龄前儿童能够描述疼痛的位置及程度，但不具有测量、判断和排序的能力，不能对疼痛的感觉量化，患儿很难理解"能想到最厉害的疼痛"，往往会选择疼痛评估量表中的最高分；难以理解疼痛的意义，很难将"打针"这种能带来身体疼痛的操作与治愈疾病的积极后果联系起来，而将疼痛视为是一种对错误行为的惩罚，患儿为了避免注射和其他侵入性操作，甚至会否认疾病导致的疼痛；会认为某人应该为自己的疼痛负责；在预期疼痛的发生和疼痛出现时，患儿会剧烈反抗，有攻击行为。

3. 学龄儿童

学龄儿童能描述疼痛位置及程度。随着年龄长大，能够逐渐量化疼痛的程度，患儿会为表现勇敢和能控制自己而忍受疼痛不予表达，甚至不期望他人发现他们的疼痛。在疼痛时患儿会表现得安静、沉默，护士应注意观察这些表现。

4. 青少年

因既往经验的积累，青少年对疼痛的描述更熟练准确，能用社会所接受的方式来表现疼痛，但出于自尊和对个人隐私的保护，在面对家人和朋友时，青少年会控制自己的表情和行为，否认疼痛的存在，所以，评估时应注意保护患儿隐私。

（二）疼痛患儿的病史采集

为了全面了解患儿疼痛的情况，在评估疼痛的原因、部位、时间、性质、程度、伴随症状影响因素和缓解措施后，还要注意评估患儿疼痛的表达方式和行为表现，患儿既往疼痛的经历，以及患儿父母对疼痛的反应。对于年幼的患儿，大部分信息需要父母提供，护士应积极地与患儿父母沟通，并鼓励患儿父母的参与。

（三）疼痛评估原则

在进行儿童疼痛评估时，可以依据 QUESTT 原则进行。QUESTT 原则包括以下几个方面：

1. 询问儿童（question the child）；

2. 使用疼痛量表（use a reliable and validpain scale）；

3. 评价行为以及生理学参数的变化（evaluate the child's behavior and physiologic changes）；

4. 确保父母的参与（secure the parents involvement）；

5. 干预时考虑导致疼痛的原因（take the cause of pain into account when intervening）；

6. 采取行动并评价成效（take action and evaluate results）。

评估儿童疼痛的关键在于选用适合患儿年龄和发育水平的评估方式，通过结合患儿的病史资料，询问、观察和测定患儿的各项反应进行评估。

（四）疼痛评估工具

选择合适的疼痛评估工具可以对患儿是否存在疼痛、疼痛的程度等进行较为准确的评估。为了对患儿疼痛进行准确的评估，评估工具的选择应综合考虑患儿的年龄段、疾病的严重性、诊疗情况等因素，也可以联合使用多种评估工具以提高准确性。小儿神经科常用的疼痛评估工具如下：

工具一：视觉模拟评分法（VAS）（详见图 3-1），适用于 8 岁以上儿童的疼痛评估。线性图：一条长度 10cm 的线段，两端分别标明 0 和 10，0 端表示无痛，10 端表示剧痛。使用时，评估者让患儿在标尺上指出自己疼痛的程度的数字，评估者根据代表患儿疼痛的数字来评估患儿的疼痛程度。

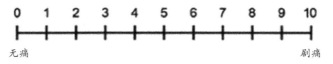

图 3-1　视觉模拟评分法（VAS）

工具二：脸谱评分法（FACE）（详见图 3-2），通过观察患儿的面部表情，适用于 3 ～ 8 岁儿童的疼痛评估。用不同的脸谱表情来代表不同的疼痛程度。评估者根据患儿的面部表情来评估患儿的疼痛程度。

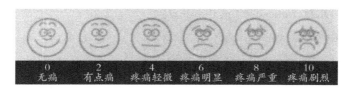

图 3-2　脸谱评分法（FACE）

工具三：FLACC 量表（详见表 3-1），适用于 3 岁以下儿童的疼痛评估。主要包括面部表情、腿的动作、活动、哭和安慰五项内容。每一项内容按 0 ～ 2 分评分，总分为 10 分，得分越高，疼痛越严重。

表 3-1　FLACC 疼痛评分法

	0分	1分	2分
面部表情（face）	微笑	偶尔皱眉、面部扭歪、淡漠	经常下颌颤抖或咬紧
腿的动作（leg）	放松体位	紧张、不安静	腿踢动
活动（activity）	静卧或活动自如	来回动	身体屈曲、僵直或扭动
哭（cry）	无	呻吟、呜咽、偶诉	持续哭、哭声大
安慰（consolability）	无须安慰	轻拍可安慰	很难安慰

二、疼痛的对症处理

对疼痛患儿的处理，主要是为了缓解或控制疼痛，以减轻或消除疼痛带来的不良生理变化及心理行为反应。大致可以分成两种处理方法：药物性干预和非药物性干预。

（一）药物性干预

使用药物控制疼痛时，应定时评估和记录患儿的疼痛情况，注意药物剂量的准确计算和配制，并观察有无药物的不良反应发生，保证疼痛治疗的有效性和安全性。

1. 非阿片类药物适用于轻、中度疼痛，包括对乙酰氨基酚和非甾体抗炎药物如布洛芬，是世界卫生组织规定的疼痛处理的一线药物，作用于周围神经系统。如关节炎引起的疼痛，其用药途径主要是口服或经肛用药，不建议肌肉注射给药；须注意阿司匹林可能引起瑞氏综合征（reye syndrome），12 岁以下患儿不能使用。

2. 阿片类药物适用于中、重度疼痛，如吗啡、可待因等，作用于中枢神经系统。用药途径可以口服、经肛、肌肉注射或静脉给药，须注意抑制中枢神经系统的副作用。此外，阿片类药物还有经硬膜外、黏膜、皮肤等的用药途径。

3. 自控式止痛法（patient controlled analgesia，PCA）。PCA 指的是通过静脉输液泵，按医嘱设定持续或单次的止痛药物剂量以及用药间隔，当患儿感到疼痛时，轻压按钮即可实施给药。如果不符合设定的用药间隔，即使患儿按压按钮也不起作用。PCA 不但可以依照患儿疼痛的出现和程度给药，还可以避免药物过量，从而减少呼吸抑制等药物严重副作用的产生。

研究表明，5 ～ 6 岁的儿童已能够使用 PCA，但使用前必须确保患儿的认知程度能够了解操作目的和方法，剂量必须由有资格的医务人员而不是儿童或其照顾者设定，以免出现过度镇静、呼吸抑制，甚至死亡的事件。

（二）非药物性干预

除药物镇痛外，非药物性干预也有很好的镇痛效果，可联合镇痛药物使用或单独使用。

非药物性干预方式主要分为两类：认知－行为改变法（包括放松技巧、分散注意力、冥想法、正向鼓励法以及生物反馈法）及生物物理干预法（吸吮、冷热疗法以及按摩疗法）。放松技巧如深呼吸，冥想法如想象喜爱的事件、场景，适用于学龄期以上的儿童。儿童常用非药物性干预方法有以下几种：

1. 分散注意力

分散注意力主要有两种方式，即被动型和主动型。两种类型都有较好的效果，并且简便易行。应鼓励患儿家人的积极参与，使用时应先创造舒适的物理环境和轻松友好的气氛。

（1）主动型：需要患儿的参与。例如新生儿在接受疼痛性操作时，给予安慰奶嘴，采用非营养性吸吮的方法分散注意力；让幼儿和学龄前患儿吹肥皂泡，或者提供新奇的玩具给患儿玩；让学龄期患儿唱歌，玩掌上型电动玩具；让青春期患儿玩电子游戏等，都有助于缓解患儿的疼痛。

（2）被动型：只需家长或医务人员进行分散患儿注意力的行为即可。例如，用柔软的毯子将新生儿或婴儿包裹起来，或者让母亲将患儿抱在怀中，贴在胸前，进行直接的皮肤接触，给予抚触按摩；年龄较小的患儿可给予拥抱、摇晃和轻拍，可以唱歌、播放音乐、讲故事给幼儿和学龄前患儿听；可以指导青春期患儿自己放松的技巧等。

2. 冷热疗法

热疗可以促进血液循环，使肌肉放松；冷疗可以减轻水肿，缓解急性软组织损伤的疼痛。

3. 舒适的环境

保持病区安静、宽敞，清洁、整齐的床单位和舒适的卧位能够减轻患儿的不适感。调节室内灯光亮度，光线宜暗；减少噪音，控制室内声音强度＜45dB。保持舒适体位，使患儿感觉安全、舒适，对被动体位的患儿，责任护士可进行局部按摩，增加被动活动量，起到减轻疼痛的作用。

三、疼痛护理

1. 给予患儿安静、舒适的环境，避免光线刺激；采取舒适的体位，各种治疗、护理操作最好集中进行，尽量减少或避免刺激。

2. 对于3岁以下儿童，尤其小婴儿而言，其语言功能尚未发育完善，所以不能完全用语言表达自己的感受，仅会用哭闹来表达自己的不舒服，在分散患儿注意力的同时应注意观察患儿的症状。

3. 使用药物控制疼痛时，应按时评估和记录患儿的疼痛水平，监测可能的不良反应和患儿的各项指标，如呼吸频率、血氧饱和度和是否出现呕吐等，保证疼痛治疗的有效性和安全性。

了 解 更 多

非营养性吸吮

非营养性吸吮（non-nutrition sucking，NNS）是指婴儿口中仅放置安慰奶嘴让患儿进行吸吮动作，但并无母乳或者配方奶吸入。国内外多项研究证明非营养性吸吮能够减轻新生儿的疼痛反应。研究还发现，使用NNS不但可以使疼痛减轻，还能增加新生儿的体重，降低心率，使呼吸和胃肠功能改善，减轻烦躁，减少能量的消耗，提高氧饱和度，缩短住院时间。

NNS缓解疼痛原因，目前认为是分散了患儿的注意力，因为新生儿的口唇敏感，新生儿通过吸吮能感受到很多信息，吸吮刺激了口腔触觉受体提高疼痛阈值，促进5-羟色胺释放而产生镇痛效果。NNS与其他镇痛措施相比，操作简便，无副作用，效果好。实施时，一般于疼痛性操作前2～5分钟将安慰奶嘴放入患儿口中，增加吸吮动作，操作过程中保持安慰奶嘴在患儿口中，操作结束后5分钟左右将安慰奶嘴取下。

第六节　用药护理

药物治疗是儿童综合治疗的重要组成部分和手段，由于儿童在不同年龄阶段的生理特点、器官结构与代谢能力不同，因此掌握药物性能、作用机制、毒副作用、适应证，以及精确的计算剂量和适当的用药方法，对于促进疾病康复非常重要。

一、儿童用药的特点

1. 儿童肝肾功能及某些酶系发育不完善，对药物的代谢及解毒功能较差。

2. 儿童血脑屏障不完善，药物容易通过血脑屏障到达神经中枢。

3. 儿童年龄不同，对药物反应不一，药物的毒副作用也有所差异。

4. 胎儿、乳儿可因母亲用药而受到影响。

5. 儿童易发生电解质紊乱。

二、用药原则

1. 严格掌握适应证：根据儿童的年龄、病种、病情以及儿童对药物的特殊反应和药物的远期影响，有针对性地选择药物。早期、足量、足够疗程进行静脉给药。

2. 掌握药物配伍禁忌：合理用药不仅应选用恰当的药物，采用正确的给药方法，还应避免药物配伍禁忌现象的发生。在静脉输液过程中，通常是药物联合应用或多组药物连续滴注，在更换液体时，第一组液体即将输完，莫菲氏滴管中仍有少量液体剩余而第二组液体已经开始进入莫菲氏滴管，两种液体在莫菲氏滴管或静脉输液器中混合，就有可能产生配伍禁忌。因此，在输入 2 组有配伍禁忌的药物时，应根据不同情况，使用生理盐水或 5% 葡萄糖注射液（GS）20mL 进行冲洗或更换输液器。如应用两性霉素 B 时，配置时用葡萄糖稀释，不宜用生理盐水，以免产生沉淀。小儿神经科常见的药物配伍结果详见表 3-2。

表 3-2 小儿神经科常用药物配伍结果一览表

配伍药物	配伍药物	结果
头孢曲松	万古霉素	沉淀
	喹诺酮类	沉淀
美洛西林	地塞米松	絮状混浊
	维生素 B6	絮状混浊
头孢哌酮钠	复方氯化钠	白色沉淀
	维生素 B6	白色沉淀
	盐酸氨溴索	白色混浊
阿昔洛韦	低分子右旋糖酐	变色
	5% 碳酸氢钠	混浊
头孢唑肟	维生素 B6	白色混浊
头孢他啶	氟康唑注射液	立即沉淀
红霉素	生理盐水	沉淀
万古霉素	氨茶碱	沉淀
甲硝唑	呋塞米	沉淀
两性霉素 B	生理盐水	沉淀
地西泮	生理盐水	白色沉淀

3. 药物输液速度

输液速度须由医生根据患儿的年龄、病情、药物的种类等多方面的情况综合考虑后开具医嘱，护士遵医嘱进行调节。

（1）根据年龄调节滴速：儿童输液速度一般为 3 ~ 5mL/kg/h。

（2）根据病情调节速度：如果患儿有心脏病或肺部疾患，输液速度宜慢，以免加重心脏负荷，而出现心力衰竭或肺水肿；若患儿脱水严重或失血过多引起休克，则要快速补液补充血容量。

（3）根据药物种类调节速度：临床上不少药物是需要严格控制速度的。

若速度过快，单位时间内进入体内的药物剂量过多、过大，则会引起严重不良反应，如搏动性头痛、颜面潮红、血压下降、心率加快等。个别患儿对药物特别敏感，即使在正常剂量下也会出现严重不良反应，更须警惕。如硝普钠，需严格控速，根据患儿血压情况调节，过快可使血压急剧下降，有条件者可以使用输液泵来调节。再如降颅内压药物甘露醇，则需快速静脉滴注效果较好。一般情况下，要求 20% 甘露醇静脉滴注时间不超过30 分钟，若滴速过慢则起不到降低颅内压的效果或效果不佳。

4. 掌握用药剂量的计算方法

儿童用药剂量可按以下方法计算：

（1）按体重计算：这是最常用、最基本的计算方法，可算出每日或每次用药量：每日（次）剂量 = 患儿体重（kg）× 每日（次）每千克体重所需药量。须连续应用数日的药，如抗生素、维生素等，都按每日剂量计算，再分 2 ~ 3 次服用；临时对症治疗用药，如退热药、催眠药等，常按每次剂量计算。患儿体重应以实际测得值为准。年长儿按体重计算如已超过成人量，则以成人量为上限。

（2）按体表面积计算：此法较按年龄、体重计算更为准确，因其与基础代谢肾小球滤过率（glomerular filtration rate，GFR）等生理活动的关系更为密切。小儿体表面积计算公式为：

如体重 ≤ 30kg，小儿的体表面积（m^2）= 体重（kg）× 0.035 + 0.1；

如体重 > 30kg，小儿的体表面积（m^2）=［体重（kg）–30］× 0.02 + 1.05。

（3）按年龄计算：此法简单易行，用于剂量幅度大、不需十分精确的药物，如营养类药物。

（4）按成人剂量折算：此法仅用于未提供小儿剂量的药物，所得剂量一般都偏小，故不常用。小儿剂量 = 成人剂量 × 小儿体重（kg）/50。

采用上述任何方法计算的剂量，还必须与患儿具体情况相结合，才能得出比较确切的药物用量，如新生儿或小婴儿肾功能较差，一般药物剂量宜偏小；重症患儿用药剂量宜比轻症患儿大；须通过血脑屏障发挥作用的药物，如治疗化脓性脑膜炎的磺胺类药或青霉素类药物，剂量也应相应增大。用药目的不同，剂量也不同，如阿托品用于抢救中毒性休克患儿时的剂量要比常规剂量大几倍到几十倍。

三、用药的护理

1. 小儿常用药物的应用及不良反应的观察

（1）抗生素：严格掌握适应证，有针对性地使用，防止抗生素滥用。在应用抗生素时，要注意药物的毒副作用，还要注意用药的剂量和疗程，协助做好相关检查；婴儿长时间地使用广谱抗生素，容易出现鹅口疮、肠道菌群失调和消化功能紊乱等副作用。

（2）镇静药：儿童有高热、烦躁不安等情况，使用镇静药可以使其得到休息，以利病情恢复。常用的药物有苯巴比妥、地西泮、水合氯醛等，使用中应特别注意观察患儿呼吸情况，以免发生呼吸抑制。12岁以内的儿童不宜使用阿司匹林，以免发生瑞氏综合征。

（3）镇咳祛痰药：婴幼儿支气管较窄，又不会主动咳嗽，炎症时易发生阻塞，引起呼吸困难。故婴幼儿一般不用镇咳药，多用祛痰药或雾化吸入稀释分泌物，配合体位引流排痰，使之易于咳出。哮喘患儿应用平喘药时，应注意观察有无精神兴奋、惊厥、心悸等。新生儿、小婴儿应慎用茶碱类药物。

（4）止泻药和泻药：儿童腹泻一般不主张使用止泻药，多采用调整饮食和补充液体等方法，因为使用止泻药后虽然腹泻可以暂时得到缓解，但加重了肠道毒素吸收甚至发生全身中毒现象。儿童便秘一般不用泻药，多采用调整饮食和松软大便的通便法。

（5）退热药：儿童发热一般使用对乙酰氨基酚和布洛芬，但剂量不宜过大，两种药可交替使用。用药后注意观察患儿的体温和出汗情况，及时补充液体。复方解热止痛片（APC）对胃有刺激性，且可引起白细胞减少、再生障碍性贫血、过敏等不良反应，大量服用时会因出汗过多、体温骤降而导致虚脱，婴幼儿应禁用此类药物。

（6）糖皮质激素类：肾上腺皮质激素短疗程常用于过敏性疾病、重症感染性疾病等；长疗程则用于治疗肾病综合征、某些血液病、自身免疫性疾病等。在使用中必须重视其副作用：①短期大量使用可掩盖病情，故诊断未明确的一般不用。②较长期使用可抑制骨骼生长，影响水、电解质、蛋白质、脂肪代谢，也可引起血压增高和库欣综合征。③长期使用除以上副作用外，还可导致肾上腺皮质萎缩，可降低免疫力，使病灶扩散。④水痘患儿禁用糖皮质激素，以防加重病情。

2. 给药方法

根据患儿年龄、疾病及病情选择给药途径、药物剂型和用药次数，以保证药效和尽量减少对患儿的不良影响。在选择给药途径时，应尽量选用患儿和患儿家长可以接受的方式给药。

（1）口服法：口服法是最常用的给药方法。幼儿用糖浆、水剂、冲剂等较合适，也可将药片捣碎后加糖水吞服，年长儿可用片剂或药丸。小婴儿喂药时最好将小儿抱起或头略抬高，以免呛咳时将药吐出。病情需要时可采用鼻饲给药。

（2）注射法：注射法比口服法奏效快，但对小儿刺激大，肌内注射次数过多还可造成臀肌挛缩，影响下肢功能，故非病情必需，不宜采用。静脉推注多在抢救时应用；静脉滴注应根据年龄大小、病情严重程度控制滴速。

（3）外用法：外用药以软膏为多，也可用水剂、混悬剂、粉剂等。防止患儿用手抓摸药物，误入眼、口引起意外。

（4）其他方法：如塞肛法。

3.注意药物的有效期

使用药物前，应仔细查看药物有效期，静脉用药配置后应及时使用，以免影响疗效。如青霉素稀释后应在 1 小时内滴完。

4.特殊口服药物的护理

使用特殊药物时应提前告知患儿及家长，使患儿及家属充分认识到遵医嘱服药对稳定病情及防止疾病复发的重要意义，从而提高其监督患儿规律服药的依从性，对改善治疗效果十分重要。如抗癫痫药物应准时、准剂量服用，看服到口，切忌漏服或停服。密切观察药物不良反应，定期复查血常规、血小板和肝肾功能，在用药初期、联合用药、病情反复或更换新药时应监测血药浓度。

5.静脉用药的护理

输液过程中要加强巡视以及时发现患儿面色、神志变化，有无输液反应，瓶内液体有无走空及各连接处有无漏液等异常情况。使用高渗或特殊药物时，应注意不能漏到血管外，以免引起局部刺激和局部水肿。静脉补钾时，选择粗直静脉，减轻药物所致的疼痛；严密观察输液肢体情况，防止液体外渗造成组织坏死。输液期间必须有计划地选择和保护血管，保证输液的顺利进行。

6.加强患儿及家属用药相关知识的教育

对患儿所用药物应详细告知其使用目的、方法、毒副作用、注意事项及观察重点，以取得患儿及家属的积极配合。

第七节　压疮护理

压疮是一种局限性损伤，发生于骨隆突处，引发原因为压力、复合剪切力、摩擦力作用在皮肤或皮肤组织下。神经系统疾病患儿均具有较高的压疮发生风险，必须要早期评估、及时预防，降低压疮发生率。一旦发生压疮，不仅增加患儿痛苦，且康复时间延长。因此，临床中应该重视压疮的预防，压疮预防被认为是最有效、最经济的方法。

一、压疮评估

根据 Braden-Q 儿童压疮评估量表进行评估，Braden-Q 量表包括 7 个条目，分别为移动能力、活动能力、感知觉、浸渍程度、摩擦与剪切力、营养、组织灌注与氧合。每个条目评分为 1 ~ 4 分，总分为 28 分。分值越低发生压疮的危险度越高。总分：16 ~ 23 分为低危；13 ~ 15 分为中危；10 ~ 12 分为高危；≤ 9 分为极高危。

1. 评估对象

对于重症监护、脊髓损伤、长期卧床、因医疗护理措施限制活动、肥胖、消瘦、大手术、休克、昏迷、水肿、大小便失禁等住院患儿，均需要进行压疮风险评估。

2. 评估时机

一般来说，新入院患儿初始评估应在入院后的 8 小时内完成，对于入重症监护室、脊髓损伤、大手术后、气管插管、持续镇静、人工冬眠、昏迷、休克等患儿应在 2 小时内完成。

3. 评估频率

评分在 16 ~ 23 分的患儿，每周 1 次；评分 < 16 分的患儿，为压疮高风险患儿，每日 1 次。压疮风险管理记录详见表 3-3。

表 3-3　压疮风险管理记录

科室：_____　姓名：_____　性别：_____　年龄：_____　床位：_____　住院号：_____　页码：_____

入院日期：_____　　　　　　　　　　入院诊断：_____

压疮风险评估：使用 Braden-Q 量表评估			
评估时机：A-入院、T-入ICU、S-脊髓损伤、P-大手术后、Q-气管插管、C-持续镇静、R-人工冬眠、H-昏迷、X-休克、O-其他：_____			

日期 时机	4分	3分	2分	1分
移动能力	不限制	轻度受限	严重受限	完全受限
活动能力	经常行走	偶尔步行	限制坐椅	限制卧床
感知觉	无损伤	轻度受限	严重受限	完全受限
浸渍程度	很少潮湿	偶尔潮湿	很潮湿	持续潮湿
摩擦与剪切力	无明显问题	存在潜在问题	存在问题	存在严重问题
营养	良好	适当	贫乏	极度贫乏
组织灌注与氧合	良好	正常	不足	极度不足
总分				
责任护士签名				

难免压疮申报日期：_____　　　　　护士长签名：_____

告知家长压疮风险评分分值及采取的预防措施。家长签名：_____

备注：（1）16分≤总分＜23分，每周评估1次；

（2）总分＜16分，每日评估1次，并实施压疮高风险预防措施，在相应措施上打"√"；

（3）总分≤12分，执行（2）并申报难免压疮。

表 3-4　压疮风险各项目评分表

项目	4分	3分	2分	1分
移动能力	不限制 独立完成经常性的大幅度体位改变（＜6月患儿评4分）	轻度受限 能经常独立地改变躯体或四肢的位置，但变动幅度不大	严重受限 偶尔能轻微地移动肢体或四肢，但不能独立完成经常的或显著的躯体位置变动	完全受限 没有帮助的情况下不能完成轻微的躯体或四肢位置变动
活动能力	经常行走 每日至少2次室外行走，白天醒着的时候至少每2小时步行1次（＜1岁不能步行者评4分）	偶尔步行 白天在帮助或无须帮助下偶尔可以走一段路。每天大部分时间在床上或椅子上度过	限制坐椅 行走能力严重受限或没有行走能力	限制卧床 绝对卧床患儿

（续表）

项目	4分	3分	2分	1分
感知觉	**无损伤** 对讲话有反应，无感觉缺失，对疼痛、不适有反应	**轻度受限** 对讲话有反应，但对不适的表达能力有限，或者一侧或双侧的肢端感觉受损	**严重受限** 半身以上的疼痛或不适觉受损；只对疼痛刺激有反应，表现出呻吟或烦躁	**完全受限** 绝大部分机体对疼痛的感觉受损，或者对疼痛刺激没有反应，没有呻吟、退缩或紧握
浸渍程度	**很少潮湿** 皮肤保持干燥，常规更换尿布或每24小时更换床单	**偶尔潮湿** 皮肤偶尔潮湿，每天12小时需要更换一次床单	**很潮湿** 皮肤经常潮湿，需每8小时更换一次床单	**持续潮湿** 皮肤持续受汗液、尿液、引流液等浸渍，每当移动患儿或给患儿翻身时就可发现皮肤是湿的
摩擦和剪切力	**无明显问题** 改变体位时身体可完全抬离床面；卧床或坐在椅子上时可独立移动或抬起肢体。卧床或坐在椅子上时体位固定良好	**存在潜在问题** 身体移动时稍需协助，偶尔产生床单、椅子、约束带等的摩擦。卧床或坐在椅子上时一般能保持良好体位，偶尔下滑	**存在问题** 移动时需他人协助，肢体移动时出现床面摩擦。卧床或坐在椅子上时经常下滑，需要频繁辅助摆正体位	**存在严重问题** 存在强直、挛缩、瘙痒或躁动等问题，导致持续的滑动或摩擦
营养	**良好** 正常饮食，热量和矿物质摄入能满足其自身的需要	**适当** 管饲或TPN，热量和矿物质摄入能满足其自身需要；进食超过规定量的一半	**贫乏** 流食或管饲/全肠外营养，热量和矿物质摄入不能满足其自身需要；白蛋白＜30mg/L；进食规定量的一半	**极度贫乏** 禁食和（或）持续流质饮食；静脉输液持续5天以上；白蛋白＜25mg/L；不能正常进餐
组织灌注与氧合	**良好** 血压正常；氧饱和度＞95%；血红蛋白正常；毛细血管再充盈时间＜2s。	**正常** 血压正常；氧饱和度＜95%或血红蛋白＜100mg/L；毛细血管再充盈时间＞2s；血清pH正常。	**不足** 血压正常；氧饱和度＜95%；血红蛋白＜100mg/L；毛细血管再充盈时间＞2s；血清pH＜7.40	**极度不足** 低血压（MAP＜50mmHg，新生儿MAP＜40mmHg）；氧饱和度＜95%；血红蛋白＜100mg/L；无法耐受体位改变

4. 评分＜16分的患儿，需填写压疮高风险预防措施表，详见表3-5。

表3-5　压疮高风险预防措施表

项目内容			日期								
保持床单位平整、清洁、干燥											
减轻压力		床头抬高＜30°									
		足跟抬高脱离床面									
	翻身	Q1h									
		Q2h									
		水枕									
		气垫床									
		硅胶垫									
		棉垫									
		贴保护膜									
	其他：____										
皮肤清洁	更换尿布	Q1h（每日一次）									
		Q2h（每日一次）									
		Q_h									
	沐浴	擦浴：									
		每日一次									
		其他：____									
	会阴护理	便后擦洗									
		其他：____									
增进局部血液循环（理疗）		Bid（每日两次）									
		Tid（每日三次）									
		Q_h									
增加营养	指导家长给予患儿喜爱的高蛋白饮食										
	营养室定制高蛋白饮食										
	静脉高营养										
	监测体重、出入水量及血浆蛋白										
	其他：____										
其他											
护士签名：											

家长签名：

5. 上报标准

评分≤ 12 分时，需申报难免压疮，在压疮风险管理记录上填写申报日期，护士长签名，并告知家属评分分值及预防措施，要求家属签名。难免压疮报告表详见表 3-6。

表 3-6　难免压疮报告表

科室：　　　床号：　　　姓名：　　　性别：　　　年龄：　　　住院号：
诊断：
1. Braden-Q 压疮危险因素评分：_____分 2. 科内采取的预防措施有（填写相应的代码）： 　A. 保持床铺和衣裤清洁、干燥、舒适、平整，污染后及时更换 　B. 保持皮肤清洁、干燥、及时清洗　　　C. 加强营养，予以高蛋白食物等 　D. 予以静脉营养支持　　　　　　　　E. 使用软枕、棉絮、棉垫、水枕、气垫等减压工具 　F. 局部予透明敷贴、减压贴保护　　　G. 局部予皮肤保护剂（膏）涂抹 　H. Q1h 翻身，翻身时避免拖、拉、拽　I. Q2h 翻身，翻身时避免拖、拉、拽 　J. 导尿、使用止泻药物　　　　　　　K. 其他：_____
报告人（护士长／责护组长）　　　　　　　申报日期：　　　年　　月　　日
护理部审核意见： 　　该患儿（□符合 □不符合）申报条件，请务必做好相关护理。 　　　　　　　　审核人：_____　日期：　　年　　月　　日

护理部追踪指导		
日期	指导建议	签名

二、压疮的分期

根据国际压疮分类系统，将压疮分为以下六期。

1 期：局部皮肤发红、完整，有指压不变白的红斑。

2 期：部分皮层受损，浅表开放性溃疡，基底红肿或血清样水疱。

3 期：全层皮肤受损，可有潜行和瘘管，但未暴露肌腱或骨。

4 期：全层皮肤受损，暴露肌腱或骨，通常有潜行和瘘管。

不可分期：全层组织损伤，创面基底有腐肉和（或）焦痂。

深部组织损伤期：紫色或深色完整皮肤或充血的水泡。

三、压疮的预防

压疮一旦形成，不仅会增加患儿痛苦、加重基础疾病、延长住院时间，甚至还可引发败血症而危及生命。因此，压疮的预防至关重要。

1. 保护皮肤，避免局部长时间受压

（1）对于长期卧床不便翻身的患儿应采用减压器具（如专门的减压床垫、软枕、泡沫敷料等），以缓解局部压力。

（2）对长期卧床患儿，建立床头翻身记录卡，定时变换体位，每 2 小时翻身 1 次，必要时 1 小时翻身 1 次，避免骨隆突处长时间受压。床头抬高＜ 30°，以减少剪切力的发生，半卧位或坐位时间每次缩短在 30 分钟内；侧卧时应将患儿侧倾 30°，用一个软枕支撑背部，另一个软枕垫在两个膝盖之间。

（3）保护骨隆突处，对压疮易患部位可使用泡沫合成敷料进行保护。

（4）促进局部血液循环，给予温水擦浴。

2. 避免皮肤受潮湿、摩擦及排泄物等不良刺激

（1）保持床单位平整、干燥、无屑，不可让患儿直接卧于橡胶单上或塑料单上。

（2）翻身时，动作应轻巧，避免推、拉、拖等动作产生摩擦力和剪切力。

（3）及时擦干汗液、尿液，更换潮湿衣服，尽量避免使用不透气的尿垫。

（4）大小便失禁、出汗及分泌物多的患儿应及时清洗，避免使用肥皂和含酒精用品清洁皮肤。

3. 促进皮肤血液循环

清洗时选用与体温相近的温水，轻轻蘸干后，建议局部使用皮肤保护剂（喷涂赛肤润，轻柔环形按摩 1 分钟）。应避免对骨骼隆起处皮肤和已

发红皮肤按摩，以免加重皮肤损伤。

4. 改善机体营养状况

对病情允许的患儿，鼓励其摄入高蛋白、高维生素、含锌饮食，必要时协助胃肠外营养。

5. 健康教育

对家长和患儿开展压疮预防宣教，提高患儿依从性。鼓励患儿在不影响疾病治疗的情况下适量活动，采用动静结合的休息方式，防止因长期卧床不动而导致的各种并发症。

四、压疮的护理

尽管压疮的预防措施是非常有效的，但一些高危个体仍然可能发生压疮。护理原则：解除局部受压，改善局部血运，去除危险因素，避免压疮进展。

1. Ⅰ期压疮

（1）加强翻身与监测皮肤情况，避免发红区持续受压与受潮湿造成皮肤浸润。观察局部发红皮肤颜色消退情况，对于深色皮肤的患儿观察局部的皮肤颜色与周围的皮肤颜色的差异变化。

（2）减小局部摩擦力，局部皮肤使用薄的水胶体敷料或赛肤润，可以改善局部皮肤缺血缺氧状况。

2. Ⅱ期压疮

（1）小水疱（直径小于 1cm）：未破的小水疱要减少和避免摩擦，可以让其自行吸收，局部粘贴透明薄膜或水胶体敷料保护皮肤。

（2）大水疱（直径大于 1cm）：局部消毒后，在水疱的最下端用 5 号小针头穿刺并抽吸出液体，表面覆盖透明薄膜或水胶体敷料，观察渗液，敷料 3～7 天更换 1 次。如渗液多，敷料已经松动脱落，及时更换敷料。如果水疱破溃，暴露出红色创面，按浅层溃疡处理。

（3）浅层溃疡：用生理盐水清洗伤口，以去除残留在伤口上的表皮破损的组织；使用碘伏消毒周围皮肤，待干；渗液较少时，使用薄的水胶体敷料，根据渗液情况，2～3天更换；渗液中等或较多，使用厚的水胶体敷料或泡沫敷料，3～5天更换。

3. Ⅲ期、Ⅳ期压疮

（1）清除坏死组织：Ⅲ期、Ⅳ期压疮的创面通常覆盖较多坏死组织，因此，首先进行伤口创面清创处理。评估患儿的全身和局部情况，决定清创方法：存在硬痂可外科清创或将水胶体敷料盖于伤口上（24～48h可使痂皮软化）；黄色坏死组织覆盖的伤口，可使用水凝胶（清创）和泡沫敷料；渗液多的伤口，使用藻酸盐等吸收性敷料，外层敷料使用纱布或泡沫类敷料。

（2）促进肉芽组织生长：肉芽新鲜的，要注意保护，促进肉芽生长，用生理盐水清洗伤口及其伤口周围皮肤，根据渗液选择藻酸盐、水胶体粉剂或糊剂填充创面，外用纱布或封闭敷料覆盖。

（3）控制感染：当伤口存在感染症状时，全身或局部使用抗生素前进行伤口分泌物或组织的细菌培养和药敏结果选择合适的抗生素治疗。感染性伤口可选择合适的消毒液清洗伤口，再用生理盐水清洁。疑似或已经存在感染的伤口，宜用银离子敷料，禁用密闭性湿性愈合敷料。

（4）伤口渗液处理：根据伤口愈合不同时期渗液的特点，选择相应的治疗方法，也可使用现代医学的负压治疗，主要目的是使伤口液体平衡，细胞不发生脱水情况，也不会肿胀。

（5）对大面积深达骨骼的压疮，应配合医生清除坏死组织，植皮修补缺损组织，以缩短压疮病程，减轻患儿痛苦。足跟部的压疮在处理过程中要注意保护伤口，避免清创，伤口以清洁干燥为主，注意减压。

4. 不可分期

（1）完全减压。

（2）生理盐水清洗伤口。

（3）外科清创后再确定分期，伤口处理方法同Ⅲ、Ⅳ期压疮。

5. 深部组织损伤期

（1）完全减压，解除局部皮肤的压力与剪切力，减少局部的摩擦力。同时，密切观察患儿局部皮肤的颜色变化，有无水疱、焦痂形成。

（2）密切观察伤口发展趋势，恶化者按Ⅲ期、Ⅳ期压疮治疗原则处理。当伤口因覆盖焦痂或坏死组织无法界定时，应先清除伤口内的焦痂和坏死组织，再确定分期，如果局部形成薄的焦痂，可按焦痂伤口处理。没有红、肿、浮动或渗出的可以保留干痂；一旦出现红、肿、浮动或渗出时要立即给予清创处理。

第八节　心理护理

儿童生病住院后，既要忍受疾病带来的痛苦，又要适应陌生的医院环境，对儿童及其家庭势必造成很大的压力，并由此引发患儿诸多的心理问题。特别是再次入院患儿其心理问题往往表现得更为严重。因此，了解各年龄段的患儿对疾病的认识和住院的心理反应，将有助于帮助患儿尽快适应医院环境带来的不适，缓解或避免患儿负性的心理反应。

一、各年龄阶段患儿对疾病的认识

1. 婴儿

5～6个月大的婴儿开始意识到自己是独立于母亲的个体，他们能够意识到与父母或主要照顾者的分离，也会害怕陌生人，但对疾病缺乏认识。

2. 幼儿与学龄前期患儿

这一阶段患儿能对自己身体各部位和器官的名称有所了解，但对疾病的病因不了解，常用自身的感情和行为模式来解释，易将疾病和痛苦认为是对自身不良行为的惩罚。

3. 学龄期患儿

随着认知能力的提高，学龄期患儿开始了解身体各部分的功能，对疾病的病因有一定的认识，能听懂关于疾病和诊疗程序的解释，疾病常使其关注自己的身体和治疗，喜欢询问相关的问题，对身体的损伤和死亡感到恐惧。

4. 青春期患儿

认知水平的提高使青春期患儿能够理解疾病及治疗，但也易对疾病和治疗所导致的后果感到焦虑、恐惧。而自我意识增强，使青少年难以接受疾病造成的身体功能损害和外表改变。

二、住院患儿的心理反应

生病住院使患儿离开了熟悉的生活环境，由于医院规章制度的限制和各种诊疗、护理措施的实施，患儿常出现各种心理反应，常见的有：

1. 分离焦虑

是指由现实的或预期的与家庭，日常接触的人、事物分离时引起的情绪低落，甚至功能损伤。分离焦虑在不同年龄阶段的表现也会有所不同。分离焦虑一般表现为 3 个阶段：

（1）反抗期：患儿常表现为哭叫、认生、咒骂、愤怒和极度悲伤，拒绝医护人员的照顾和安慰等。

（2）失望期：发现分离的现状经过自身的努力不能改变，表现为沉默、沮丧、顺从、退缩，以及对游戏和食物缺乏兴趣。部分患儿可出现"退化"现象，如尿床、吸吮奶嘴和过度依赖等，这是患儿逃避压力常用的一种行为方式。

（3）去依恋期或否认期：长期与父母或亲密者分离可进入此阶段。患儿克制自己的情感，能与周围人交往，配合医护人员的各种诊疗操作，以满不在乎的态度对待父母或亲密者的探视或离去。这一阶段往往会被误认为患儿对住院生活适应良好，但却使患儿与父母之间的信任关系受到损害，患儿成年后不易与他人建立信任关系，甚至影响成年后的人际交往。

2. 失控感

失控感是一种对生活中和周围所发生的事情感到有一种无法控制的感觉。医院的各项规章制度和住院期间的各种诊疗活动常使患儿体验到失控感，不同年龄段患儿住院导致失控感的原因和后果也有所不同。

（1）婴儿期：此期患儿已能通过简单的表情、姿势等逐渐学会对外部世界的控制，婴儿与主要照顾者之间的依附关系对儿童的心理健康尤其重要，住院的诊疗活动，特别是侵入性的诊疗活动会使患儿有失控感。易导致患儿产生不信任感和不安全感。

（2）幼儿及学龄前期：此期患儿正处于自主性发展的高峰，住院的规章制度和诊疗活动带来的失控感会使患儿感受强烈的挫折，患儿常有剧烈的反抗，同时可能伴有明显的"退化"行为。

（3）学龄期：此期患儿已能较好地处理住院和诊疗活动导致的限制和挫折，但对死亡、残疾和失去同学、朋友的恐惧会导致其产生失控感。

（4）青春期：此期患儿独立自主意识增强，住院和诊疗活动常使其感到对自己身体和生活的控制受到威胁，感到挫折和愤怒，很难接受诊疗引起的外表和生活方式改变，从而导致对治疗的抵触和不依从。例如：使用类固醇皮质激素，会导致明显的外貌和体型变化，青春期患儿为了外表与同学、朋友保持一致，常会减少服药次数，甚至拒绝服药。另外，青少年有可能通过压抑自我情绪而做出符合他人期望或社会要求的行为。

3. 焦虑或恐惧

以上所述的分离焦虑以及失控感，还有面对不熟悉的环境，如不熟悉的语言、食物，奇怪的设备和服装，以及各种医疗护理操作，特别是侵入性操作引起的疼痛，均会引起患儿恐惧或焦虑。对疼痛的恐惧在各年龄段都是相似的，但幼儿及学龄前期患儿会害怕身体的完整性受到破坏，对侵入性操作和手术过程尤其会感到焦虑或恐惧。

4. 羞耻感和罪恶感

幼儿和学龄前患儿易将患病和住院视为惩罚。如果错误观念得不到纠正，随着学龄后期道德观念的建立，患儿会产生羞愧、内疚和罪恶感等心理反应。

三、住院患儿的心理护理

1. 入院前教育

在日常生活中，应鼓励父母、教师等通过图书、视频等多种渠道对孩子进行医院作用和功能的简单介绍，了解人体结构，学习简单的健康知识，注意引导患儿对医院的印象，禁止用住院或者诊疗行为恐吓患儿而导致其对住院和诊疗行为产生恐惧。

2. 防止或减少被分离的情况

有条件时，应鼓励父母和照顾者对住院患儿进行陪护，对缓解婴幼儿和学龄前儿童分离焦虑的效果尤为明显。护士应注意满足陪护者的生活需求，体现以家庭为中心的护理理念。

3. 减少分离的副作用

当住院导致的分离不可避免时，护士应与家长协作，采用积极的方式应对分离。

（1）护士在患儿入院时主动介绍自己，并且介绍医院的环境和同病室的其他患儿，鼓励患儿结交新朋友，有利于患儿对医院环境的尽快适应，缓解不安和焦虑。

（2）家长向孩子解释分离的原因，鼓励家长尽可能多地探视和陪伴患儿。

（3）医院的环境和工作人员可能使患儿感到陌生、恐惧，尤其对于年幼的患儿，建议家长准备患儿喜欢的日常用品，如玩具、杯子、毯子、图书等提高其适应分离的能力。利用拥抱、轻拍等身体的接触，以及分散注意力的技巧，提供舒适和安全感，建立信任感。

（4）鼓励学龄期患儿与学校老师和同学保持联络，允许同学和老师来院探视，可利用床边教学的方式，尽可能继续学业。

（5）鼓励青少年与朋友保持联络，鼓励朋友来访，并为会面安排舒适的环境。病情允许时，可尽量安排同年龄层、同性别者住在相同或相邻的房间。

4. 缓解失控感

（1）在不违反医院规定，以及在患儿病情允许的情况下，应鼓励患儿自由活动。

（2）有条件时，可尽量保持患儿住院前的日常活动，如收看患儿喜欢的电视节目、从事其喜爱的娱乐活动等。

（3）允许患儿表达其反抗及生气的情绪和行为反应，以及退化性行为；对于学龄期以上的儿童，尽可能让患儿参与讨论治疗护理计划的制订及执行。

（4）在诊疗活动中，护士也可给患儿提供一些自我决策的机会以缓解失控感，例如：在静脉输液时，提供各种颜色的止血带让患儿选择，固定针头时选择胶布的数量和长短等，这些都能明显地缓解住院带来的失控感。但要注意，护士在提供选择时，应避免询问患儿不能进行选择的情景，例如询问患儿"要不要打针？"会让患儿觉得可以不打针，应该这样询问患儿："要打针了，你想坐在凳子上打，还是躺在床上打呢？"

5. 应用游戏或表达性活动来减轻患儿的焦虑或恐惧

游戏不仅有助于患儿的生长发育，在住院时也有助于患儿应对住院带来的各种压力。护士应积极参与患儿的游戏，并善于利用游戏与患儿沟通交流。应用治疗性游戏（therapeutic play），不仅可以拉近护患的距离，还可以帮助护士了解患儿内心的想法，帮助患儿发泄痛苦；协助护士向患儿解释诊疗程序；减轻患儿住院的压力，配合治疗护理措施。

6. 发掘住院的潜在正性心理效应

护士应积极地引导和发挥潜在的正性心理效应。

（1）住院虽然是不愉快的经历，但住院作为患儿生活中的一个应激事件，是促进父母和患儿的关系发展的契机。

（2）住院是一个教育过程，根据患儿及其家庭的需要和理解程度，护士能为其提供相关疾病的健康指导。

（3）成功地应对疾病能提高患儿的自我管理能力。患儿能发挥其独立能力，自我护理，从而更加自信。

（4）住院为患儿提供了一个特殊的接触社会的机会，能够近距离了解医务人员的工作，同其他患儿和家长交流、互相支持。

了 解 更 多

治疗性游戏

治疗性游戏是指儿童生活专家（child life specialit，CLS）或护士通过游戏的方式协助患儿表达对疾病、医院及医护人员、检查和治疗措施的感受、期望和需要，以应对因患病及住院带来的生理和心理的变化。

护士首先要了解不同年龄阶段儿童的游戏发展、儿童在家中常进行的游戏以及儿童住院时的能力与限制，设计出安全、适合患儿的游戏。常见的游戏包括角色扮演、角色认同、团体游戏、讲故事与绘画等。

治疗性游戏可以分为三类：情绪宣泄性游戏、指导性游戏和生理健康促进性游戏。

1. 情绪宣泄性游戏

通过不同形式的游戏，可以使焦虑情绪得以缓解，暂时解决住院期间的冲突，如幼儿期可以用木槌敲打木钉，表达与家人分离的愤怒；另外，让患儿在接受侵入性操作后，给玩具打针发泄痛苦和内心感受。

2. 指导性游戏

将有关住院环境、检查和治疗的相关信息提供给患儿以学习和熟悉。通过游戏也可以促进患儿表达，帮助护士理解患儿的想法，例如学龄期儿童可以玩玩具医院，可通过医生、护士和患儿的角色扮演了解患儿对疾病、住院、诊疗、手术的认知、感受和需求；可以通过绘画、讲故事等游戏了解患儿难以用语言表达的内心感受。

3. 生理健康促进性游戏

可以维持、促进患儿生理健康的游戏，如学龄前期的儿童可以吹泡泡，患儿术后需要进行深呼吸训练时，可以让患儿吹动风车分散注意力以缓解疼痛。

第九节　延续护理

延续护理是从医院到家庭的延续，包括经由医院制订的出院计划、转诊、患儿回归家庭或社区后的持续性随访和指导。延续护理的实施步骤如下：

一、成立延续护理小组

成立专门的延续护理小组，由病区的医护人员组成，包括组长、副组长和组员。组长由主任担任，副组长由护士长担任，组员由科室医生、护士担任。通过专业的延续护理培训，制定延续护理计划。

二、建立患儿信息档案

建立患儿信息档案，记录健康问题、用药情况、复诊及转归情况，为下次随访时找到沟通话题与指导重点，使随访能有的放矢，提高随访效果。

三、电话随访

电话随访是最容易实施及普及的一种延续护理方法。延续护理的小组成员，通过和患儿或者家属进行交流，了解患儿出院后的健康状况、用药情况及饮食与心理状况。

四、网络平台沟通

建立微信群、QQ群，将患儿家属加为群友。延续护理的小组成员为年长患儿及患儿家属提供疾病健康知识。

五、家庭访视

家庭访视通过面对面沟通，有效提高患儿出院后对治疗的依从性，还能进行查体、心理咨询与护理。

六、开设健康教育门诊

健康教育门诊由经验丰富的护理专家坐诊，为患儿及患儿家属答疑解惑，提供出院后的用药、饮食、康复等指导，普及疾病护理和心理护理方面的知识。

七、建立患儿俱乐部

俱乐部由延续护理小组成员、患儿及患儿家属组成，组织患儿定期开展活动，对有关疾病的诊治、康复、自我护理进行指导，开展知识竞赛，同时进行经验交流，使患儿家属之间可以相互支持，共同分享成功或分担苦恼，体会到社会的关心和支持，促进疾病的恢复。

思考题

1. 有关患儿入院护理的表述错误的是（　　）

A. 主班护士应根据病情、年龄安排病床

B. 完成卫生处置，佩戴腕带标识

C. 无须介绍环境，应让患儿和家属自行熟悉

D. 指导患儿饮食，执行各项护理治疗措施

2. 以下哪种情况可以正常进行疫苗接种（　　）

A. 发热　　　　　　　　　　　　B. 注射过丙种球蛋白

C. 在接受免疫抑制剂治疗　　　　D. 学龄期

3. 半流质饮食适用于（　　）

A. 消化功能尚未完全恢复或咀嚼能力弱的患儿

B. 消化功能尚弱，不能咀嚼吞咽大块固体食物的患儿

C. 胃肠道手术后的患儿

D. 肠炎患儿

4. 下列哪项不属于含铁丰富的食物（　　）

A. 大豆　　　　　　B. 动物血　　　　　C. 动物肝脏　　　　　D. 肉类

5. 患儿有消化道出血，医生嘱其进行大便潜血实验时，护士应指导患儿下列哪项是可以吃的（　　）

A. 绿叶蔬菜　　　　　B. 牛肉　　　　　C. 猪血　　　　　D. 豆腐

6. 为缓解患儿疼痛，不应采取下列哪项措施（　　）

A. 播放音乐　　　　　B. 热敷　　　　　C. 局部按摩　　　　　D. 玩玩具

7. 小儿输液时的滴速一般为（　　）

A. 20～40 滴／分钟　　　　　　B. 10～20 滴／分钟

C. 30～50 滴／分钟　　　　　　D. 40～60 滴／分钟

8. 使用糖皮质激素类药物的副作用不包括（　　）

A. 血压增高　　　　　　B. 库欣综合征

C. 降低免疫力　　　　　　D. 身体消瘦

9. 小儿最常用的给药方法是（　　）

A. 口服法　　　　　　B. 肌注法

C. 塞肛法　　　　　　D. 静脉给药法

10. 有关压疮评估，入院初始评估应在（　　）内完成。

A. 2 小时　　　　　B. 4 小时　　　　　C. 6 小时　　　　　D. 8 小时

参考答案：

　　1. C　2. D　3. B　4. A　5. D　6. B　7. A　8. D　9. A　10. D

| 第四章 |

小儿神经内科常见疾病护理

第一节　小儿神经内科疾病一般护理常规

一、病情观察

1. 生命体征

严密观察患儿心率、呼吸、血压、体温的变化，如高热时心率及呼吸加快；血压下降提示颅内感染；心率慢而血压高提示颅内压增高；呼吸慢而不规则提示脑部病变。

2. 意识

确定患儿的意识为清醒、烦躁、谵妄、嗜睡、意识模糊、昏睡、浅昏迷或深昏迷。

3. 瞳孔

观察患儿两侧瞳孔大小及对光反射情况。

4. 呕吐

颅内压增高时常有喷射性呕吐，应取头侧位以防止呕吐物反流误吸引起窒息。

5. 抽搐

观察患儿抽搐时临床表现、持续时间。

6. 囟门

观察患儿前囟有无隆起或凹陷。头围大小是否正常。

7. 肢体活动

观察患儿肢体活动情况、肌力等级，尤其是肢体障碍患儿，避免皮肤压疮发生。

二、一般护理

1. 保持病室安静，室内光线柔和，温湿度适宜；避免噪音，减少不必要的刺激；治疗、护理尽量集中进行。

2. 根据患儿疾病情况，轻者休息或卧床休息，危重或特殊情况者绝对卧床休息。颅内压高或意识障碍的患儿取头高足低位，头偏向一侧；抽搐患儿保持侧卧位或平卧位，头偏向一侧；瘫痪患儿四肢保持功能位。

3. 加强卧床患儿皮肤护理，防止压疮的发生。保持床单位平整、清洁；定时翻身，每日温水擦浴，按摩骨突处等受压部位，促进皮肤血液循环，增强皮肤抵抗力。

4. 做好基础护理，剪指甲、称体重，口腔护理、眼部护理、尿道口护理等。

5. 做好气道管理，保持气道通畅。呼吸肌麻痹者，及时清除呼吸道分泌物，定时翻身、拍背，必要时吸痰。备好气管插管或气管切开等物品，以备急用。

6. 观察药物使用的依从性、使用的不良反应及效果评价。

7. 指导患儿进食高热量、高蛋白、高维生素、易消化食物，如新鲜牛奶、鱼虾、新鲜蔬菜、水果等，忌饮浓茶、可乐、咖啡等兴奋性饮料。昏迷、意识障碍、吞咽困难的患儿，遵医嘱给予鼻饲流质饮食，必要时给予静脉营养。

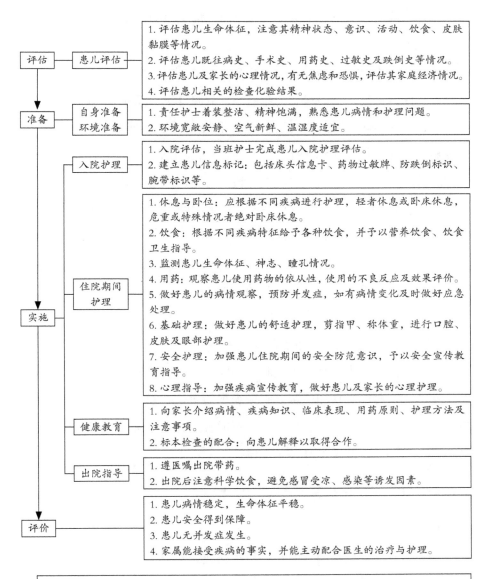

图 4-1　小儿神经系统疾病一般护理流程图

8. 加强患儿住院期间的安全防范意识，予以安全宣教指导。对于肢体功能障碍、癫痫、肌无力的患儿，应加强跌倒、坠床的防范，拉好床栏，必要时给予患儿佩戴保护器具。

9. 加强疾病宣传教育，做好患儿及家长的心理护理。关心、爱护患儿，鼓励其与同伴交流，帮助建立治疗信心，克服自卑、孤独等心理障碍。

10. 保持瘫痪肢体关节功能位，病情稳定后进行神经康复综合治疗。根据病情按床上被动运动→床上主动运动→床边活动→下床活动的次序进行，运动的幅度由小到大、由大关节到小关节，强度适中。

11. 合理安排患儿的生活和学习，保证充足的睡眠和休息，保持心情舒畅，避免情绪紧张、感染、疲劳等。

第二节　癫痫

癫痫（epilepsy，EP）即俗称的"羊角风"或"羊癫风"，是多种原因引起的脑部慢性疾患，是由于大脑神经元异常过度或同步化的放电所导致的突发性、暂时性脑功能失常。临床表现为意识、运动、感觉、精神或自主神经运动障碍。多数癫痫患儿在儿童期发病，据我国最新流行病学资料显示，小儿癫痫的患病率为 3‰～ 6‰。

一、病因及发病机制

1. 病因

癫痫不是独立的疾病，而是一组疾病或综合征，引起癫痫的病因非常复杂，通常根据不同病因可将癫痫分为三大类：

（1）特发性癫痫（idiopathic epilepsy）：又称原发性癫痫。病因不明，未发现脑部存在足以引起癫痫发作的结构性损伤或功能异常，与遗传因素密切相关。多在儿童期或青年期首次发病，具有特征性临床及脑电图表现，药物治疗效果较好。

（2）症状性癫痫（symptomatic epilepsy）：又称继发性癫痫。由各种明确的中枢神经系统结构损伤或功能异常引起，如颅脑产伤、脑炎和脑膜炎、脑外伤等全身性疾病。各年龄段均可发病，药物治疗效果差。

（3）隐源性癫痫（cryptogenic epilepsy）：临床表现提示为症状性癫痫，但目前的检查手段未能发现明确的病因。

2. 发病机制

迄今为止癫痫的发病机制未完全明了。神经系统具有复杂的调节兴奋和抑制的机制，通过反馈活动，使任何一组神经元的放电频率不会过高，也不会无限制地影响其他部位，以维持神经细胞膜电位的稳定。不论是何种原因引起的癫痫，其电生理改变是一致的，即发作时大脑神经元出现异常的、过度的同步性放电。其原因为兴奋过程的过盛、抑制过程的衰减和（或）神经膜本身的变化。脑内最重要的兴奋性递质为谷氨酸和天门冬氨酸，其作用是使钠离子和钙离子进入神经元，发作前，病灶中这两种递质显著增加。不同类型癫痫的发作机制可能与异常放电的传播有关：异常放电被局限于某一脑区，表现为局灶性发作；异常放电波及双侧脑部则出现全面性发作；异常放电在边缘系统扩散，引起复杂局灶性发作；异常放电传至丘脑神经元被抑制，则出现失神发作。

二、临床表现

癫痫临床表现多种多样，但都具有发作性、短暂性、重复性、刻板性等共同特征。2017 年国际抗癫痫联盟（ILAE）发布了新的癫痫分类系统，在原来的基础上进行了部分修改，从病因、临床表现、脑电图等多方面考虑。根据异常放电神经元的位置及异常放电波及的范围的差异将癫痫发作分为局灶性发作和全面性发作。

1. 局灶性发作

是指源于大脑半球局部神经元的异常放电，临床表现仅限于放电对侧的身体或某一部位。包括单纯局灶性发作、复杂局灶性发作、局灶性继发全面性发作三类。

（1）单纯局灶性发作：发作中无意识和知觉损害。

①运动性发作：最常见。表现为肢体局部的抽搐，如一侧眼睑、口角、手指或足趾，也可涉及整个一侧面部或一侧肢体远端。

②感觉性发作：包括躯体感觉异常和特殊感觉异常。表现为针刺感、麻木感或本体和空间知觉异常；幻听、幻视、发作味觉异常等。

③自主神经性发作：多为其他发作形式的先兆或伴发症状，如头痛、腹部不适、呕吐、肠鸣、面色苍白或潮红、竖毛或大小便失禁等。

④精神症状性发作：多见于复杂局灶性发作过程中。表现为恐惧、暴怒、陌生感、视物变大或变小、人格解体感等幻觉或错觉。

（2）复杂局灶性发作：有不同程度的意识障碍及各种精神症状或特殊感觉症状，常伴反复刻板的自动症，如咀嚼、吞咽、解衣扣、摸索行为或自言自语等。多起源于颞区或额颞区。

（3）局灶性发作继发全面性发作：单纯局灶性发作可发展为复杂局灶性发作，然后继发全面性发作；单纯局灶性发作或复杂局灶性发作均可泛化为全面性强直阵挛发作。

2. 全面性发作

最初的症状和脑电图提示发作起源于双侧大脑半球，发作时常伴有意识障碍，运动症状呈双侧性。

（1）全面强直阵挛发作：意识丧失、双侧强直后出现阵挛是此型发作的主要临床特征。可由局灶性发作演变而来，也可一起病即表现为全面强直阵挛发作。早期出现意识丧失、跌倒，随后的发作分为3期：

①强直期：表现为全身骨骼肌强直性收缩伴呼吸暂停、发绀和双眼上翻。

②阵挛期：强直症状持续 10 ～ 20 秒钟后出现较长时间反复的阵挛，即全身反复、节律性抽动，并伴呼吸停止、血压升高、瞳孔散大、唾液和其他分泌物增多。持续约 30 秒或更长时间逐渐停止。

③发作后昏睡期：发作后昏睡，醒后患儿出现头痛、乏力、全身酸痛、嗜睡等现象。

（2）失神发作：分典型和不典型失神发作。

①典型失神发作：表现为突然短暂的（5 ～ 10 秒）意识丧失和正在进行的动作中断，双眼茫然凝视，呼之不应，可伴简单自动性动作，如擦鼻、咀嚼、吞咽等，或伴失张力，如手中持物坠落或轻微阵挛，发作后立即清醒，可继续先前活动，醒后不能回忆。

②不典型失神：除意识丧失外，常伴肌张力降低，偶有肌阵挛。

（3）肌阵挛发作：表现为快速、短暂、触电样肌肉收缩，可遍及全身，也可限于某个肌群或某个肢体，常成簇发生，声、光等刺激可诱发。如突然点头、身体前倾等，严重者可导致其跌倒。

（4）失张力发作：由姿势性张力丧失所致。局灶或全身肌肉张力突然降低导致垂颈（点头）、张口、肢体下垂（持物坠落）或躯干失张力跌倒或猝倒发作持续数秒至 1 分钟，时间短者意识障碍可不明显，发作后立即清醒和站起。

（5）痴笑发作：没有诱因的、刻板的、反复发作的痴笑，常伴有其他癫痫表现。痴笑是这种发作的主要特点，也可以哭为主要临床表现。抗癫痫药物对痴笑发作无效，但对于相伴随的其他形式的癫痫发作有改善作用。

3.癫痫持续状态

癫痫持续状态（status epilepticus，SE）是指癫痫 1 次发作持续 30 分钟以上，或反复发作，间歇期意识不能完全恢复达 30 分钟以上者，称为癫痫持续状态。因其大多数发作不能自行缓解，需紧急治疗而成为小儿神经科常见的危重症之一。癫痫持续状态常伴有不同程度的意识、运动功能障碍，因高热、循环衰竭或神经元兴奋毒性损伤导致不可逆的脑损伤和严重的生理功能紊乱，其致残率和病死率很高。

三、辅助检查

1. 脑电图（EEG）检查：脑电图是诊断癫痫和确定发作类型的重要辅助检查，还可为癫痫手术提供术前定位。

2. 神经影像学检查：包括 CT 和 MRI，可确定脑结构异常或病变，特别是冠状位和海马体积测量能较好地显示海马病变。

3. 血液检查：血常规、血糖、血寄生虫（如肺吸虫、血吸虫、囊虫等）检查，分别可了解有无贫血、低血糖和脑寄生虫病。

4. 数字剪影血管造影术：可发现颅内血管畸形和动脉瘤、血管狭窄或闭塞，以及颅内占位性病变等。

5. 神经生化的检查：目前已经应用的离子特异电极和微透析探针，可以放置在脑内癫痫区域，测量癫痫发作前、发作时和发作后的某些生化改变。

6. 神经病理检查：是手术切除癫痫病灶的病理检查，可以确定癫痫病因是由脑瘤瘢痕、硬化炎症、血管畸形、发育异常或其他异常引起。

7. 神经心理检查：此项检查可以评估患儿认知功能的障碍，可以判断癫痫病灶或区域在大脑的哪一侧。

四、治疗原则

癫痫治疗包括非手术治疗和手术治疗。

（一）非手术治疗

1. 病因治疗

有明确病因者首先进行病因治疗，如治疗寄生虫感染、纠正低血糖、低血钙等。

2.生酮饮食治疗

生酮饮食是目前治疗儿童难治性癫痫的重要方法之一。生酮饮食治疗方法详见附录三。

3.药物治疗

合理使用抗癫痫药物治疗是目前治疗癫痫最主要的方法。药物治疗达到三个目的：控制发作或最大限度地减少发作次数；长期治疗无明显不良反应；使患儿保持或恢复其原有的生理、心理和社会功能状态。抗癫痫药物治疗的一般原则如下：

（1）确定是否用药

一般而言，除非患儿脑中有明确的病灶，或特殊原因引起的癫痫，绝大部分癫痫患儿都是首选药物治疗。但并不是所有患儿诊断癫痫就必须马上用药，有一些良性的癫痫，发作稀少，可以暂时不用药，这需要神经专科医师根据患儿具体情况来确定。

（2）正确选择药物

根据癫痫发作类型、癫痫及癫痫综合征类型选择用药。70%～80%新诊断癫痫患儿可以通过服用一种抗癫痫药物控制癫痫发作，所以治疗初始的药物选择非常关键，可以增加治疗成功的可能性；如选药不当，不仅治疗无效，而且还会导致癫痫发作加重。

（3）药物的用法

用药方法取决于药物代谢特点、作用原理及不良反应出现规律等，因而差异很大。从药代动力学角度，剂量与血药浓度关系有三种方式，代表性药物分别为苯妥英钠、丙戊酸钠和卡马西平。

（4）尽可能单一药物治疗

抗癫痫药物治疗的基本原则是尽可能单一药物治疗，单一药物治疗只要选择合理、用量得当、规律用药，可使70%～80%的癫痫患儿病情获得有效控制。单一药物治疗应从小剂量开始，缓慢增量至最大程度地控制癫痫发作而无不良反应或不良反应较轻，即为最低有效剂量。服药期间按时监测血药浓度以指导用药，减少用药过程中的盲目性。

（5）合理的联合治疗

尽管单一药物治疗有着明显的优势，但是约20%的患儿在单一药物治疗后仍不能控制发作，此时应该考虑合理联合治疗。合理的多药联合治疗即"在最小程度增加不良反应的前提下，获得最大程度的发作控制"。

（6）增减药物、换药及停药原则

①增减药物：增药可适当地快，减药一定要慢，必须逐一增减，以利于确切评估效果和毒副作用。

②服用抗癫痫药物控制发作后必须坚持长期服用，除非出现严重的不良反应，不宜随意减量或停药，以免诱发癫痫持续状态。

③换药：如果一种一线药物已达到最大可耐受剂量仍然不能控制发作，可加用另一种一线或二线药物，至发作控制或达到最大可耐受剂量后逐渐减掉原有的药物，转换为单药，换药期间应有5～7天的过渡期。

④停药：应遵循缓慢和逐渐减量的原则，一般来说，全面强直－阵挛性发作、强直性发作、阵挛性发作完全控制4～5年后，失神发作停止半年后可考虑停药，但停药前应有缓慢减量的过程，一般不少于1～1.5年，无发作者方可停药。有一些特殊癫痫综合征者可能需要长期甚至终身服药。

（二）手术治疗

手术治疗适用于有明确局部致病灶的症状部分性癫痫，在充分进行术前评估的前提下实施手术治疗，常用手术方法包括颞叶病灶切除术、病变半球切除术等，可完全治愈或不同程度地改善癫痫症状。但伴有进行性大脑疾病、严重精神智能障碍等患儿禁忌手术治疗。

五、常见护理问题

1. 有窒息的危险：与癫痫发作时患儿意识丧失、喉头痉挛、口腔和支气管分泌物增多有关。

2. 有受伤的危险：与癫痫发作时患儿突然意识丧失或精神失常、判断障碍有关。

3. 气体交换受损：与癫痫持续状态、喉头痉挛所致呼吸困难或肺部感染有关。

4. 焦虑：与家长缺乏癫痫疾病相关知识及担心疾病预后有关。

5. 潜在并发症：脑水肿、酸中毒或水电解质失衡。

六、护理措施

1. 一般护理

（1）休息与活动：保持病房良好秩序，给患儿创造安静、舒适的环境，避免不良刺激；患儿各项治疗和护理工作要集中进行；保证患儿充足的睡眠和休息，避免过度兴奋和疲劳。

（2）饮食：合理安排饮食，营养全面均衡，定时定量，不要暴饮暴食；忌辛辣等刺激性食物，不喝咖啡、浓茶等兴奋性饮料。难治性癫痫患儿可给予生酮饮食治疗，使用前应先咨询专业的营养师。

（3）预防感染：病室定时开窗通风；严格限制探视人数；与感染患儿分室居住，防止交叉感染。

（4）评估患儿的癫痫发作情况，提前备好吸氧及吸痰装置，必要时建立静脉通路。

2. 病情观察

（1）观察患儿生命体征：对于有高热惊厥史的患儿应注意观察体温的变化，以防发热诱发癫痫发作；观察患儿有无缺氧症，注意患儿有无呼吸急促、面色青紫、口唇及甲床发绀等症状，必要时予低流量吸氧；注意观察患儿瞳孔大小、对光反射及神志改变。

（2）观察患儿癫痫发作状态：发作时伴随症状、持续时间。

（3）观察患儿经抗癫痫治疗后，癫痫发作、智力和运动发育等情况的转归。

3. 用药护理

有效的抗癫痫药物治疗可使 80% 的患儿发作得到控制。告知患儿及家属抗癫痫药物治疗的原则，指导患儿家属掌握药物疗效及不良反应的观察，遵医嘱坚持长期正确服药。

（1）服药原则与注意事项根据发作类型选择药物：为了预防两种或多种用药所致慢性中毒而使发作加重，应坚持单一药物治疗；药物一般从小剂量开始，逐渐加量，以尽可能控制发作，又不致引起毒性反应的最小有效剂量为宜；严格按照医嘱用药，间断不规则服药不利于癫痫控制，且易导致癫痫持续状态发生。应根据患儿的年龄、全身情况、耐受性及经济情况，给予个体化治疗和长期监控。

（2）药物不良反应的观察与处理：大多数抗癫痫药物都有不同程度的不良反应，应用抗癫痫药物前应检查肝肾功能和血、尿常规，用药后还需每月监测血、尿常规，每季度监测肝肾功能，至少持续半年。不良反应包括特异性、剂量相关性、慢性及致畸性。以剂量相关性不良反应最常见，通常发生于用药初始或增量时，与血药浓度有关。多数常见的不良反应为短暂性的，缓慢减量即可明显减少。多数抗癫痫药物为碱性，饭后服药可减轻胃肠道反应。较大剂量于睡前服用可减少白天镇静作用。

4. 癫痫发作时的护理

（1）保证患儿安全：告知患儿及家属有前驱症状时立即让患儿去枕平卧，头偏向一侧，以免口鼻腔分泌物或呕吐物流入气管内而引起窒息。不可用力按压患儿抽搐肢体，以防骨折和脱臼；将压舌板或纱布、手绢、小布卷等置于患儿口腔一侧上下臼齿之间，防止舌、口唇部咬伤；用棉垫或软垫对易擦伤的关节加以保护；同时呼叫旁人立即通知医生。癫痫持续状态、极度躁动或发作停止后意识恢复过程中有短时躁动的患儿，应由专人

174

守护，加保护性床档，必要时用约束带适当约束其肢体。

（2）保持呼吸道通畅：取侧卧位或平卧头侧位，下颌稍向前；解开衣领，及时清理口腔分泌物，必要时用舌钳将舌拖出，防止舌后坠阻塞呼吸道，以利呼吸道通畅；根据患儿情况给予吸痰，防止误吸致窒息；牙关紧闭时，不应强行撬开；观察患儿有无口唇发绀，必要时给予低流量吸氧；对癫痫持续状态者插胃管鼻饲，防止误吸；必要时备好床旁吸引器和气管插管用物。

（3）观察病情变化：注意患儿神志、瞳孔、呼吸、脉搏及面色变化，记录患儿发作的时间、表现形式、持续时间。

（4）如癫痫发作不缓解，应立即建立静脉通路，及时准确应用镇静止惊药物，如静脉注射地西泮时，应剂量准确、缓慢推注，推注速度小于 1mg/min，同时注意患儿的呼吸变化；使用脱水药物时，应快速静脉滴入，防止脑水肿引起脑疝。

（5）癫痫发作停止后，应让患儿充分休息，以恢复体力，减轻不适。

5. 心理护理

在护理患儿过程中，应给予患儿及家属充分的关心、理解、尊重。重视家属的心理帮助及支持，让家属认识到癫痫是一种可以治疗的疾病，通过系统正规的治疗，80%～90% 的患儿可完全控制发作，且能与正常人一样生活、学习和工作，以改变其对癫痫的不正确态度、消除无知和误解，减轻家属及患儿的心理负担。鼓励患儿参加社会活动，增强自我意识及独立能力、扩大兴趣范围、培养乐观情绪、改善人际关系，促进患儿的身心健康。

6. 健康教育

（1）向家属进行疾病知识的普及，介绍患儿目前的病情及治疗。

（2）指导家属合理安排患儿生活，培养良好的生活习惯，保证充足的睡眠和休息。精神要愉悦、情绪要稳定，消除癫痫诱发因素。适度参加体育活动，对学龄儿童应与学校老师取得联系，得到老师与同学的配合，避免刺激、强度大的运动，如竞技运动、军训等。外出旅游时应随身携带足量的抗癫痫药，并坚持服药。在癫痫未控制前，不宜去危险的场所，不要独自游泳、骑车、登高等。

（3）预防感染，不去人口密集的地方，积极锻炼身体，增强免疫力。癫痫患儿出现高热应及时就诊，进行相应的治疗及处理。

（4）饮食均衡，定时定量。注意合理配餐，保证营养供应。抗癫痫药能引起维生素 K、叶酸、维生素 D、钙和镁等物质的缺乏，平时应多进食含有这些物质的食物。要避免暴饮暴食，忌辛辣刺激性食物，尽量不饮含兴奋剂的饮料，如茶、咖啡等。

（5）坚持服药、按时服药，是癫痫治愈和好转的关键。要做好家属及患儿的思想工作，使其对服药有正确的认识，自觉坚持服用药物。同时，在服药期间，要定期复查，监测血象、肝肾功能、血药浓度等，防止药物不良反应的发生。同时应让家属掌握药品的切分、保管方法等知识，以达到药量准确，提高药物疗效。

（6）告知家属癫痫发作时的紧急处理方法。

七、小结

大多数癫痫儿童的智力与正常人一样，只有少数癫痫儿童智力低于正常人。孩子经过治疗后，如果发作很快得到了控制或减轻，智力发育也会得到改善。不同类型癫痫对智力的影响也不同，特发性癫痫如失神癫痫、儿童良性、部分性癫痫往往对患儿智力没什么影响。婴儿痉挛症这种类型的癫痫患儿90%以上有智力障碍。发作的频率对智力也有一定的影响，发作越频繁，智力低下的发生率越大。因此，早期正规的治疗，对患儿的康复至关重要。

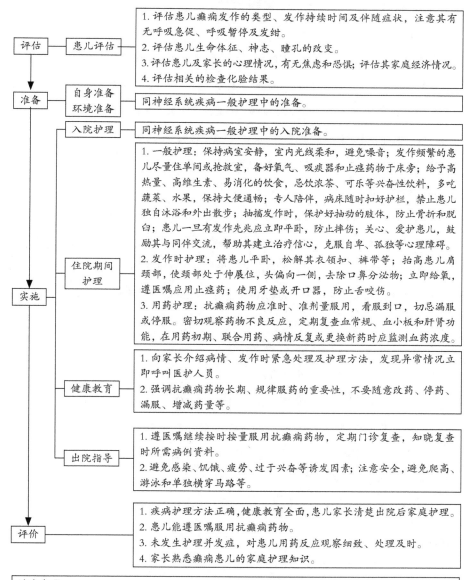

评估	患儿评估	1. 评估患儿癫痫发作的类型、发作持续时间及伴随症状，注意其有无呼吸急促、呼吸暂停及发绀。 2. 评估患儿生命体征、神志、瞳孔的改变。 3. 评估患儿及家长的心理情况，有无焦虑和恐惧；评估其家庭经济情况。 4. 评估相关的检查化验结果。
准备	自身准备 环境准备	同神经系统疾病一般护理中的准备。
	入院护理	同神经系统疾病一般护理中的入院准备。
实施	住院期间护理	1. 一般护理：保持病室安静，室内光线柔和、避免噪音；发作频繁的患儿尽量住单间或抢救室，备好氧气、吸痰器和止痉药物于床旁；给予高热量、高维生素、易消化的饮食，忌饮浓茶、可乐等兴奋性饮料，多吃蔬菜、水果，保持大便通畅；专人陪伴，病床随时扣好护栏，禁止患儿独自沐浴和外出散步；抽搐发作时，保护好抽动的肢体，防止骨折和脱臼；患儿一旦有发作先兆应立即平卧，防止摔伤；关心、爱护患儿，鼓励其与同伴交流，帮助其建立治疗信心，克服自卑、孤独等心理障碍。 2. 发作时护理：将患儿平卧，松解其衣领扣、裤带等；抬高患儿肩颈部，使颈部处于伸展位，头偏向一侧，去除口鼻分泌物；立即给氧，遵医嘱应用止痉药；使用牙垫或开口器，防止舌咬伤。 3. 用药护理：抗癫痫药物应准时、准剂量服用，看服到口，切忌漏服或停服。密切观察药物不良反应，定期复查血常规、血小板和肝肾功能，在用药初期、联合用药、病情反复或更换新药时应监测血药浓度。
	健康教育	1. 向家长介绍病情、发作时紧急处理及护理方法，发现异常情况立即呼叫医护人员。 2. 强调抗癫痫药物长期、规律服药的重要性，不要随意改药、停药、漏服、增减药量等。
	出院指导	1. 遵医嘱继续按时按量服用抗癫痫药物，定期门诊复查，知晓复查时所需病例资料。 2. 避免感染、饥饿、疲劳、过于兴奋等诱发因素；注意安全，避免爬高、游泳和单独横穿马路等。
评价		1. 疾病护理方法正确，健康教育全面，患儿家长清楚出院后家庭护理。 2. 患儿能遵医嘱服用抗癫痫药物。 3. 未发生护理并发症，对患儿用药反应观察细致、处理及时。 4. 家长熟悉癫痫患儿的家庭护理知识。

注意事项：

1. 按时、规律服药，定期门诊随访，家长知晓疾病长程管理的重要性。

2. 合理安排患儿的生活和学习，保证充足的睡眠和休息；保持心情舒畅，避免情绪紧张、感染、饥饿、过饱、疲劳等诱因。

3. 癫痫患儿外出时应随身携带病历卡，病历卡中应写有家长的联系方法及患儿用药情况。

图4-2 癫痫患儿护理流程图

案例分析

一、病史介绍

患儿，女，9岁8月，2月前于睡眠中出现抽搐1次，表现为：呼之不应、牙关紧闭、磨牙、口吐白沫、四肢屈曲、伴抖动，持续1～2分钟，缓解后患儿疲惫入睡，清醒后患儿无异常，患儿无发热、腹泻、呕吐。昨日患儿再次于入睡后出现抽搐，表现同前，患儿睡眠中偶有磨牙，伴口吐白沫。入院体查：T：36.6，HR：96次／分，R：23次／分，神志清醒，精神反应可，食纳可，睡眠中前额喜出汗，大小便正常。

二、辅助检查

1. 血液检查：血常规：白细胞计数（WBC）：7.54×10⁹/L；血小板总数（PLT）：410.00×10⁹/L；红细胞计数（RBC）：4.64×10¹²/L；血红蛋白（HGB）：132.00g/L；中性粒细胞比值（NE）：0.469；淋巴细胞比值（LY）：0.397。电解质：磷（P）：1.40mmol/L，余正常；肝肾功能未见异常；葡萄糖（GLU）：3.75mmol/L；同型半胱氨酸（HCY）：7.10μmol/L；乳酸（LACT）：3.49mmol/L。血氨、铜蓝蛋白、血铅未见异常，乙肝五项均呈阴性。

2. 胸片：双肺未见明显主质性病变。

3. 心电图：①窦性心律（安静）②心电轴轻度右偏。

4. 腹部彩超：肝右前叶强光团：钙化灶？腹腔淋巴结稍大，腹腔胀气。

5. 脑电图：示异常小儿脑电图。①左侧中颞区多量δ节律活动；②中央、顶、中后颞区尖波、尖慢波大量发放。

6. 头颅MRI：①头颅MRI平扫未见明显异常；②右侧蝶窦炎。

思考题：

1. 该患儿可能的临床诊断是什么？依据有哪些？

2. 患儿服用抗癫痫药物时应注意什么？

3. 该患儿是否可以正常上学？

第三节　热性惊厥

热性惊厥（febrile seizures，FS）是小儿惊厥中常见的病因，主要由感染性疾病引起的发热所诱发，其中以呼吸道感染最常见。当体温高于38℃，突然发生的惊厥，排除颅内感染和其他导致惊厥的器质性或代谢性异常，即可诊断。热性惊厥发病年龄多为6个月～5岁之间，患病率为2%～5%，预后较好，但复发率较高，患儿首次出现热性惊厥后29%～55%可再次发生热性惊厥。

一、病因及发病机制

1. 病因

高热惊厥的发病原因尚不完全清楚，最常见的已知危险因素包括：年龄、高热、病毒感染、近期疫苗接种和热性惊厥家族史。遗传因素是惊厥的倾向，发热是惊厥的条件，感染是引起发热的原因，和年龄有关的发育阶段是惊厥的内在基础。三大相关因素有：

（1）未成熟脑：髓鞘形成的过程，过多神经元消亡，突触间联系不完善。

（2）发热：以病毒感染最多见。70%以上惊厥发作与上呼吸道感染有关，其他伴发于出疹性疾病、中耳炎、下呼吸道感染以及疫苗接种或非感染性疾病。发热为诱发因素。

（3）遗传易感性：患儿常有热性惊厥家族史，对若干大的家系连锁分析提示常染色体显性遗传伴不同外显率的可能性，基因位点在19p和8q13～21。

2. 发病机制

婴幼儿大脑皮层发育未完善，因而分析、鉴别及抑制功能较差；神经纤维外面的包裹层医学上称为"髓鞘"的局灶还未形成，绝缘和保护作用差，较弱刺激即能在大脑皮质形成强烈兴奋灶，使神经细胞突然异常放电并迅速扩散引发惊厥；免疫功能低下，容易感染诱发惊厥；血脑屏障功能差，各种毒素和微生物容易进入脑组织；某些特殊疾病如产伤、脑发育缺陷和先天性代谢异常等是造成婴幼儿期惊厥发生率高的原因。

二、临床表现

热性惊厥主要表现为突然发作全身性或局限性肌群强直性和阵挛性抽搐，多伴有意识障碍，持续时间短。惊厥常发生在病初体温骤然升高阶段，发作前可伴有咳嗽、咳痰、发热等呼吸道症状或其他感染症状。常分为两型：单纯性热性惊厥和复杂性热性惊厥。

1. 单纯性热性惊厥

单纯性热性惊厥呈全身性发作，持续数 10 秒至数分钟，极少超过 10 分钟。且 24 小时内不复发，预后良好。最常见的发作类型为全面强直 – 阵挛性发作，但也可见失张力发作和强直发作。面肌和呼吸肌通常受累。

单纯性热性惊厥发作后患儿通常迅速恢复至基线状态。与无热惊厥类似，发作后期可存在意识模糊或易激惹及嗜睡。长时间嗜睡在单纯性热性惊厥中并不常见，若存在该表现，应考虑其他病因（如脑膜炎、脑结构病变）或发作持续的可能。同样，双眼持续睁开并偏斜是发作持续的重要临床特征。

2. 复杂性热性惊厥

复杂性热性惊厥是指局灶性发作，持续时间较长可达 15～30 分钟，或在 24 小时内反复发作，可引起脑缺氧、脑水肿及脑器质性损害，严重者可导致死亡或留有轻重不等的后遗症。初始表现为单纯性热性惊厥的患儿随后可能发生复杂性热性惊厥，但大多数出现复杂性热性惊厥的患儿首次发作即为复杂性。但初始发作为复杂性热性惊厥并不一定意味着随后的所有发作均为复杂性。极少数情况下，热性惊厥发作后会出现一过性轻偏瘫（todd's 麻痹），多见于复杂性或局灶性发作。

复杂性热性惊厥患儿的年龄通常更小，且更可能存在发育异常。在一项纳入 158 例 FFS 患儿的研究中，较长时间发作（＞ 10 分钟）的占比为18%，并且伴有发育迟滞及首次发作的年龄较小。单纯性热性惊厥和复杂性热性惊厥差异详见表 4-1。

表 4-1　单纯性热性惊厥和复杂性热性惊厥差异

差异　　类型	单纯性 FS	复杂性 FS
占 FS 的比例	70%	30%
起病年龄	6 个月至 5 岁	不定，可小于 6 个月或大于 6 岁
惊厥发作形式	全面性发作	局灶性或全面性发作
惊厥的时间	多短暂，小于 10 分钟	时间长，大于 10 分钟
发作次数	仅一次，偶有 2 次	24 小时内可反复多次
神经系统异常	阴性	可阳性
惊厥持续状态	少有	较常见

三、辅助检查

1. 实验室检查：完善血培养、血糖及电解质检查。研究表明：血清钠越低，惊厥复发的可能性越大。

2. 影像学检查：热性惊厥患儿的颅内病变发生率非常低。若患儿头异常大、神经系统检查持续异常（尤其是存在神经系统定位体征），或者有颅内压升高的症状体征，则需行紧急神经影像学检查（增强 CT 或 MRI）。

3. 腰椎穿刺检查：检查是否存在中枢神经系统感染，尤其是脑膜炎。

4. 脑电图：针对神经系统检查有异常者，惊厥发作时间较长或具有局灶性特征的患儿需完善脑电图。

四、治疗原则

维持生命体征，控制惊厥发作，治疗惊厥病因，预防惊厥复发。

1. 病因治疗

根据不同病因进行相应处理，如上呼吸道感染、支气管肺炎、肠道炎症、病毒疹等。

2. 急性发作期的治疗

大多数单纯性热性惊厥呈短暂的单次发作，持续时间一般为 1～3 分钟，不必急于止惊药物治疗。应保持气道通畅、监测生命体征、保证正常心肺功能，必要时吸氧，建立静脉通路。若惊厥发作持续＞5 分钟，则需要尽快使用药物止惊。常用药物有：

（1）苯二氮䓬类：控制惊厥的首选药。常用地西泮及咪达唑仑，地西泮每次 0.3～0.5mg/kg 静脉注射，5 岁以内患儿最大限用量为 5mg，5 岁以上患儿最大限用量为 10mg。小儿静脉注射速度宜慢，不超过每分钟 1mg。必要时 15～30 分钟后可重复应用。过量可致呼吸抑制、血压降低。

（2）苯巴比妥：一般首次剂量为 5～10mg/kg，肌内注射，由于作用起效时间长，大多在 20～60 分钟见效。如对于 1 次热程中有多次惊厥的患儿可在 24h 内剂量达到 15～20mg/kg 的饱和量（12h 后给予剩余剂量），根据病情以后可维持 3～5mg/（kg·次）剂量，以防止再次发作。

（3）10% 水合氯醛：每次 0.5mL/kg（50mg/kg），配制成 3%～5% 的溶液保留灌肠或鼻饲。原有消化性溃疡或胃肠炎患儿慎用或禁用。

3. 间歇性药物预防治疗指征

（1）短时间内频繁惊厥发作（6 个月内＞3 次或 1 年内＞4 次）。

（2）发生惊厥持续状态，需止惊药物治疗才能终止发作。在发热性疾病初期间断足剂量口服地西泮、氯硝西泮或水合氯醛灌肠，大多可有效防止惊厥发生。有报道抗癫痫药物左乙拉西坦间歇性用药可预防热性惊厥复发。

4. 长期药物预防治疗

单纯性热性惊厥远期预后良好，不推荐长期抗癫痫药物治疗。热性惊厥持续状态、复杂性热性惊厥等具有复发性或存在继发癫痫高风险的患儿，可考虑长期抗癫痫治疗。用药前应和监护人充分沟通，告知可能的疗效和不良反应。虽然研究证实长期口服苯巴比妥与丙戊酸钠对防止热性惊厥复发有效，但临床应权衡利弊。

5. 对症治疗

（1）高热者予降温，维持内环境稳定。

（2）昏迷或惊厥持续状态患儿，保持呼吸道通畅，防止窒息；静脉注射甘露醇及呋塞米，以减轻脑水肿、降低颅内压力。

五、常见护理问题

1. 体温过高：与感染有关。

2. 急性意识障碍：与惊厥发作有关。

3. 有窒息的危险：与惊厥发作、呼吸道堵塞有关。

4. 有受伤的危险：与抽搐、意识障碍有关。

5. 恐惧、焦虑：与家长缺乏惊厥的急救护理及预防知识有关。

六、护理措施

1. 一般护理

同癫痫的一般护理。

2. 发热的护理

病房开窗通风，保持病室的温度在18℃～22℃，湿度50%～60%。衣被不可过厚，以免影响机体散热。鼓励患儿多饮水，体温低于38.5℃时，给予物理降温（头枕冰袋、温水擦浴），超过38.5℃给予药物降温（对乙酰氨基酚、布洛芬混悬液等），每4小时测体温1次，记录并随时注意有无新的症状或体征出现，以防惊厥发生或体温骤降。退热出汗时及时更换衣物，保持皮肤、床单、被套的干燥清洁。

3. 惊厥发作时的护理

惊厥发作时应就地抢救，立即让患儿平卧，头偏向一侧，在头下放一些柔软的物品。解开衣领，松解衣服，清除患儿口鼻腔分泌物、呕吐物等，使气道通畅。必要时将舌轻轻向外牵拉，防止舌后坠阻塞呼吸道造成呼吸不畅。备好急救用品，如开口器、吸痰器、气管插管用具等。按医嘱给氧及止惊药物，观察并记录患儿用药后的反应。

4. 预防外伤

惊厥发作时，将柔软的棉质物放在患儿手中和腋下，防止皮肤摩擦受损。床边设置床栏，防止坠床；在床栏杆处放置棉垫，防止患儿抽搐时碰到栏杆，同时将床上硬物移开。若患儿发作时倒在地上应就地抢救，移开可能伤害患儿的物品。勿强力按压或牵拉患儿肢体，以免骨折或脱臼。对有可能发生惊厥的患儿要有专人守护，以防发作时受伤。

5. 密切观察病情变化

密切观察患儿体温、脉搏、呼吸、意识及瞳孔变化。高热时及时采取物理降温或药物降温，按医嘱给止惊药，以免惊厥时间过长，导致脑水肿或脑损伤。惊厥较重或时间较长者给予吸氧。

6. 用药护理

惊厥发作时遵医嘱给予镇静剂，地西泮、咪达唑仑等静脉推注，应注意速度要慢，密切观察患儿呼吸情况，防止出现呼吸抑制。用药后卧床休息，防止跌倒坠床。

7. 健康教育

向家长解释惊厥的病因和诱因，指导家长掌握预防惊厥的措施。护理人员应及时做好宣教工作，向家长宣教高热惊厥的有关知识，说明小儿高热惊厥是可以预防的，指导家长在家中备好急救物品和药品；平时加强锻炼，以增强患儿的体质；按季节变化及时添加衣服，防止受凉，上呼吸道感染流行季节避免到人多的公共场所活动。

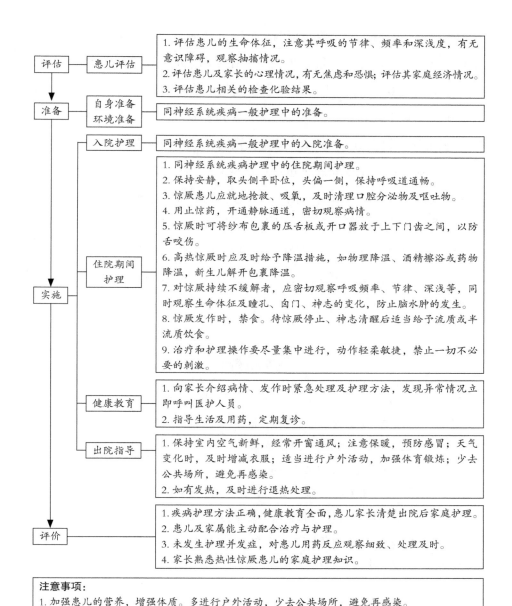

图 4-3　热性惊厥患儿护理流程图

七、小结

预防高热惊厥复发主要包括两个方面，第一，家长要督促儿童适当地锻炼、充分摄取营养，尽量减少或避免在婴幼儿时期患急性发热性疾病，如果患儿有发热征象，早期识别并积极使用退热药物或物理降温避免体温上升到38℃以上尤为重要。第二，家长要知晓病情，间歇或长期服用抗惊厥药物预防热性惊厥的复发。间歇短程预防性治疗包括在发热早期（体温在37.5℃时）及时使用安定（包括口服或直肠给药），同时及时退热及治疗原发病，体温降至正常后停止使用止痉药物。如果小孩为复杂性热性惊厥、频繁热性惊厥（每年在5次以上）或热性惊厥呈持续状态，使用间歇短程治疗无效时，可长期口服抗癫痫药物控制发作达到预防热性惊厥的目的，可选择苯巴比妥或丙戊酸钠药物，一般疗程持续到3～5岁，同时注意药物不良反应。

案例分析

一、病史介绍

患儿，女，1岁9月，因"发热3天，抽搐1次"入院，患儿3天前因受凉后出现发热（最高体温39.5℃）、流涕、咳嗽，在家自行予以"小儿氨酚黄那敏颗粒"口服治疗，体温仍反复，昨日15∶30患儿出现惊跳3次，未予重视，后出现抽搐，表现如下：呼之不应、头后仰、嘴唇发绀、流涎、四肢强直，持续约10分钟，予以按压人中后缓解，醒后哭闹不安，后疲惫入睡。门诊医生以"发热惊厥"收住院。入院体查：T∶38.3℃，P∶125次／分，R∶26次／分，咽部黏膜充血、红肿，扁桃体无肿大，神经系统体查呈阴性。患儿精神食纳欠佳，小便量稍少，大便正常。

二、辅助检查

1. 脑电图：背景节律无异常，全幅未见痫性波。

2. 头颅MRI＋磁共振脑功能成像：①脑部MRI平扫及脑功能成像未见明显异常；②双侧局灶筛窦炎。

3. 胸片：双肺纹理增多、增粗，未见明显斑片状影，双肺门不大，未见结节状影。

4. 腹部彩超：腹腔胀气。

5. 心电图：窦性心动过速。

6. 血常规：白细胞计数：7.92×10^9/L，中性粒细胞比值为 21.10，血红蛋白：117.00g/L，血小板总数：291.00×10^9/L。

7. 其他：降钙素原（PCT）：0.44ng/mL，血沉（魏氏法）：18mm/h，白介素 6：6.26pg/mL，C- 反应蛋白：0.89mg/L，EB 病毒抗体五项 + 手足口病毒 IGM 抗体阴性。

思考题：

1. 该患儿目前主要的护理问题是什么？

2. 患儿发热惊厥时应该怎么处理？

第四节　急性脊髓炎

急性脊髓炎（acute myelitis）是指各种感染后引起自身免疫反应所致的急性横贯性脊髓炎性病变，又称急性横贯性脊髓炎，是临床上最常见的一种脊髓炎。以病损平面以下肢体瘫痪、传导束性感觉障碍和尿便障碍为特征。任何年龄均可发病，多见于青壮年，无性别差异，以冬末春初或秋末冬初多发。

一、病因与发病机制

急性脊髓炎的确切病因及发病机制尚不清楚，目前多认为是各种感染或预防接种后所诱发的一种自身免疫性疾病。常以病毒感染作为前驱症状，但其脑脊液未检出病毒抗体，脊髓和脑脊液中未分离出病毒，推测可能与病毒感染后自身免疫反应有关，并非直接感染所致，为非感染性炎症性脊髓炎。

二、临床表现

脊髓症状出现前数天至数周常有呼吸道或消化道感染、疫苗接种史。急性起病，首发症状为先感觉肢体麻木或疼痛，数小时后出现肢体无力或直接以肢体无力起病。运动和感觉障碍多在 3 天内达高峰。少数患儿症状可很快达高峰。也有起病较缓，1 ～ 2 周症状达高峰者。约 1/2 患儿有发热，约 1/3 患儿有颈抗阳性。

1. 运动障碍

在急性起病初期，患儿肢体呈弛缓性瘫痪，腱反射消失，并不出现病理反射，称脊髓休克状态。由于在解剖上胸段脊髓较长，血供应较差，最易受损，因此临床上以两下肢截瘫最常见。如颈髓受损，则出现四肢瘫痪。脊髓休克期可以持续几周到数月；如继发肺部、尿路、皮肤等感染，休克期可延长。随休克期消退，肌张力和肌力逐渐恢复。脊髓损害较重的患儿，常在休克期后过渡为痉挛性瘫痪，出现肌张力逐渐增高、腱反射亢进、病理反射转为阳性。肌力恢复从肢体远端开始，1 ～ 3 周可有半数以上患儿恢复行走能力。

2. 感觉障碍

在运动障碍的同时，脊髓损害平面以下的痛、温、触觉和各种深感觉均消失。感觉消失区上缘常有感觉过敏带或束带感，是因后根受刺激所致。但小儿这种分界不太明显。年长儿能主诉者，仍可在仔细体检中察觉感觉缺失异常。一般感觉障碍恢复早于运动障碍，多数为 1 ～ 2 周，少数 3 ～ 4 周恢复正常。

3. 自主神经功能障碍

早期表现为尿潴留，急性起病的幼儿，有时以尿潴留为主诉症状。在脊髓休克期，因反射均消失，常呈膀胱过度充盈，有充溢性尿失禁。休克期后反射出现，膀胱开始有反射性收缩，出现间歇性尿失禁，但大多数轻、中度病例可在拔除导尿管后过渡到主动排尿。在脊髓休克期，由于不能活动故大便干结，随脊髓功能逐渐恢复，排便功能可逐渐恢复正常。

4. 其他表现

小儿在发生急性脊髓炎时，由于不能起床活动，机体本身的抵抗力较弱，容易继发感染，如肺炎、尿路感染、病程久时皮肤营养障碍（皮肤干燥、少汗或无汗、皮肤水肿、脱屑及指甲松脆）、皮肤感染，压疮形成等。上升性脊髓炎是急性脊髓炎的危重型，起病急骤，感觉障碍平面常于 1～2 天内甚至数小时内上升至高颈髓，如脊髓损害由下向上发展，可从下肢开始发展到四肢瘫痪，甚至呼吸肌瘫痪，出现吞咽困难、构音不清、呼吸肌麻痹而死亡。

三、辅助检查

1. 腰椎穿刺：脑脊液压力正常，外观无色透明，白细胞数及蛋白质含量正常或轻度增高，糖和氯化物正常。如脊髓水肿严重者，可出现蛛网膜下腔部分梗阻，脑脊液压力和蛋白质含量增高。

2. 血清：弓形体病（TORCH）、Lyme 抗体、梅毒血清抗体、HIV、囊虫补体结合试验、免疫学检测等。

3. 脊髓磁共振：能早期显示脊髓病变的部位、性质和范围，是诊断急性脊髓炎可靠的检查方法。

4. 头颅磁共振：评价是否存在脊髓以外的颅内病灶。

5. 椎管造影：了解有无其他脊髓病变和排除压迫性脊髓病。

6. 视觉诱发电位和脑干诱发电位：了解视通路和脑干病变。

7. 肌电图和神经传导速度：为下运动神经元及周围神经病变提供依据。

四、治疗原则

急性脊髓炎的治疗原则是尽可能减轻脊髓损害，促进脊髓功能恢复，积极防治并发症，最大限度提高患儿生活质量。

1. 一般治疗

防治并发症，促进功能恢复。

（1）高颈段脊髓炎有呼吸困难者应及时吸氧，保持呼吸道通畅，选用有效的抗生素控制感染，必要时行气管切开辅助呼吸。

（2）排尿困难者保留无菌导尿管，每隔 4～6 小时开放导尿管 1 次，训练膀胱的充盈和收缩，多喝水，防止尿路感染。当膀胱功能恢复，可不再导尿。

（3）保持皮肤清洁干燥，按时翻身、雾化、拍背、吸痰，受压部位可用气垫或水胶体敷料以防发生压疮。每 2 个小时更换体位 1 次，瘫痪肢体保持功能位。

2. 药物治疗

（1）皮质类固醇激素：急性期，应早期应用，以减轻脊髓炎症，防止蛛网膜粘连及抗休克作用。可采用大剂量甲泼尼龙琥珀酸钠短程冲击疗法，每日 1 次，连用 3～5 天，有可能控制病程进展，也可用注射用地塞米松磷酸钠。病情稳定后改用泼尼松片，口服 3～4 周，以后逐渐减量至停用。注意激素禁忌证和副作用。

（2）大剂量免疫球蛋白：每日用量可按 0.4g/kg 计算，静脉滴注，连用 3～5 天为一疗程。

（3）脱水剂应用：因脊髓急性炎症多伴水肿，故急性期可适当应用脱水剂如 20% 甘露醇，应用 4～6 天，以减轻脊髓水肿，改善脊髓血液循环，缓解髓内压力。

（4）神经营养药：B 族维生素有助于促进神经功能的恢复。神经节苷脂和神经生长因子亦能促进脊髓损害的修复。胞磷胆碱、肌苷、腺嘌呤核苷三磷酸（ATP）、辅酶 A 等也有应用。

（5）抗生素：根据病原学检查及药敏试验结果选用抗生素，及时治疗呼吸道和泌尿系统感染，以免加重病情；抗病毒可用阿昔洛韦、更昔洛韦等。

3. 康复治疗

主要是促进肢体功能的康复。早期进行瘫痪肢体的被动运动，配合推拿、按摩、理疗、针灸等；保持肢体功能位，防止肢体、关节挛缩畸形。当肌力开始部分恢复时，鼓励患儿进行肢体主动运动，促进肌力恢复。

4. 其他疗法

主要采用高压氧治疗：可提高血氧含量，改善病变脊髓的缺氧性损害，有利于病变组织的修复。

五、常见护理问题

1. 躯体活动障碍：与脊髓病变所致截瘫有关。

2. 体温过高：与疾病感染有关。

3. 尿潴留、尿失禁：与脊髓损害所致自主神经功能障碍有关。

4. 有皮肤破损的危险：与脊髓炎导致的截瘫及小便失禁有关。

5. 知识缺乏：与对本病的相关知识不了解及患儿家属知识文化水平有关。

6. 潜在并发症：压疮、肺部感染、尿路感染。

六、护理措施

1. 一般护理

做好日常生活护理，特别注意皮肤护理，急性期患儿应卧床休息。每2个小时更换体位1次，瘫痪肢体保持功能位。帮助患儿翻身、拍背、按摩、及时清理大小便，保持皮肤清洁干燥，防止发生压疮及继发其他感染。

2. 饮食护理

加强营养，多食瘦肉、豆制品、新鲜蔬菜、水果等高蛋白、高维生素饮食。保持大便通畅，多食酸性及纤维素丰富的食物，少食胀气食物。鼓励多饮水，每天至少1500mL以上，防止泌尿系统感染。使用糖皮质激素治疗过程中，多食高钾、低钠食物，如桃子、橙子、香蕉等，同时注意含钙食物的摄入和补充维生素D，以减轻激素的副作用。

3. 对症护理

（1）急性期患儿应卧床休息，肢体保持功能位，帮助患儿进行肢体的被动运动。每日用温水擦洗，促进血液循环和感知恢复，给患儿做知觉训练，用冷热水等刺激温度觉，用大头针刺激痛觉等。

（2）做好皮肤护理，保持会阴部干燥，预防压疮，做好"四勤"。如已发生压疮，应积极对症治疗。

（3）做好便秘、尿失禁、尿潴留的护理，按摩或热敷膀胱区，必要时行留置导尿，严格无菌操作，防止逆行性感染。观察尿液的颜色、性状和量，训练膀胱功能，每4小时开放尿管1次。鼓励患儿多喝水，防止尿路感染。

（4）注意保暖，避免受凉。

（5）抬高床头和经常拍背，勤做雾化，帮助吸痰。

4. 用药护理

药物治疗以糖皮质激素为主，包括维生素B族、免疫球蛋白、抗炎、抗病毒等治疗。告知患儿及家属药物可能出现的副作用，如满月脸、水牛背、水肿、低血钾、痤疮等。告知此药需要在医生的指导下酌情减量，不可自行停药或换药。可能诱发或加剧胃十二指肠溃疡，另外，药物使血管脆性增加，可能导致出血倾向，应注意观察患儿有无呕血、黑便、胃部不适等，如有发生应及时对症处理。

5. 心理护理

应善于观察患儿的心理反应，关心、体贴患儿，多与他们交谈，倾听他们的感受。加强患儿战胜疾病的信心，积极配合医生的治疗，保持乐观的生活态度。

6. 出院及康复指导

保持室内空气新鲜，经常开窗通风，注意保暖，预防感冒。天气变化时，及时增减衣服，适当进行户外活动，加强体育的锻炼，少去公共场所，避免感染。与患儿及家属共同制订康复训练计划，协助患儿做知觉训练，指导患儿早期进行肢体的被动与主动运动。遵医嘱按时服药，定期复查，如有发热、头痛、呕吐等立即就诊。

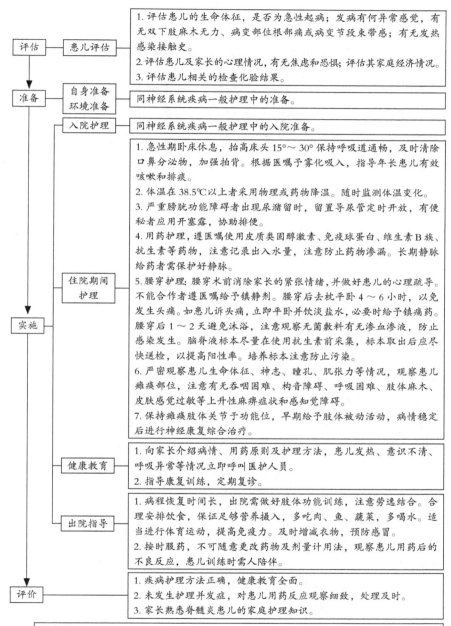

评估	患儿评估	1. 评估患儿的生命体征，是否为急性起病；发病有何异常感觉，有无双下肢麻木无力、病变部位根部痛或病变节段束带感；有无发热感染接触史。 2. 评估患儿及家长的心理情况，有无焦虑和恐惧；评估其家庭经济情况。 3. 评估患儿相关的检查化验结果。
准备	自身准备 环境准备	同神经系统疾病一般护理中的准备。
	入院护理	同神经系统疾病一般护理中的入院准备。
实施	住院期间护理	1. 急性期卧床休息，抬高床头15°～30°保持呼吸道通畅，及时清除口鼻分泌物，加强拍背。根据医嘱予雾化吸入，指导年长患儿有效咳嗽和排痰。 2. 体温在38.5℃以上者采用物理或药物降温。随时监测体温变化。 3. 严重膀胱功能障碍者出现尿潴留时，留置导尿管定时开放，有便秘者应用开塞露，协助排便。 4. 用药护理，遵医嘱使用皮质类固醇激素、免疫球蛋白、维生素B族、抗生素等药物，注意记录出入水量，注意防止药物渗漏。长期静脉给药者需保护好静脉。 5. 腰穿护理：腰穿术前消除家长的紧张情绪，并做好患儿的心理疏导。不能合作者遵医嘱给予镇静剂。腰穿后去枕平卧4～6小时，以免发生头痛。如患儿诉头痛，立即平卧并饮淡盐水，必要时给予镇痛药。腰穿后1～2天避免沐浴，注意观察无菌敷料有无渗血渗液，防止感染发生。脑脊液标本尽量在使用抗生素前采集，标本取出后应尽快送检，以提高阳性率。培养标本注意防止污染。 6. 严密观察患儿生命体征、神志、瞳孔、肌张力等情况，观察患儿瘫痪部位，注意有无吞咽困难、构音障碍、呼吸困难、肢体麻木、皮肤感觉过敏等上升性麻痹症状和感知觉障碍。 7. 保持瘫痪肢体关节于功能位，早期给予肢体被动活动，病情稳定后进行神经康复综合治疗。
	健康教育	1. 向家长介绍病情、用药原则及护理方法，患儿发热、意识不清、呼吸异常等情况立即呼叫医护人员。 2. 指导康复训练，定期复诊。
	出院指导	1. 病程恢复时间长，出院需做好肢体功能训练，注意劳逸结合。合理安排饮食，保证足够营养摄入，多吃肉、鱼、蔬菜，多喝水。适当进行体育运动，提高免疫力。及时增减衣物，预防感冒。 2. 按时服药，不可随意更改药物及剂量计用法，观察患儿用药后的不良反应，患儿训练时需人陪伴。
评价		1. 疾病护理方法正确，健康教育全面。 2. 未发生护理并发症，对患儿用药反应观察细致，处理及时。 3. 家长熟悉脊髓炎患儿的家庭护理知识。

注意事项：
1. 加强患儿的营养，增强体质。适当进行户外活动，少去公共场所，避免感染。
2. 季节变化时及时增减衣物，及时治疗上呼吸道感染。
3. 遵医嘱按时服药，出院后1个月复查；有发热、肢体感觉运动障碍、感染时，及时复诊。

图4-4　急性脊髓炎患儿护理流程图

七、小结

该病任何年龄均可发病,进展很快,甚至 1～2 天内即出现呼吸肌麻痹,因此应严密观察患儿病情变化、呼吸情况、肌力改变等。使瘫痪患儿体位舒适、勤翻身,维持肢体功能位;及时清理口鼻腔分泌物,保持呼吸道通畅;室内温度要适宜;摄入足够的能量及电解质,保证机体内环境的稳定。注意康复训练,配合针灸、理疗等,促进瘫痪肌群的肌力恢复。

案例分析

一、病例介绍

患儿男,12 岁 10 月,因"发热 1 天,头痛 6 天,双下肢麻木,排尿困难 1 天"入院。患儿于 9 天前无明显诱因下出现发热,治疗 1 天后体温平稳 2 天,6 天前患儿再次出现发热,伴有头痛、呕吐,一天前患儿出现双下肢麻木、排尿困难,予导尿。查体:T:38.7℃,HR:92 次/分,R:20 次/分,BP:117/78mmHg,神志清醒,精神尚可,呼吸平,颈强直。心肺腹检查无明显异常,留置导尿中,导尿管通畅固定,颈、腰部棘突轻度叩击痛,双上肢肌力、肌张力正常,双下肢肌力 2～3 级,肌张力稍增高,腰腹部及双下肢麻木,局灶痛觉消失,无肌肉挛缩,腹壁反射及提睾反射未引出,膝腱反射存在,布鲁津斯基征、克氏征阴性,双侧巴宾斯基征阳性。血常规:WBC:$11.56×10^9$/L,L:11.8%,Hb:141g/L,PLT:$472×10^9$/L,CRP<8mg/L。头部 CT 未见明显异常。

二、辅助检查

1. 血常规:均在正常范围之内。

2. 脑脊液常规:潘氏实验阳性,其余正常。脑脊液生化:GLU:2.0mmol/L,氯(Cl):111mmol/L。

3. 颅脑 MRI 平扫＋增强扫描:脑内未见明显异常。胸椎 MI:胸椎 MT2 上胸 11、12 脊髓长信号,脊髓稍肿胀。腰椎间盘膨出伴变性(L4-5 椎间盘膨出为甚)。

思考题:

1. 该患儿可能的临床诊断是什么? 依据有哪些?

2. 如何预防压疮?

第五节 吉兰－巴雷综合征

吉兰－巴雷综合征（Guillain-Barre syndrome，GBS）又称急性感染性多发性神经根炎（AIDP），是小儿时期常见的急性周围神经系统病变的一种疾病。主要表现为两侧对称性急性肢体或颅神经迟缓性麻痹，伴有周围感觉障碍，脑脊液呈蛋白－细胞分离现象，病情严重者可引起呼吸肌麻痹而危及生命。好发于学龄前及学龄期儿童。

一、病因与发病机制

本病的病因及发病机制不明，但众多的证据提示为一种急性免疫性周围神经病。临床及流行病学资料显示其发病可能与空肠弯曲菌感染有关，以腹泻为前驱症状的 GBS 空肠弯曲菌感染率高达 85%；病前可有非特异性病毒（巨细胞病毒、EB 病毒、肺炎支原体、乙型肝炎病毒及 HIV 等）感染或疫苗接种史；另外，白血病、淋巴瘤、器官移植后使用免疫抑制剂或患有系统性红斑狼疮、桥本甲状腺炎等自身免疫病常合并 GBS。分子模拟学说认为病原体某些成分与周围神经某些成分的结构相似，机体免疫系统发生识别错误，自身免疫细胞和自身抗体对正常的周围神经组织进行免疫攻击，导致周围神经脱髓鞘。

二、临床表现

大多数患儿发病前 2～3 周有上呼吸道感染或胃肠道感染等前驱症状，85% 的患儿 1～2 周内达病情高峰，2～3 周后开始恢复；少数患儿 1～3 天即可发展至疾病高峰，也有的患儿 2 周后仍有进展，但麻痹进展一般不超过 4 周。主要症状和体征如下：

1. 运动障碍

进行性肌无力是突出的临床表现。多数患儿自肢体远端开始呈上行性麻痹进展，首先表现为肌张力减退、下肢对称性肌无力、足下垂、行走无力，易跌倒。2～3天扩展到上肢、躯干、胸部、颈部、面部、头部，出现手下垂，不能坐起和翻身，对称性、迟缓性肢体瘫痪，腱反射减弱或消失等症状。急性起病者在24小时内即出现严重的肢体瘫痪以及呼吸肌麻痹。

2. 脑神经麻痹

可表现对称或不对称脑神经麻痹，约半数患儿累及后组颅神经，表现为语音低微、吞咽困难、进食呛咳、易发生误吸。约20%的患儿合并周围性面瘫，面瘫可能不对称。少数患儿可出现视盘水肿而无明显视力障碍。8%～10%的患儿伴有眼外肌麻痹。若临床主要限于面瘫、眼外肌麻痹和小脑性共济失调等表现，而没有肢体障碍，可称为米－费（Miller-Fisher）综合征，这是GBS的一种变异型，预后良好，多数在数月内完全恢复。

3. 呼吸肌麻痹

约半数以上的患儿出现轻重不同的呼吸肌麻痹，可使呼吸浅表、咳嗽无力、声音微弱，其中7%～15%的患儿因麻痹严重，危及生命需机械通气辅助呼吸。

4. 感觉障碍

感觉障碍远不如运动障碍明显，且主观感觉障碍明显多于客观检查发现。疾病早期即有肌肉疼痛，患儿可述神经根痛、背部或感觉异常，持续时间比较短，常为一过性。多数从四肢末端的麻木、针刺感开始，年长儿可表现为手套或袜套状分布感觉减退。不少患儿因畏惧神经根牵扯性疼痛而致颈抵抗和直腿抬高试验阳性。

5. 自主神经功能障碍

患儿常出汗过多、肢体发凉、皮肤潮红、心率增快、血压不稳等自主神经症状。少数患儿可有一过性尿潴留或尿失禁。自主神经症状多出现在疾病早期，持续时间较短。但也可发生心律不齐甚至心搏骤停的病例，因此心血管功能的监护是十分重要的。

6.变异型

近年的研究发现吉兰 – 巴雷综合征有许多变异的类型。如：

（1）急性运动性轴索型神经病：除无客观感觉障碍外，其表现与经典的 AIDP 相似。

（2）Miller-Fisher 综合征：主要表现为眼肌麻痹、共济失调、腱反射消失，脑脊液中蛋白亦增高。

（3）复发性吉兰 – 巴雷综合征：据统计 3% ～ 5% 患儿出现 1 次以上复发，复发时的进展速度一般较第一次缓慢，恢复不如第一次完全。

（4）急性感觉性多发神经炎：十分罕见。仅表现为四肢的感觉障碍和感觉性共济失调，没有四肢的运动障碍或有轻微的无力。

三、辅助检查

1. 脑脊液检查：80% ～ 90% 患儿出现脑脊液特征性表现：蛋白 – 细胞分离现象，即患儿发病第 2 周脑脊液蛋白质逐渐增高，但细胞计数正常，其他指标正常；第 3 周蛋白质增高达到高峰；第 4 周开始蛋白质逐渐正常。白细胞计数及其他指标均正常，细菌培养阴性。

2. 电生理检查：神经传导速度和肌电图检查在发病早期可见 F 波和 H 波反射延迟或消失，神经传导速度减慢，远端潜伏期延长，波幅正常或轻度异常。病情严重可有远端波幅减低，甚至不能引出。

3. 神经活检：对病程较长、诊断不明确或不能排除其他原因所致的周围神经损害时，可进行腓肠神经活检。AIDP 患儿神经活检典型改变为神经纤维呈原发性节段性脱髓鞘和神经内膜及血管周围出现单核细胞浸润。但本检查方法一般不作为常规检查。

4. 脊髓 MRI：典型患儿脊髓核磁可显示神经根强化。

5. 神经系统检查：肌力评级、运动能力和深浅感觉等障碍。

6. 其他检查：肌酸激酶可轻度升高或正常。

四、治疗原则

该病对患儿生命威胁最大的症状是呼吸肌麻痹，其次是后组颅神经功能障碍。如能顺利度过急性期，大多恢复良好。

1. 辅助呼吸

保持呼吸道通畅，当呼吸肌受累出现呼吸困难时，应行气管插管或气管切开，尽早使用呼吸机辅助呼吸。

2. 对症支持治疗

营养支持，有吞咽困难者给予鼻饲营养，保证热量、维生素及机体内环境的稳定，防止电解质紊乱。

3. 病因治疗

（1）血浆置换：每次置换血浆量按 40mL/kg 或 1～1.5 倍血浆容量计算，根据病情程度决定血浆置换的频率和次数。越早进行越好，可缩短病程。通常采用每日 1 次或隔日 1 次，连续 3～5 次。禁忌证是严重感染、严重心律失常、心功能不全及凝血系统疾病。

（2）静脉注射人免疫球蛋白：一般按 400mg/（kg·d）静脉滴注，连用 3～5 天，能明显缩短病程，降低呼吸肌麻痹的发生率，改善预后。一般应用 24～48 小时病情可停止进展。

（3）皮质类固醇：皮质激素治疗 GBS 的疗效不确定。

4. 康复治疗

被动或主动运动，恢复期可采用针灸、理疗、按摩等，改善肌力，预防肌萎缩，促进肢体功能恢复。

五、常见护理问题

1. 躯体活动障碍：与肢体瘫痪、感觉障碍有关。

2. 低效型呼吸形态：与呼吸肌瘫痪、咳嗽反射消失有关。

3. 清理呼吸道无效：与呼吸肌无力有关。

4.有误吸的危险：与颅神经麻痹有关。

5.疼痛：与行腰椎穿刺术有关。

6.营养失调，低于机体需要量：与吞咽困难影响进食有关。

7.有皮肤完整受损的危险：与肢体瘫痪、长期卧床、感觉异常有关。

8.有感染危险：与患儿抵抗力下降有关。

9.潜在并发症：呼吸肌麻痹、喉痉挛、坠积性肺炎、压疮。

六、护理措施

1.一般护理

（1）生活护理：保持室内空气新鲜，温湿度适宜。预防感染，减少人员探视。保证患儿安全，固定床栏，防止坠床。协助生活护理，满足患儿日常生活需要。保持患儿肢体在功能位上，防止足下垂等并发症的发生。

（2）饮食护理：保证足够的热量摄入，根据患儿的热量需求制订饮食计划，给予高蛋白、高热量、高维生素的饮食，根据患儿咀嚼吞咽能力，选择流食或半流食，防止误吸。少量多餐。吞咽困难者，给予鼻饲喂养，并做好口腔护理。记录患儿24小时出入量，必要时，给予静脉输液补充能量。

（3）皮肤护理：评估患儿皮肤颜色、受压程度和完整性，保持其床单位干净、整洁、无渣屑，衣服无皱褶或将衣服里外反穿，保持皮肤清洁，尤其是臀部、皱褶处。定时翻身，勤按摩，减轻局部皮肤受压。鼓励患儿漱口，口腔护理每日2次，保持口腔清洁，防止口腔感染，口唇干裂者可涂甘油保护。

2.病情观察

观察患儿面色、心率、呼吸、血压及胸廓起伏幅度，若出现呼吸极度困难、呼吸浅慢、咳嗽无力时应做好气管插管、机械通气的准备。

3.改善呼吸功能

（1）鼓励患儿咳嗽，及时清除呼吸道分泌物。对呼吸困难者给予低流量氧气吸入。

（2）当患儿出现呼吸肌麻痹、呼吸极度困难、呼吸浅慢、咳嗽无力时应迅速建立呼吸通路，协助医师迅速进行气管插管接呼吸机辅助呼吸，另准备好其他的抢救物品如面罩、呼吸气囊、负压吸引装置、抢救药品、喉镜、吸痰管及舌钳等。为患儿翻身、拍背时要注意导管位置保持正中，避免偏斜与气道过度摩擦引起气管痉挛或出血导致呼吸困难。对已采取气管切开的患儿，防止感染，严格无菌操作；每天更换 2 次纱布或有污染随时更换，保持切口的清洁干燥；严密监测生命体征变化，及有无皮下气肿等现象；妥善固定，防止脱管。

（3）气管切开患儿，完全停用呼吸机无发绀现象，呼吸平稳，口唇红润，且吞咽反射、咳嗽反射恢复，即行堵管训练。可由 1/4 堵、1/3 堵、1/2 堵到全堵。全堵 24 小时无发绀和呼吸困难者即行封堵术。封堵后应密切观察患儿有无喉痉挛并发症发生，并予吸氧。

4. 用药护理

免疫球蛋白为血液制品，应低温保存，恢复室温后使用。输注时开始速度宜慢，持续 15 分钟后若无不良反应发生，可逐渐加快速度。常见不良反应有皮疹、发热、恶心、头痛、胸闷等，一旦发现立即停止输液，并更换输液器及生理盐水，通知医生给予处理；发热患儿慎用。

5. 腰椎穿刺的护理

详见第二章第二节"腰椎穿刺术"。

6. 心理护理

由于长期卧床、呼吸困难，容易使年长患儿产生紧张、恐惧、焦虑、孤独的情绪，应该向患儿及其家属耐心讲解疾病的知识、治疗的方法、治疗此病目前的医疗技术水平，教会患儿自我放松的方法如听音乐、阅读，争取家长的配合、理解和支持，减轻患儿的心理压力，增强信心，使其保持愉快的心情去战胜病魔。

7.健康教育

向家长解释疾病的特点、患儿当前的病情、主要治疗及护理措施，指导其对卧床患儿定时翻身、更换体位，按摩受压部位，必要时使用保护具，防止造成压疮。指导家长帮助患儿进行训练的方法。鼓励恢复期患儿坚持瘫痪肢体的主动锻炼，定期进行门诊复查。

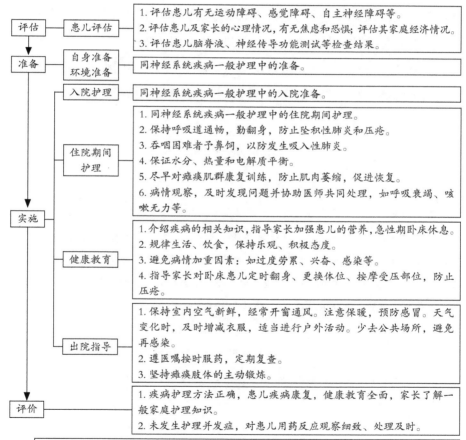

图4-5 吉兰-巴雷综合征患儿护理流程图

七、小结

该病患儿病情进展很快，有可能 24 小时内即出现呼吸肌麻痹；因此应严密观察患儿病情变化、呼吸情况、肌力的改变等。使瘫痪患儿体位舒适，勤翻身，维持肢体功能位；及时清除口咽部分泌物，保持呼吸道通畅。颅神经受累者进食要小心，吞咽困难时给予鼻饲，以防食物呛入气管。室内温度、湿度要适宜。患儿应摄入足够的水、能量及电解质，保证机体内环境的稳定。注意康复训练，配合针刺、理疗等，促进瘫痪肌群的肌力恢复。大多数患儿的症状经 3～4 周的进行性加重后停止进展，逐渐恢复肌力。一般 3 周～6 个月内完全恢复，少数病例可遗留不同程度的肌肉萎缩、肌肉营养障碍、肌肉麻痹后遗症或因合并呼吸衰竭、肺部感染而死亡。

案例分析

一、病史介绍

患儿，男，4 岁 10 月，因"双下肢乏力 4 天，加重不愿行走 2 天"入院，入院 4 天前无明显诱因出现双下肢乏力，伴手掌疼痛，可耐受，可自行蹲起、行走，自行穿衣，说话言语清楚，偶有咳嗽，无发热，未予特殊处理。2 天前患儿出现不愿下地行走，乏力情况逐渐加重、说话言语不清、声音沙哑、扶立行走摇晃，伴面部表情呆板，无呛咳，现仍有手掌、屁股、双下肢疼痛，起病以来，偶有咳嗽。入院查体：T：36.8℃，HR：104 次/分，R：24 次/分，BP：98/59mmHg，体重（WT）：17kg，精神一般。体格检查：有步态异常、走路不稳。双下肢肌力 III- 级，双上肢肌力 III+ 级，肌张力稍减弱，闭目难立征可疑阳性，不能走直线，双侧膝、跟腱反射不能引出，双侧髌、踝阵挛未引出，巴氏征阴性。提睾反射可疑阳性。

二、辅助检查

1.血液检查：血常规：WBC：16.44×10^9/L；NE：0.690；LY：0.212；中性粒细胞数目（NE#）11.34×10^9/L；RBC：5.86×10^{12}/L；HGB：157g/L；PLT：511×10^9/L。PCT：0.07ng/mL。甲胎蛋白（AFP）1.07ng/mL；癌胚抗原（CEA）0.95ng/mL。CRP：0.29mg/l；肺炎支原体抗体滴度（MP-Ab）阳性（1:1280）；结核抗体 IgG（PPD-IgG）

阳性（＋）；结核抗体 IgM（PPD-IgM）阴性。

2. 脑脊液检查：蛋白（CTP）2.21g/L，余未见明显异常。脑脊液常规：白细胞计数（WBC）6×10^6/L；细胞总数：60×10^6/L。

3. 四肢肌电图：四肢周围神经病（运动与感觉均受累，以脱髓鞘改变为主）。

4. 面神经肌电图：双侧面神经传导潜伏期延长，波幅低平，双侧瞬目反射未引出。

5. 头颅＋脊髓＋腰骶 MRI 平扫＋增强：腰 5 及骶 1 隐性脊柱裂。

思考题：

1. 该患儿可能的临床诊断是什么？依据有哪些？

2. 该患儿的主要护理诊断是什么？应采取哪些护理措施？

第六节　病毒性脑炎

病毒性脑炎（viral encephalitis）是指由多种病毒感染引起的颅内急性炎症。若病变主要累及脑实质，则称为病毒性脑炎；若病变主要累及脑膜则称为病毒性脑膜炎；若脑膜和脑实质同时受累，此时称为病毒性脑膜脑炎。大多数患儿病程呈自限性。以发热、头痛、呕吐、嗜睡或惊厥及脑膜刺激征为主要临床表现。病情轻重不一，轻者可自行缓解，危重者可导致后遗症及死亡。

一、病因与发病机制

病毒性脑炎和脑膜炎可由多种病毒引起，其中 80% 为肠道病毒（柯萨奇病毒、埃可病毒）感染，其次为单纯疱疹病毒、腮腺炎病毒和虫媒病毒等。病毒经呼吸道、肠道等途径侵入人体，在淋巴细胞内繁殖后进入血液，形成病毒血症，患儿出现发热等全身症状；病毒通过血－脑屏障侵犯脑实质及脑膜，使其弥漫性充血、水肿，血管周围有淋巴细胞浸润、胶质细胞增生及局部出血性软化坏死灶，出现中枢神经系统症状。

二、临床表现

急性起病，病情的轻重程度取决于病变受累的部位，病毒性脑炎的临床症状较脑膜炎严重，重症脑炎易在急性期死亡或发生后遗症。

1. 病毒性脑膜炎

多先有上呼吸道或消化道感染病史，表现为发热、恶心、呕吐。继而出现烦躁不安，易被激惹；年长儿表现为头痛、颈背疼痛，脑膜刺激征为阳性。很少发生严重意识障碍和惊厥，无局限性神经系统体征。病程大多1～2周。

2. 病毒性脑炎

起病急，其临床表现因脑实质受损部位的病理改变，范围和严重程度而有所不同。

（1）前驱症状：急性全身感染症状，如发热、头痛、呕吐、腹泻等。

（2）中枢神经系统症状：①惊厥：多数表现为全身性发作，严重者可呈惊厥持续状态。②意识障碍：轻者反应淡漠、迟钝、嗜睡或烦躁，严重患儿可有昏睡、昏迷、深度昏迷，甚至去皮质状态等不同程度的意识改变。③颅内压增高：头痛、呕吐，婴儿前囟饱满，严重患儿出现呼吸节律不规则或瞳孔不等大的脑疝症状。④运动功能障碍：根据受损部位不同，可出现偏瘫、不自主运动、面瘫、吞咽障碍等。⑤神经情绪异常：病变累及额叶底部、颞叶边缘系统，可出现躁狂、幻觉、失语，以及定向力、计算力与记忆力障碍等症状。

（3）病程：一般为2～3周，多数患儿可完全恢复，但少数遗留癫痫、肢体瘫痪、智力倒退等后遗症。

三、辅助检查

1. 脑脊液检查：外观清亮，压力正常或增高，白细胞总数轻度增多

（＜300×10^6/L），病程早期以中性粒细胞为主，后期以淋巴细胞为主，蛋白质多正常或轻度增高，糖和氯化物一般正常。涂片和培养无细菌发现。

2. 病毒学检查：疾病早期可收集大小便、咽分泌物和脑脊液做病毒学检查，但仅有 1/3 ～ 1/4 病例能够确定致病病毒。部分患儿取脑脊液进行病毒分离及特异性抗体测试为阳性。

3. 血清学检查：双份血清特异性抗体滴度呈 4 倍增高，有诊断价值。分别于病初和病程 2 ～ 3 周取血。

4. 影像学检查：脑部 CT 或 MRI 一般无异常。

5. 脑电图：只能提示异常脑功能，不能证实病毒感染性质。病程早期以弥漫性或局限性异常慢波背景活动为特征，少数伴有棘波、棘 – 慢综合波。某些患儿脑电图也可正常。

四、治疗原则

本病无特异性治疗。但由于病程呈自限性，急性期正确的支持与对症治疗是保证病情顺利恢复、降低病死率和致残率的关键。主要治疗原则包括：

1. 对症治疗与支持疗法

卧床休息，维持体温正常及水、电解质平衡，合理营养供给，营养状况不良者可给予静脉营养或白蛋白。

2. 控制脑水肿和颅高压

可酌情采用以下方法：

（1）严格控制液体入量。

（2）过度通气将 $PaCO_2$ 控制在 20 ～ 25kPa。

（3）静脉注射脱水剂，如甘露醇、呋塞米等。

3. 控制惊厥发作

惊厥发作时，可给予止惊剂，如地西泮、苯巴比妥等。

4. 呼吸道和心血管功能的监护与支持。

5. 抗病毒治疗

常选用单磷酸阿糖腺苷。阿昔洛韦是治疗单纯疱疹病毒、水痘－带状疱疹病毒的首选药物，每次 5 ～ 10mg/kg，每 8 小时 1 次；其衍生物更昔洛韦治疗巨细胞病毒有效，每次 5mg/kg，每 12 小时 1 次。对于其他病毒感染可酌情选用干扰素、利巴韦林及静脉注射免疫球蛋白等。

6. 抗生素应用

对于重症婴幼儿或继发细菌感染者，适当给予抗生素。

五、常见护理问题

1. 体温过高：与病毒感染有关。

2. 有受伤的风险：与抽搐、昏迷有关。

3. 急性意识障碍：与脑实质炎症有关

4. 躯体移动障碍：与昏迷、肢体瘫痪有关。

5. 潜在并发症：颅内压增高。

6. 营养失调，低于机体需要量：与营养摄入不足有关。

六、护理措施

1. 一般护理

（1）高热护理：病房开窗通风，保持适宜的温湿度。鼓励患儿多饮水。患儿体温＜ 38.5℃时，给予物理降温如温水浴、冰袋等；体温＞ 38.5℃时，遵医嘱给予药物降温，如布洛芬、对乙酰氨基酚等。降温 30 ～ 60 分钟时，复测体温，并记录。体温降至正常后，每 4 小时测体温 1 次。退热时及时更换汗湿的衣被，保持皮肤、衣物清洁干燥，鼓励多饮水。

（2）饮食护理：给予高蛋白、易消化、清淡无刺激、富含营养的食物，品种多样化；禁食油腻、辛辣刺激食物。昏迷或吞咽困难患儿尽早给予鼻饲牛奶或匀浆。

（3）皮肤护理：对昏迷或肢体瘫痪的患儿要及时更换尿布，及时清理大小便并用温水冲洗；1～2小时给患儿翻身1次，避免长时间保持一种体位；在身体易受压部位下放置气圈及气垫，或予气垫床，避免压疮发生。保持患儿肢体处于功能位置，早期进行肢体按摩和被动功能训练，避免肢体变形导致功能障碍。

2. 病情观察

观察患儿生命体征和神志、瞳孔、意识变化。保持呼吸道通畅，必要时给予吸氧，如发现呼吸不规则、瞳孔不等大或忽大忽小、对光反应迟钝或消失和血压升高，多提示有脑疝及中枢性呼吸衰竭发生；若患儿出现烦躁不安、剧烈头痛、意识障碍、频繁呕吐、肌张力增高、前囟膨隆或紧张等多提示颅内压升高。应加强巡视，密切观察，详细记录，以便及早发现并发症先兆；做好急救药品和器械准备，并配合医生抢救。

3. 用药护理

向患儿及家长介绍用药的方法、疗效及副作用。遵医嘱按时按量使用抗生素及脱水剂等药物，注意防止药物渗漏。长期静脉给药者需保护好静脉。

4. 腰椎穿刺的护理

详见第二章第二节"腰椎穿刺术"。

5. 防止外伤

常规采取安全防护措施，防止外伤。保持安静，减少刺激。烦躁不安或频繁抽搐者应注意防止坠床、舌咬伤等。

6. 昏迷患儿的护理

严密监测患儿生命体征及意识变化，保持呼吸道通畅，及时清除口鼻腔分泌物，必要时予以拍背，促使痰液排出，预防坠积性肺炎的发生。定时翻身及按摩骨隆突处皮肤，促进血液循环，预防压疮。给予鼻饲流质饮食，以满足机体的营养需求。做好口腔护理，避免口腔感染的发生。对于眼睑闭合不全者给予纱布覆盖双眼或用眼罩保护，必要时遵医嘱予以眼药水滴眼。

7. 促进机体功能的恢复

去除影响患儿情绪的不良因素，创造良好的环境；针对患儿存在的幻觉、定向力错误的现象采取适当措施，提供保护性照顾。保持瘫痪肢体的功能位，病情稳定后，及早帮助患儿进行肢体的被动和主动功能锻炼，并注意循序渐进，加强保护，防止受伤。在每次改变锻炼方式时给予指导、帮助和正面鼓励。

8. 健康教育

向患儿及家长介绍病情，减轻焦虑与不安。提供心理支持，使患儿及其家长树立战胜疾病的信心。介绍保护性看护和日常生活护理有关知识，指导功能锻炼方法。指导定期随访，介绍用药方法。

七、小结

病毒性脑炎的临床症状较病毒性脑膜炎重，重症脑炎更易发生急性期死亡或后遗症。因此，急性期进行及时正确的对症治疗是治疗本病的关键。病情稳定后尽早进行肢体康复训练，保持肢体功能位，并鼓励家属坚持患儿智力训练和瘫痪肢体的功能训练。向家属提供日常生活护理及保护患儿的一般知识。

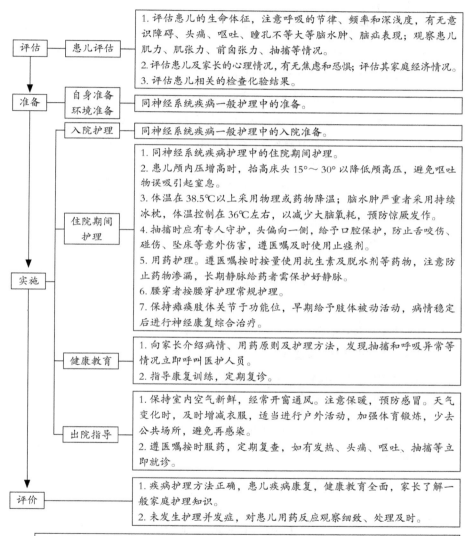

图 4-6 小儿病毒性脑炎患儿护理流程图

评估 —— 患儿评估
1.评估患儿的生命体征，注意呼吸的节律、频率和深浅度，有无意识障碍、头痛、呕吐、瞳孔不等大等脑水肿、脑疝表现；观察患儿肌力、肌张力、前囟张力、抽搐等情况。
2.评估患儿及家长的心理情况，有无焦虑和恐惧；评估其家庭经济情况。
3.评估患儿相关的检查化验结果。

准备 —— 自身准备 环境准备
同神经系统疾病一般护理中的准备。

实施 —— 入院护理
同神经系统疾病一般护理中的入院准备。

住院期间护理
1.同神经系统疾病护理中的住院期间护理。
2.患儿颅内压增高时，抬高床头 15°～30° 以降低颅高压，避免呕吐物误吸引起窒息。
3.体温在 38.5℃ 以上采用物理或药物降温；脑水肿严重者采用持续冰枕，体温控制在 36℃ 左右，以减少大脑氧耗，预防惊厥发作。
4.抽搐时应有专人守护，头偏向一侧，给予口腔保护，防止舌咬伤、碰伤、坠床等意外伤害，遵医嘱及时使用止痉剂。
5.用药护理。遵医嘱按时按量使用抗生素及脱水剂等药物，注意防止药物渗漏，长期静脉给药者需保护好静脉。
6.腰穿者按腰穿护理常规护理。
7.保持瘫痪肢体关节于功能位，早期给予肢体被动活动，病情稳定后进行神经康复综合治疗。

健康教育
1.向家长介绍病情、用药原则及护理方法，发现抽搐和呼吸异常等情况立即呼叫医护人员。
2.指导康复训练，定期复诊。

出院指导
1.保持室内空气新鲜，经常开窗通风。注意保暖，预防感冒。天气变化时，及时增减衣服，适当进行户外活动，加强体育锻炼，少去公共场所，避免再感染。
2.遵医嘱按时服药，定期复查，如有发热、头痛、呕吐、抽搐等立即就诊。

评价
1.疾病护理方法正确，患儿疾病康复，健康教育全面，家长了解一般家庭护理知识。
2.未发生护理并发症，对患儿用药反应观察细致、处理及时。

注意事项：
1.加强患儿的营养，增强体质。多进行户外活动，少去公共场所，避免再感染。
2.季节变化时及时增减衣物，及时治疗上呼吸道感染。
3.遵医嘱按时服药，出院后 1 个月复查，如有发热、头痛、呕吐、抽搐等症状立即就诊。

图 4-6 小儿病毒性脑炎患儿护理流程图

案例分析

一、病史介绍

患儿，男，9 岁 6 月，因"发热、头痛、呕吐 2 天"入院，入院 2 天前无明显诱因出现发热，最高肛温 38.8℃，有畏寒，伴有右侧面部不自主抖动，予以口服布洛芬后肛温降至 37.8℃，伴有头晕、头痛，额顶部为剧，呈胀痛，清醒时难以完全缓解，平卧时稍缓解。无视物模糊，伴有呕吐 6～7 次，呈非喷射性，为胃内容物。入院查体：T：37.6℃，HR：124 次/分，R：48 次/分，BP：100/59mmHg，WT：33kg。神志清醒，精神反应欠佳，食欲差，颈抗可疑阳性，病理征阴性，大便近 2 日未解，小便可。

二、辅助检查

1. 脑脊液检查：压力升高，外观清亮，WBC：$300 \times 10^6/L$；以单核细胞为主，葡萄糖和氯化物正常，蛋白质正常。

2. 脑电图：背景节律无异常，全幅未见痫性波。

3. 头颅 CT：未见明显异常。

4. 血液检查：外周血象、血沉、降钙素原、白介素 -6 明显升高，血培养及药敏（普通、高渗）阴性。

5. 心电图：正常心电图。

6. 胸片：双肺未见明显主质性病变。

7. 腹膜后肿块彩超：腹腔淋巴结稍大；腹腔胀气。

思考题：

1. 该患儿可能的临床诊断是什么？依据有哪些？

2. 该患儿的主要护理诊断是什么？应采取哪些护理措施？

3. 该患儿腰穿前后应注意哪些？

第七节　化脓性脑膜炎

化脓性脑膜炎（purulent meningitis，PM）是由各种化脓性细菌感染引起的脑膜炎症（也称作细菌性脑膜炎），是小儿，尤其是婴幼儿时期常见的中枢神经系统感染性疾病。随着脑膜炎球菌、流感嗜血杆菌、肺炎球菌疫苗的接种及诊疗水平不断提高，本病预后已有明显改善，但病死率仍在5%～15%之间，约1/3幸存者遗留各种神经系统后遗症，6月以下婴幼儿患本病预后更为严重。90%的化脓性脑膜炎患儿为5岁以下小儿，1岁以下是患病高峰期。一年四季均有发生。

一、病因及发病机制

1. 病因

（1）致病菌的侵袭：多种化脓性细菌均可以引起脑膜炎，但致病菌类型与患儿年龄有密切关系。0～2个月婴儿易患肠道革兰阴性杆菌（最多见为大肠埃希菌，其次为变形杆菌、铜绿假单胞菌或产气杆菌等）和金黄色葡萄球菌脑膜炎，3个月～3岁婴幼儿易患流感嗜血杆菌脑膜炎；3岁以上儿童易患脑膜炎球菌、肺炎链球菌脑膜炎。由脑膜炎球菌引起的脑膜炎呈流行性。

（2）机体免疫状态：儿童机体免疫能力较弱，血脑屏障功能较差，致病菌容易侵入机体引起化脓性脑膜炎。IgM是抗革兰阴性杆菌的主要抗体，因新生儿血清中的含量低，故新生儿易患革兰阴性杆菌感染，尤其是易患大肠埃希菌败血症。新生儿、婴幼儿血清中分泌型IgA（SIgA）含量较低，因此，易患呼吸道和胃肠道感染，导致化脓性脑膜炎。

2. 发病机制

致病菌可通过多种途径侵入脑膜。最常见的途径是致病菌通过体内感染灶（上呼吸道、胃肠道黏膜、新生儿皮肤、脐部侵入等）经血流、血脑屏障到达脑膜；还可通过邻近组织器官感染（鼻窦炎、中耳炎、乳突炎）扩散波及脑膜；与颅腔形成直接通道（颅骨骨折、皮肤窦道、脑脊液膨出），细菌直接进入蛛网膜下腔。在细菌毒素和多种炎症相关细胞因子作用下发生炎性反应。

二、临床表现

化脓性脑膜炎好发于 5 岁以下儿童，婴儿期是患病的高峰期。通常急性起病，患病前有上呼吸道感染或消化道感染症状。临床主要以急性发热、惊厥、意识障碍、颅内压增高和脑膜刺激征以及脑脊液脓性改变为特征。

1. 典型表现

（1）感染性中毒症状及急性脑功能障碍症状：包括发热、烦躁不安、面色灰白和进行性加重的意识障碍等。随病情加重，患儿逐渐从精神萎靡、嗜睡、昏睡、昏迷到深度昏迷。约 30% 以上患儿有反复的全身或局限性惊厥发作。脑膜炎双球菌感染常有瘀斑、瘀点和休克。

（2）颅内压增高：年长儿可表现为持续剧烈头痛、频繁呕吐、畏光等，婴儿则表现为前囟饱满、张力增高，头围增大、易激惹、双眼凝视、暴发尖叫与哭等。病情严重合并脑疝时，则有呼吸不规则、突然意识障碍加重、瞳孔不等大、对光反射减弱或消失等。

（3）脑膜刺激征：以颈项强直最常见，其他如克氏征和布氏征阳性。

（4）其他：小脑共济失调、偏瘫、感觉异常。

2. 非典型表现

年龄小于 3 个月的婴儿和新生儿表现多不典型，主要差异在：

（1）体温可高可低，或不发热，甚至体温不升。

（2）颅内压增高表现可不明显。婴儿不会诉头痛，可能仅有吐奶、尖叫或颅缝开裂。

（3）惊厥可不典型，仅见面部、肢体局灶或多灶性抽动、呼吸不规则、屏气等各种不显性发作。

（4）脑膜刺激征不明显。与婴儿肌肉不发达、肌力弱和反应低下有关。

3. 常见并发症

（1）硬脑膜下积液：30%～60% 患儿并发硬脑膜下积液。

（2）脑室管膜炎：一旦发生病死率高。

（3）脑积水：新生儿和小婴儿多见。

（4）抗利尿激素异常分泌综合征：表现为血钠降低和血浆渗透压下降，进一步加重脑水肿。

（5）各种神经功能障碍：由于炎症波及耳蜗迷路，10%～30%患儿并发神经性耳聋。其他如智力低下、脑性瘫痪、视力障碍和行为异常等。

三、辅助检查

1.脑脊液检查：是确诊本病的重要依据。

（1）典型病例表现为压力增高，外观混浊似米汤样或呈脓性。白细胞总数显著增多，达 $500\sim1000\times10^6/L$ ，但有 20% 的病例可能在 $250\times10^6/L$ 以下，分类以中性粒细胞为主。糖含量常有明显降低，蛋白显著增高 $>1g/L$ 。

（2）涂片革兰染色找菌，阳性率较高。

2.皮肤瘀斑、瘀点找菌：是发现脑膜炎双球菌重要而简单的方法。

3.外周血象：白细胞总数大多数明显增高，以中性粒细胞为主。但感染严重或不规则治疗者，有可能出现白细胞总数的减少。血清降钙素原可能是鉴别无菌性脑膜炎和化脓性脑膜炎的特异和敏感的检测指标之一，血清降钙素原 $>0.5ng/mL$ 提示细菌感染。对所有疑似化脓性脑膜炎的病例均应在早期未使用抗生素之前采血，做血培养，血培养阳性率较高，以帮助寻找致病菌。

4.神经影像学：头颅 MRI 较 CT 更能清晰地反映脑实质病变，在病程中重复检查能发现脑水肿、硬脑膜下积液、脑室扩大等病理改变并指导干预措施的实施。增强显影能显示脑膜硬化等炎症改变。

四、治疗原则

早期、联合、足够疗程用药，对症及支持治疗，并发症的处理。

1.抗生素治疗

（1）用药原则：PM 预后严重，应力求用药 24 小时内杀灭脑脊液中致病菌，故应选择对病菌敏感、且能较高浓度透过血脑屏障的药物。急性期静脉用药，做到用药早、剂量足和疗程够。

（2）病原菌明确前的抗生素选择：目前主要选择能快速在患儿脑脊液中达到有效灭菌浓度的第三代头孢菌素，包括头孢噻肟或头孢曲松，疗效不理想时可联合使用万古霉素。对 β－内酰胺类药物过敏的患儿，可改用氯霉素。

（3）病原菌明确后的抗生素选择：①肺炎链球菌：由于当前半数以上的肺炎链球菌对青霉素耐药，故应继续按病原菌未明确方案选药。仅当药敏试验提示致病菌对青霉素敏感，故首先选用，改用青霉素 20 万～ 40 万 U/（kg·d）。②脑膜炎球菌与肺炎链球菌不同，目前该菌大多数对青霉素依然敏感，故首先选用，剂量同前。少数耐青霉素者选用上述第三代头孢菌素。③流感嗜血杆菌：对敏感菌株可换用氨苄西林。耐药者使用上述第三代头孢菌素联合美罗培南，或选用氯霉素。其他致病菌为金黄色葡萄球菌者应参照药敏试验选用萘夫西林、万古霉素或利福平等。革兰阴性杆菌患者除上述第三代头孢菌素外，可加用氨苄西林或美罗培南。

（4）抗生素疗程对肺炎链球菌和流感嗜血杆菌脑膜炎患者，其抗生素疗程应是静脉滴注有效抗生素 10 ～ 14 天，脑膜炎球菌患者 7 天，金黄色葡萄球菌和革兰阴性杆菌脑膜炎患者应 21 天以上。若有并发症,还应适当延长。

2.肾上腺皮质激素的应用

细菌释放大量内毒素，可能促进细胞因子介导的炎症反应，加重脑水肿和中性粒细胞浸润，使病情加重。抗生素迅速杀死致病菌后，内毒素释放尤为严重，此时使用肾上腺皮质激素不仅可抑制多种炎症因子的产生，还可降低血管通透性，减轻脑水肿和颅内高压。常用地塞米松 0.6mg/（kg·d），分 4 次静脉注射。一般连续用 2 ～ 3 天，过长使用并无益处。皮质激素有稳定血脑屏障的作用，因而减少了脑脊液中抗生素的浓度，必须强调在首剂抗生素应用的同时使用地塞米松。对新生儿非常规应用皮质激素。

3. 并发症的治疗

（1）硬脑膜下积液：少量积液无须处理。如积液较大引起颅内压增高时，应行硬脑膜下穿刺放出积液，放液量每次、每侧不超过 15mL。有的患儿需反复多次穿刺，大多数患儿积液逐渐减少而治愈。个别迁延不愈者需外科手术引流。

（2）脑室管膜炎：进行侧脑室穿刺引流以缓解症状。同时，针对病原菌结合用药安全性，选择适宜抗生素脑室内注入。

（3）脑积水：主要依赖手术治疗，包括正中孔粘连松解、导水管扩张和脑脊液分流术。

4. 对症和支持治疗

急性期严密监测患儿生命体征，定期观察患儿意识、瞳孔和呼吸节律改变，并及时处理颅内高压（应用甘露醇和地塞米松），预防脑疝发生。及时控制惊厥发作，并防止再发。

5. 监测并维持体内水、电解质、血浆渗透压和酸碱平衡。对有抗利尿激素异常分泌综合征表现者，积极控制脑膜炎的同时，适当限制液体入量，对低钠血症症状严重者酌情补充钠盐。

五、常见护理问题

1. 体温过高：与颅内感染有关。

2. 有受伤的危险：与抽搐昏迷有关。

3. 营养失调，低于机体需要量：与高热、呕吐、营养摄入不足、机体消耗增多有关。

4. 潜在并发症：颅内压增高、水电解质紊乱等。

5. 焦虑：与病情重、预后不良有关。

六、护理措施

1. 一般护理

（1）生活护理：患儿绝对卧床休息，治疗及护理工作应相对集中，减少不必要的干扰。协助患儿洗漱、进食、大小便及进行个人卫生等生活护理。保持患儿肢体在功能位上，防止足下垂等并发症的发生。预防感染，减少探视人员及探视次数。

（2）饮食护理：保证充足的热量摄入，根据患儿的热量需求制定饮食计划，给予高蛋白、高热量、高维生素的清淡流质或半流质饮食，少量多餐。必要时，记录患儿24小时出入量，给予静脉输液补充热量。对有意识障碍者，给予鼻饲喂养，并做好口腔护理。

（3）发热的护理：详见本章第三节"热性惊厥之发热的护理"。

（4）皮肤护理：保持患儿皮肤清洁、干燥，对大小便不能控制者应及时更换尿裤并冲洗肛周，及时更换污染的衣服，防止皮肤溃烂。每1～2小时翻身1次，并用减压贴粘贴骨隆突出，保护皮肤。翻身时避免拖、拉、拽等动作，防止擦伤。

2. 观察病情

（1）密切观察患儿生命体征、意识状态、瞳孔、神志、囟门的变化，并详细记录观察结果，早期预测病情变化。如出现呼吸节律不规则、瞳孔不等大等圆、对光反射减弱或消失、头痛、呕吐、血压升高，应警惕脑疝及呼吸衰竭发生。

（2）并发症的观察：若婴儿经48～72小时治疗后发热不退或退后复升病情不见好转或病情反复，首先应考虑硬脑膜下积液的可能。若高热不退、反复惊厥发作、前囟饱满、频繁呕吐、出现"落日眼"（婴儿的眼球不能上视）则提示出现脑积水。发现上述情况，立即通知医生，准备好抢救用物。

（3）观察患儿皮肤情况，防止压疮形成。

（4）观察患儿进食、有无呕吐，记录出入量情况。

3. 用药护理

（1）抗生素：应按药物血药浓度的周期给药，保持血浆中药物的浓度，减少细菌对药物产生耐药性。

（2）脱水药：应在30分钟进入体内，有利于迅速提高血浆渗透压，降低颅内压力，防止脑疝发生。注意观察，防止液体渗漏。

4. 惊厥发作时的急救

详见本章第二节"癫痫发作时的急救"。

5. 腰椎穿刺的护理

详见第二章第二节"腰椎穿刺术"。

6. 管路维护

（1）对于鼻饲的患儿，应妥善固定胃管，定期更换；每次鼻饲前，应回抽胃液，每日清洁口腔2次。

（2）应观察侧脑室引流管是否通畅，引流液是否清亮以及引流液的颜色、引流量，并详细记录。

7. 心理护理

给予患儿心理安慰、关心和爱护。因患儿病情重，治疗时间长，家属精神及经济压力大，应及时对患儿及家属做好心理疏导，帮助家属树立战胜疾病的信心，取得家属的配合及信任。

8. 健康教育

介绍细菌性脑膜炎的预防知识，积极防治细菌引起的上呼吸道感染和肠道感染。告知家属各种管道的日常维护及使用注意事项。对恢复期的患儿，应积极进行各种功能训练，减少或减轻后遗症，促进机体恢复。

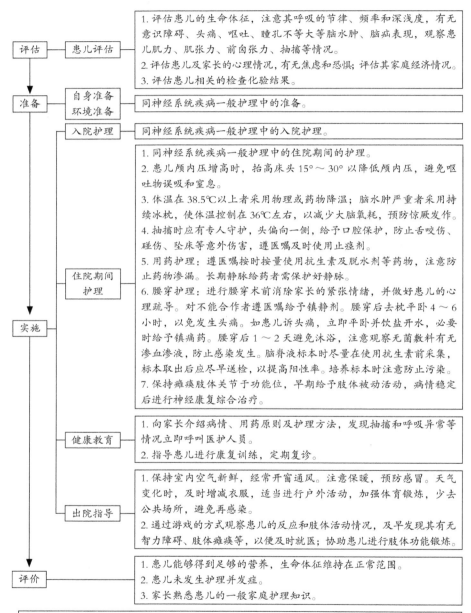

评估	患儿评估	1. 评估患儿的生命体征，注意其呼吸的节律、频率和深浅度，有无意识障碍、头痛、呕吐、瞳孔不等大等脑水肿、脑疝表现，观察患儿肌力、肌张力、前囟张力、抽搐等情况。 2. 评估患儿及家长的心理情况，有无焦虑和恐惧；评估其家庭经济情况。 3. 评估患儿相关的检查化验结果。
准备	自身准备 环境准备	同神经系统疾病一般护理中的准备。
	入院护理	同神经系统疾病一般护理中的入院护理。
实施	住院期间护理	1. 同神经系统疾病一般护理中的住院期间的护理。 2. 患儿颅内压增高时，抬高床头 15°～30° 以降低颅内压，避免呕吐物误吸和窒息。 3. 体温在 38.5℃ 以上者采用物理或药物降温；脑水肿严重者采用持续冰枕，使体温控制在 36℃ 左右，以减少大脑氧耗，预防惊厥发作。 4. 抽搐时应有专人守护，头偏向一侧，给予口腔保护，防止舌咬伤、碰伤、坠床等意外伤害，遵医嘱及时使用止痉剂。 5. 用药护理：遵医嘱按时按量使用抗生素及脱水剂等药物，注意防止药物渗漏。长期静脉给药者需保护好静脉。 6. 腰穿护理：进行腰穿术前消除家长的紧张情绪，并做好患儿的心理疏导。对不能合作者遵医嘱给予镇静剂。腰穿后去枕平卧 4～6 小时，以免发生头痛。如患儿诉头痛，立即平卧并饮盐开水，必要时给予镇痛药。腰穿后 1～2 天避免沐浴，注意观察无菌敷料有无渗血渗液，防止感染发生。脑脊液标本时尽量在使用抗生素前采集，标本取出后应尽早送检，以提高阳性率。培养标本时注意防止污染。 7. 保持瘫痪肢体关节于功能位，早期给予肢体被动活动，病情稳定后进行神经康复综合治疗。
	健康教育	1. 向家长介绍病情、用药原则及护理方法，发现抽搐和呼吸异常等情况立即呼叫医护人员。 2. 指导患儿进行康复训练，定期复诊。
	出院指导	1. 保持室内空气新鲜，经常开窗通风。注意保暖，预防感冒。天气变化时，及时增减衣服，适当进行户外活动，加强体育锻炼，少去公共场所，避免再感染。 2. 通过游戏的方式观察患儿的反应和肢体活动情况，及早发现其有无智力障碍、肢体瘫痪等，以便及时就医；协助患儿进行肢体功能锻炼。
评价		1. 患儿能够得到足够的营养，生命体征维持在正常范围。 2. 患儿未发生护理并发症。 3. 家长熟悉患儿的一般家庭护理知识。

注意事项：
1. 加强患儿的营养，增强体质，避免感染。
2. 遵医嘱按时服药，出院后 1 个月复查，如有发热、头痛、呕吐、抽搐等症状立即就诊。

图4-7 化脓性脑膜脑炎患儿护理流程图

七、小结

化脓性脑膜炎在中枢神经系统感染性疾病中比较常见，症状多不典型，以发热、拒奶、烦躁不安、头痛、意识障碍为主。婴幼儿因抵抗力差、血脑屏障发育不成熟，病死率和后遗症的发生率相对较高，因而早期明确诊断，采取及时有效的治疗措施是提高治愈率的关键，同时对减少病死率及后遗症的发生有重要意义。

案例分析

一、病史介绍

患儿，男，孙某，2月，因"发热3天，发现前囟隆起1天半"入院。患儿无明显诱因出现发热，最高体温39.7℃（肛温）。无咳嗽、流涕，无腹泻，无抽搐，温水擦浴后体温稍有下降。发现有前囟隆起，发热时有惊跳，表现为：双眼睁开，伴大叫一声，四肢外展，发作时无意识丧失，无口唇发绀。T：37.9℃（腋温），HR：136次／分，R：33次／分。患儿起病以来，精神差，食纳欠佳，小便正常。

二、辅助检查

1. 血液检查：外周血象、CRP明显升高，血培养及药敏（普通、高渗）呈阴性。

2. 脑脊液检查：潘氏实验弱阳性，白细胞计数明显升高，脑脊液生化葡萄糖低，蛋白高，乳酸脱氢酶升高。

3. 头颅MRI：示双侧额颞部脑外间隙增宽，左额叶可见小斑片状稍长T1、长T2信号影，弥散受限，增强扫描可见邻近脑表面强化。

4. 脑电图：正常。

5. 胸片：双肺间质性改变。

6. 腹膜后肿块彩超：腹腔淋巴结稍大，腹腔胀气。

思考题：

1. 该患儿可能的临床诊断是什么？

2. 腰穿术后应注意什么？

第八节　自身免疫性脑炎

自身免疫性脑炎（Autoimmune encephalitis，AE）是一组可能由某些自身抗体、活性细胞或者相关因子与中枢神经系统神经元表面的蛋白等相互作用而导致的疾病。主要临床特点包括急性或亚急性发作的癫痫、认知障碍及精神症状。目前已知的 AE 常见的有边缘叶脑炎、莫万综合征、桥本脑病以及抗 N-甲基-D 天冬氨酸受体脑炎等。其中以抗 N-甲基-D 天冬氨酸（N-methyl-D-aspartate NMDA）受体脑炎最常见，本节重点介绍抗 NMDAR 脑炎。

一、病因与发病机制

该组疾病中各个疾病典型的临床表现分别与已知的某个特异性抗体相对应，病情通常与抗体水平相关，少数病例可能与某些潜在的肿瘤有关。NMDAR 是离子型谷氨酸受体，是由不同亚基构成的异四聚体。组成亚基有 3 种，包括 NR1、NR2、NR3。NMDA 受体抗体作用于 NR1 亚单位氨基末端（N 末端）的细胞外抗原决定簇，逆性导致 NMDAR 内化和下调神经元 NMDAR 密度，干扰谷氨酸能神经元的正常信息传递及兴奋性；同时激活补体介导的炎症反应，造成脑组织免疫损害。抗 NMDAR 脑炎发病机制迄今尚未完全明确，其中精神分裂症发病假说是目前较为公认的机制。

二、临床表现

自身免疫性脑炎的临床表现包括发病前 2 周出现发热、头痛、腹泻等前驱症状，发病后出现精神症状、癫痫发作、意识障碍、口手运动障碍及自主神经功能障碍等。

1. 精神症状

疾病早期即出现显著精神症状，包括失眠、焦虑、恐惧、躁狂、妄想、偏执等，此外还可伴有语言障碍，常表现为词汇量减少，甚至完全缄默；

有些患儿可以出现厌食或摄食过度。

2. 抽搐发作

可出现在病程的任何时期，表现为强直 – 阵挛发作、局灶运动性发作或复杂局灶性发作，严重者可出现惊厥持续状态。

3. 运动障碍

尤其以口 – 舌 – 面肌的不自主运动表现最为突出。其他运动障碍症状还可有肢体及躯干肌肉舞蹈样徐动、手足不自主运动、肌强直、角弓反张、动眼危象等同时或交替出现。

4. 自主神经功能障碍

主要表现为唾液分泌亢进、高热、心动过速或过缓、高血压、低血压等。部分患儿还可出现不能用中枢神经系统疾病或心脏疾病解释的心搏骤停；另有一些患儿可表现为呼吸衰竭，需要呼吸机辅助通气，但却不能用肺部感染解释其病因。

三、辅助检查

1. 血液和脑脊液中抗 NMDA 受体阳性。

2. 脑脊液常规：示细胞数增多，以淋巴细胞为主；生化检查显示蛋白升高；寡克隆区带 60% 阳性。

3. 脑电图：弥漫或局部的高波幅慢波，偶可见癫痫波。

4. 头颅影像学：MRI 表现无特异性，部分患儿可有 T2 信号增强，主要出现于颞叶中部、额叶岛回及海马。

四、治疗原则

儿童抗 NMDA 受体脑炎的治疗主要依赖于免疫治疗和肿瘤切除。

1. 免疫治疗

免疫治疗分为一线、二线免疫治疗。

一线免疫治疗包括糖皮质激素、静脉滴注大剂量免疫球蛋白 $[0.4g/(kg\cdot d)]$ 和血浆置换，单独和联合应用均可起效，但临床研究证实联合应用优于单独治疗。因临床上儿童血浆置换应用少，经验不足，故大多采用糖皮质激素联合免疫球蛋白作为一线治疗。

当一线免疫治疗无效，或者应用一线药物 10 天后病情仍未改善，可联合二线免疫治疗，主要包括利妥昔单抗、环磷酰胺等。

2. 肿瘤切除

有的抗 NMDA 受体脑炎患儿合并肿瘤。目前主张一旦发现肿瘤，应及时摘除，既有利于病情的恢复，也可降低复发率。

3. 其他

促肾上腺皮质激素可以刺激肾上腺皮质产生糖皮质激素，且可以有效缓解眼阵挛 – 肌阵挛性共济失调。免疫吸附疗法是一种新型血液净化疗法。与血浆置换相比，免疫吸附疗法不仅更安全，而且清除效果更佳，无须补充血浆，可作为一线免疫治疗方案之一。

五、常见护理问题

1. 有受伤的危险：与抽搐、精神行为异常有关。

2. 躯体移动障碍：与四肢屈曲强直有关。

3. 急性意识障碍：与大脑皮层受损致功能下降有关。

4. 营养失调，低于机体需要量：与营养摄入不足有关。

5. 潜在并发症：颅内压增高、癫痫、肺部感染。

6. 焦虑：与疾病恢复慢、住院时间长及费用高有关。

六、护理措施

1. 一般护理

（1）生活护理：患儿绝对卧床休息治疗及护理工作应相对集中，减少不必要的干扰。协助患儿洗漱、进食、大小便及个人卫生等生活护理。保持患儿肢体功能位。

（2）饮食护理：保证足够的热量摄入，给予高蛋白、高维生素、高热量、易消化的饮食，少量多餐，拒食者或吞咽困难的患儿可遵医嘱予以鼻饲流质饮食或静脉输液补充能量。必要时记录24小时出入量。

（3）发热的护理：详见本章第二节"热性惊厥之发热的护理"。

（4）皮肤护理：保持皮肤清洁、干燥，及时更换污染衣物，防止皮肤溃烂。每1～2小时翻身1次，并用减压贴粘贴于骨隆突处，保护皮肤，翻身时避免拖、拉、拽等动作，防止擦伤、压疮的发生。

（5）有精神症状患儿的护理：专人看护，病室环境安静，减少不良刺激；治疗及护理集中进行。床单位处禁止有利器，如剪刀、水果刀等物品，防止自伤及伤人。热水壶远离患儿，防止其情绪激动时烫伤自己。转移患儿注意力，在充分说服、取得合作无效的情况下，可采取强制措施，保护性约束，必要时遵医嘱使用镇静剂，使兴奋状态逐渐得到缓解。

2. 病情观察

密切观察患儿生命体征、神志、瞳孔、囟门的变化，并详细记录观察结果，早期预测病情变化。如出现呼吸节律不规则、瞳孔不等大等圆、对光反射减弱或消失、头痛、呕吐、血压升高，应警惕脑疝及呼吸衰竭发生。

（1）观察患儿进食、有无呕吐、出入量情况。

（2）观察患儿精神行为异常表现形式，有无诱发加重因素。

（3）观察癫痫发作时间、表现形式、用药反应。

3. 用药护理

（1）免疫球蛋白：免疫球蛋白为血制品，需低温保存，发热患儿慎用。开始滴注速度为0.01～0.02mL/（kg·min），持续15分钟后若无不良反应，可逐渐加快输液速度。不良反应有皮疹、发热、寒战、恶心、头痛、胸闷等，一旦发现立即停止输液，并更换输液器及生理盐水，通知医生查看患儿并给予处理。

（2）激素药物：注意病室定期通风，减少探视人数，输液前、中、后检查患儿血压、心率、呼吸并记录，若出现心律失常、高血压等应及时通知医生，并减慢输液速度；观察患儿有无低钾、低钙表现，每周复查电解质情况，并给予口服钙剂及钾；观察患儿进食情况，适当控制进食量。

（3）抗癫痫药物：应规律、定时、定量服用，不可擅自减药或停药；定期复查血药浓度及肝肾功能。

4. 惊厥发作时的急救

详见本章第二节"癫痫发作时的急救"。

5. 腰椎穿刺的护理

详见第二章第二节"腰椎穿刺术"。

6. 心理护理

该病需长时间住院，费用高，同时病情恢复缓慢，家属的心理及经济压力巨大，往往易怒、冲动、焦虑，对医护人员的各项诊疗护理措施不理解及不配合。医护人员应尽可能地提供家属所需信息，语言通俗易懂，态度平和。医护人员还应情感上给予支持，取得家属的理解和配合，缩短疗程，促进患儿早日康复。

7. 健康教育

向家属讲解疾病及用药知识；合理安排患儿生活，适当休息，避免过度劳累、情绪激动；给予患儿高营养、高维生素、低脂、低糖饮食，并控制进食量；恢复期坚持功能康复训练。

七、小结

近年来，这种严重但可逆的脑炎越来越得到医学界的重视。虽目前尚无系统性免疫治疗方案，病情可迅速恶化，出现重大精神障碍和中枢性通气不足，甚至可导致死亡，但同时积极治疗也是有效的，对发现畸胎瘤的患儿给予肿瘤切除并及时进行免疫抑制治疗，患儿可在 2～3 个月后完全恢复，但有的需要 1 年甚至更长时间。

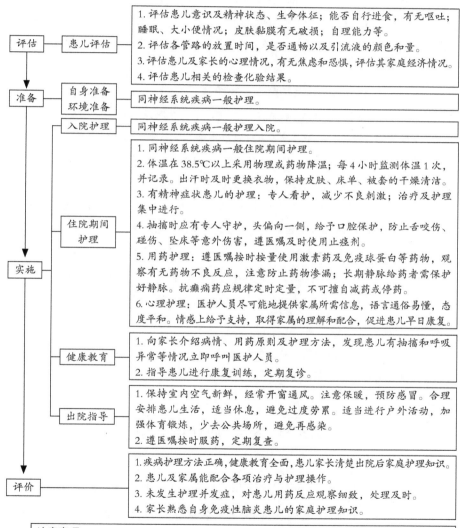

评估	患儿评估	1. 评估患儿意识及精神状态、生命体征；能否自行进食，有无呕吐；睡眠、大小便情况；皮肤黏膜有无破损；自理能力等。 2. 评估各管路的放置时间，是否通畅以及引流液的颜色和量。 3. 评估患儿及家长的心理情况，有无焦虑和恐惧，评估其家庭经济情况。 4. 评估患儿相关的检查化验结果。
准备	自身准备 环境准备	同神经系统疾病一般护理。
实施	入院护理	同神经系统疾病一般护理入院。
	住院期间护理	1. 同神经系统疾病一般住院期间护理。 2. 体温在 38.5℃ 以上采用物理或药物降温；每 4 小时监测体温 1 次，并记录。出汗时及时更换衣物，保持皮肤、床单、被套的干燥清洁。 3. 有精神症状患儿的护理：专人看护，减少不良刺激；治疗及护理集中进行。 4. 抽搐时应有专人守护，头偏向一侧，给予口腔保护，防止舌咬伤、碰伤、坠床等意外伤害，遵医嘱及时使用止痉剂。 5. 用药护理：遵医嘱按时按量使用激素药及免疫球蛋白等药物，观察有无药物不良反应，注意防止药物渗漏；长期静脉给药者需保护好静脉。抗癫痫药应规律定时定量，不可擅自减药或停药。 6. 心理护理：医护人员尽可能地提供家属所需信息，语言通俗易懂，态度平和。情感上给予支持，取得家属的理解和配合，促进患儿早日康复。
	健康教育	1. 向家长介绍病情、用药原则及护理方法，发现患儿有抽搐和呼吸异常等情况立即呼叫医护人员。 2. 指导患儿进行康复训练，定期复诊。
	出院指导	1. 保持室内空气新鲜，经常开窗通风。注意保暖，预防感冒。合理安排患儿生活，适当休息，避免过度劳累。适当进行户外活动，加强体育锻炼，少去公共场所，避免再感染。 2. 遵医嘱按时服药，定期复查。
评价		1. 疾病护理方法正确，健康教育全面，患儿家长清楚出院后家庭护理知识。 2. 患儿及家属能配合各项治疗与护理操作。 3. 未发生护理并发症，对患儿用药反应观察细致，处理及时。 4. 家长熟悉自身免疫性脑炎患儿的家庭护理知识。

注意事项：
1. 季节变化时及时增减衣物，及时治疗上呼吸道感染。
2. 遵医嘱按时服药，出院 1 个月后复查，如有发热、头痛、呕吐、抽搐等症状立即就诊。

图 4-8　自身免疫性脑炎患儿护理流程图

案例分析

一、病史介绍

患儿，男，张三，12岁6月，因"发热、头痛13天"入院，13天前无明显诱因出现发热，最高体温38.5℃（腋温），伴有头痛，有喷射性呕吐3次，为胃内容物，无咳嗽、咳痰、腹痛、腹泻症状。入院查体：T：37.3℃，HR：91次/分，R：20次/分，BP：106/64mmHg，WT:34kg，神志清醒，精神反应欠佳，食欲差，颈抗可疑阳性，病理征阴性，大便小便正常。

二、辅助检查

1. 长程脑电图：左侧顶、枕、颞区为δ节律，左侧枕区α节律消失。

2. 头颅MRI平扫＋增强＋脑成像：双侧颞顶枕叶及左侧额、岛叶皮层稍肿胀及片状异常信号影，增强扫描局灶病灶及邻近脑膜条片状强化（以左侧明显）。

3. 脑脊液检查：生化：氯（Cl）:125.20mmol/L；葡萄糖（GLU）:4.17mmol/L；蛋白（CTP）:0.21g/L；脑脊液常规:潘氏实验（PSSY）弱阳性（＋）；白细胞计数（WBC）:130×10^6/L；细胞总数:（细胞总数）140×10^6/L；多核细胞:0.15；单核细胞:0.85；脑脊液检查细胞学涂片MGG染色镜检；镜下可见5个大淋巴细胞与3个小淋巴细胞、1个单核细胞，未见分叶核中性粒细胞，未见核异质细胞。脑脊液培养阴性。NMDA受体（＋）。

4. 血液检查：外周血象、血沉、降钙素原、白介素无明显异常。

5. 腹膜后肿块彩超：腹腔淋巴结稍大，腹腔胀气。

思考题：

1. 该患儿可能的临床诊断是什么？依据有哪些？

2. 该患儿出院后应注意什么？

第九节　特发性面神经麻痹

特发性面神经麻痹（idiopathic facial palsy）又称Bell麻痹，简称面瘫。面瘫是以面部表情肌群运动功能障碍为主要特征的一种常见病，是因茎乳孔内面神经非特异性炎症所致的周围性面神经麻痹。据统计，在10岁以下儿童中发病率约为23/(10万人),10～20岁人群发病率为10/(10万人),

成人发病率更高，为 23/10 万人。近年来我院小儿神经专科门诊诊治的面瘫患儿有逐年增多的趋势。发病年龄在 2.5 ～ 15 岁之间，男性多见。绝大多数为一侧性，双侧者甚少。

一、病因及病理生理

病因未明，长期以来认为本病与嗜神经病毒感染有关。受凉或上呼吸道感染后发病，可能是茎乳孔内的面神经急性病毒感染和水肿致神经受压或局部血液循环障碍产生面神经麻痹。大多数学者认为，本病亦属一种自身免疫反应。

临床上根据损害发生部位可分为中枢性面神经炎和周围性面神经炎两种：

1. 中枢性面神经炎

病变位于面神经核以上至大脑皮层之间的皮质延髓束，通常由脑血管病、颅内肿瘤、脑外伤、炎症等引起。

2. 周围性面神经炎

病损发生于面神经核和面神经。周围性面神经炎的常见病因为：感染性病变，多由潜伏在面神经感觉神经节的病毒被激活引起：①耳源性疾病，如中耳炎；②自身免疫反应；③肿瘤；④神经源性；⑤创伤性；⑥中毒，如酒精中毒，长期接触有毒物；⑦代谢障碍，如糖尿病、维生素缺乏；⑧血管机能不全；⑨先天性面神经核发育不全。

二、临床表现

特发性面神经麻痹通常急性起病，表现为口角歪斜、流涎、讲话漏风，吹口哨或发笑时尤为明显。可于 48 小时内达到高峰。有的患儿在起病前几天有同侧耳后、耳内、乳突区或面部的轻度疼痛。体格检查时，可见患侧面部表情肌瘫痪，额纹消失、眼裂扩大、鼻唇沟平坦、口角下垂、面部被牵向健侧。面部肌肉运动时，因健侧面部的收缩牵引，使上述体征更为明显。患侧不能作皱额、蹙眉、闭目、露齿、鼓气和吹口哨等动作。闭目时瘫痪侧眼球转向内上方，露出角膜下的白色巩膜，称 Bell 现象。鼓气和吹口哨时，因患侧口唇不能闭合而漏气。进食时，食物常滞留于患侧的齿颊间隙内，并常有口水自该侧淌下。泪点随下睑外翻，使泪液不能正常吸收而致外溢。

不同部位的面神经损害出现不同临床症状：①膝状神经节前损害，因鼓索神经受累，出现舌前 2/3 味觉障碍；镫骨肌分支受累，出现听觉过敏，过度回响。②膝状神经节病变除表现有面神经麻痹、听觉过敏和舌前 2/3 味觉障碍外，还有耳郭和外耳道感觉迟钝、外耳道和鼓膜上出现疱疹，称亨特综合征（hunt's syndrome），系带状疱疹病毒感染所致。③茎乳孔附近病变，则出现上述典型的周围性面瘫体征和耳后疼痛。

面神经麻痹患儿通常在起病后 1～2 周内开始恢复，大约 80% 的患儿在几周及 1～2 个月内基本恢复正常。1/3 患儿为局灶性麻痹，2/3 为完全性麻痹。在后者中，约有 16% 不能恢复。面神经炎如果恢复不完全，常可伴发瘫痪的面肌挛缩、面肌痉挛或联带运动。瘫痪的面肌挛缩，表现为患侧鼻唇沟加深、口角反牵向患侧、眼裂缩小。但若让患儿做主动运动如露齿时，即可发现挛缩侧的面肌并不收缩，而健侧面肌收缩正常，患侧眼裂更小。临床常见的联带征系指患儿瞬目时即发生患侧上唇轻微颤动；露齿时患侧眼睛不自主闭合；试图闭目时患侧额肌收缩；进食咀嚼时，患侧流泪伴颞部皮肤潮红、局部发热及汗液分泌等表现。这些现象可能是由于病损后再生的神经纤维长入邻近其他神经纤维通路而支配原来属于其他神经纤维的效应器所致。

三、辅助检查

1. 静止检查

（1）茎乳突：检查茎乳突是否疼痛或一侧颞部、面部是否疼痛。

（2）额部：检查额部皮肤皱纹是否相同、变浅或消失，眉目外侧是否对称、下垂。

（3）眼：检查眼裂的大小；两侧是否对称、变小或变大；上眼睑是否下垂，下眼睑是否外翻，眼睑是否抽搐、肿胀；眼结膜是否充血，是否有流泪、干涩、酸、胀的症状。

（4）耳：检查是否有耳鸣、耳闷、听力下降或过敏。

（5）面颊：检查鼻唇沟是否变浅、消失或加深。面颊部是否对称、平坦、增厚或抽搐。面部是否感觉发紧、僵硬、麻木或萎缩。

（6）口：检查口角是否对称、下垂、上提或抽搐；口唇是否肿胀，人中是否偏斜。

（7）舌：检查味觉是否受累。

2. 运动检查

（1）抬眉运动：检查额枕肌运动功能。重度患儿额部平坦，皱纹一般消失或明显变浅，眉目外侧明显下垂。

（2）皱眉：检查皱眉肌是否能运动，两侧眉运动幅度是否一致。

（3）闭眼：闭眼时应注意患侧的口角有无提口角运动，患侧能否闭严，及闭合的程度。

（4）耸鼻：观察压鼻肌是否有皱纹，两侧上唇运动幅度是否相同。

（5）示齿：注意观察两侧口角运动幅度，口裂是否变形，上下牙齿暴露的数目及高度。

（6）努嘴：注意观察口角两侧至人中的距离是否相同，努嘴的形状是否对称。

（7）鼓腮：主要检查口轮匝肌的运动功能。

3. 检测面神经兴奋阈值和复合肌肉动作电位（compound muscle action potential，CMAP）能估计预后。

（1）兴奋阈值测定：一般在病后 7 天内检查。正常情况下应用持续时间 0.1 秒的恒定电流刺激双侧面神经，双侧面神经的兴奋阈值（threshold excitability）差异不大于 2mA。如兴奋阈值在正常范围，或健侧与患侧之间兴奋阈值差在 3～5mA，预后良好；兴奋阈值差≥10mA，预后差；兴奋阈值差为 5～10mA，其预后介于二者之间。

（2）CMAP 波幅测定：面神经麻痹患儿发病 3 周内患侧 CMAP 波幅下降为健侧的 30% 以上，可能在 2 个月内恢复；下降为健侧的 10%～30%，在 2～8 个月恢复；下降为健侧的 10% 以下，恢复较差，需 6 个月～1 年。

4. 肌电图的面神经传导速度测定：对鉴别面神经是暂时性传导障碍还是永久性失神经支配有帮助。

四、治疗原则

促使局部炎症、水肿及早消退，并促进面神经功能的恢复。

1. 药物治疗

（1）皮质激素：可用地塞米松 5～10mg/d 静脉注射；或泼尼松 20～30mg/d，晨起一次顿服，1 周后渐停用；由带状疱疹引起面瘫者，皮质激素联合阿昔洛韦 0.2g，每日 5 次，连服 7～10 天。

（2）B 族维生素：维生素 B_1 100mg，维生素 B_{12} 500μg，肌肉注射，每日 1 次。

2. 理疗及针灸治疗

对茎乳突附近给予热敷，或采用红外线照射或短波透热疗法。针灸宜在发病 1 周后进行。

3. 物理治疗

患儿自己对镜（或家属）用手按摩瘫痪面肌，每日数次，每次 5～10 分钟。当神经功能开始恢复后，患儿可对镜练习瘫痪的各单个面肌的随意运动。

4. 保护暴露的角膜及预防结膜炎，可采用眼罩、滴眼药水、涂眼药膏等方法。

5. 手术治疗

面神经减压手术对局灶患儿有效。对长期不愈者可考虑面舌下神经、面－副神经交叉吻合术，但疗效不肯定。

五、常见护理问题

1. 自我形象紊乱：与面神经麻痹所致口角歪斜等有关。
2. 焦虑：与担心疾病预后有关。
3. 知识缺乏：与缺乏疾病相关知识有关。
4. 潜在并发症：眼内感染。

六、护理措施

1. 生活护理

指导患儿保持口腔清洁，饭后及时漱口，清除口腔患侧滞留的食物；急性期减少户外活动，保持眼部清洁；眼睑不能闭合者可用眼罩盖住患眼或涂抹眼药膏，预防结膜及角膜感染；尽量减少用眼。发病2周内注意休息，注意面部保暖，洗脸时常用温水，忌用冷水。避免感冒和面部直接吹冷风。尽量减少外出，如需外出时应戴帽子和口罩，避免到人多、空气污浊的场所。勿靠近窗边、空调、风扇处，以免受风寒刺激加重病情。

2. 饮食护理

进食清淡饮食，避免粗糙、干硬、辛辣食物，有味觉障碍的患儿应注意食物的冷热度，以防烫伤口腔黏膜；尽量将食物放在健侧舌后方，细嚼慢咽。指导患儿多食富含维生素 B_1 和 B_{12} 的食物。

3. 功能锻炼

指导患儿尽早开始面肌的主动与被动活动。只要患侧面部能活动，就应进行面肌功能锻炼，可对着镜子做皱眉、举额、闭眼、露齿、鼓腮和吹口哨等动作，每日数次，每次 5 ～ 15 分钟，并辅以面肌按摩，以促进早日康复。

4. 心理护理

观察患儿有无心理异常表现，鼓励患儿表达对面部形象改变的自身感受和对疾病预后担心的真实想法。告诉患儿本病大多预后良好，并提供患儿本病已治愈的病例，指导他们克服急躁情绪和害羞心理，正确对待疾病，积极配合治疗。同时护士在与患儿交流谈话时应语言柔和、态度亲切，避免伤害患儿自尊的言行。

5. 出院指导

（1）疾病知识：指导帮助患儿家长掌握本病相关知识与自我护理方法，消除诱因和不利于康复的因素。

（2）日常生活指导：鼓励患儿保持心情愉快，防止受凉、感冒而诱发；面瘫未完全恢复时应注意用围巾或高领风衣适当遮挡、修饰。适当运动加强身体锻炼。

（3）减少光源刺激，如电视屏幕光线、电脑屏幕光线、紫外线。

（4）预防并发症：指导进食清淡软食，保持口腔清洁，预防口腔感染，保护角膜，防止角膜溃疡。

（5）感冒、牙痛、中耳炎等疾病发生时应及时就诊治疗。

（6）功能锻炼：指导患儿掌握面肌功能锻炼方法。

七、小结

小儿面瘫对患儿生长发育极为不利，需尽早采取有效的治疗措施。小儿面瘫的治疗方法较多，如抗病毒、改善微循环、服用糖皮质激素、中医推拿、针灸、营养神经等。总体预后良好，大部分患儿3～4个月可完全恢复，小部分患儿留有不同程度后遗症。

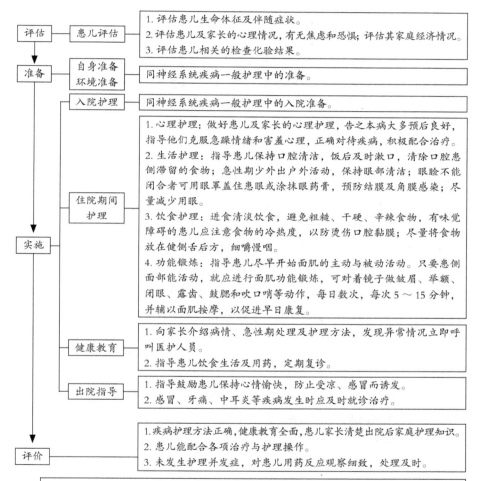

图 4-9　面神经麻痹患儿护理流程图

案例分析

一、病史介绍

患儿，女，10 岁 1 月，因"口角左歪 5 天"入院；体查：T：36.5℃，HR：97 次／分，R：21 次／分，WT：30kg，神志清楚，精神一般，无皮疹、皮下出血、皮下结节、瘢痕，全身浅表淋巴结无肿大，口角左歪，右侧鼻唇沟、额纹变浅，哭吵时右侧眼裂较左侧大，右侧皱眉不能，口唇无发绀，口腔黏膜正常，咽部黏膜充血、红肿，扁桃体Ⅱ度肿大。大小便正常。

二、辅助检查

1. 血液检查：中性粒细胞比值 0.691；血沉 34mm/h；肝肾功能、电解质、心肌酶学：正常。

2. 心电图：示窦性心动过速（安静）。

3. 腹部 B 超：示腹腔胀气。

4. 面神经传导检查：示面神经受损：双侧面神经各分支潜伏期正常，右面神经个 3 分支 CMAP 波幅明显低于左侧。提示右侧面神经损害。

5. 头颅 MRI：（1）左侧裂池岛叶区多小脑回畸形；（2）左侧大脑半球半卵圆中心白质比例较右侧少，左侧大脑脚华勒氏变性；（3）右侧侧脑室扩大、变形。

6. 纤维喉镜：示鼻炎。

思考题：

1. 该患儿可能的临床诊断是什么？依据有哪些？

2. 该患儿服用激素药物应注意什么？

3. 如何做好眼部护理？

第十节　婴儿痉挛症

婴儿痉挛症（infantile spasms）又称 West 综合征，是婴儿期的一种常见的难治性癫痫综合征，是一种典型的年龄依赖性癫痫，与早期肌阵挛脑病、大田原综合征以及儿童期弥漫性慢棘－慢波癫痫性脑病

（lennox-gastaut 综合征）等病症同属于年龄依赖性癫痫性脑病。该病具有发病年龄早、发作形式特殊等特点，以痉挛发作、脑电图示高峰失律、智力运动发育落后为主要特征。90% 以上 1 岁以内发病，新生儿期可有痉挛发作，但常于 2 个月后，起病高峰年龄为 4 ～ 6 个月。痉挛性发作持续 3 ～ 30 个月，一般 1 岁后减少，3 岁后痉挛发作趋于消失。

一、病因及发病机制

婴儿痉挛症的病因多为脑发育障碍所致各种畸形、围生期脑损伤、代谢异常、中枢神经系统感染、神经皮肤综合征（结节性硬化）等。

1. 结节性硬化症

结节性硬化症病患中，有四成会表现出婴儿点头痉挛；反之，婴儿点头痉挛的病患中，有 4% ～ 25% 可诊断为结节性硬化症。这是发生率 1/30000 的遗传性疾病，脑部会有结节，幼儿时皮肤易有白斑，4 ～ 6 岁时就有类似青春痘的表现，很容易合并智力障碍。当宝宝有婴儿点头痉挛合并皮肤病变时，要做脑部 CT 或 MRI 检查，确定是否为结节性硬化症。

2. Aicardi 症候群

此症患者多为女性，数月大时就开始抽搐，并且很难用抗癫痫药物控制。脑部影像检查可以发现缺乏大脑胼胝体。

3. 其他原因

产前与生产过程中有缺氧 – 缺血性脑病变，产伤是婴儿期症状性癫痫的常见病因。先天性感染、遗传性代谢异常、中枢神经系统感染与头部外伤、小脑症、唐氏征、结节性硬化症、Aicardi 症候群、脑膜脑炎，脑脓肿、病毒性脑炎，以及寄生虫病、颅内出血、线粒体疾病等代谢性疾病、染色体畸形、先天性脑积水、高热惊厥、缺乏各种微量元素、维生素 B_6 缺乏症等均可导致发作。

二、临床表现

此症可成串发作，也可呈单下发作。每次痉挛可持续 1 ～ 2 秒。每串少则 3 ～ 5 次，多则上百次。95% 病例伴有智力运动发育的落后。婴儿痉挛症可表现为屈肌型痉挛、伸肌型痉挛、混合型痉挛。

1. 屈肌型痉挛

最常见，患儿突然点头，上肢内收，呈抱球动作。

2. 伸肌型痉挛

少见，表现为头后仰、两臂伸直，伸膝等动作。

3. 混合型痉挛

较常见，患儿有些成串痉挛为屈肌型，另一些则为伸肌型痉挛。

三、辅助检查

1. 脑电图：特征为高峰节律紊乱，在睡眠期更明显。

2. 神经影像学检查：如 CT、MRI 等可协助发现脑内结构性病变。

3. 血液学检查：查钙磷排除低钙抽搐，排除缺少维生素 B_6 引起的痉挛。

4. 其他：各种代谢性实验、酶学分析、染色体检查均可帮助寻找病因。

四、治疗原则

婴儿痉挛症的治疗目前主要包括病因治疗、药物治疗、生酮饮食治疗及手术治疗。

1. 病因治疗

如给予静脉大剂量维生素 B_6 可以诊断和治疗吡哆醇依赖症；食用特殊奶粉治疗苯丙酮尿症等。

2. 药物治疗

（1）促肾上腺皮质激素（ACTH）对 70% 的患儿有效。

①用法：加入 5% 葡萄糖内，静脉输注 6 小时。

②疗程：开始剂量为 20 ～ 25U/d，如发作控制继续使用 2 周；若 2 周后疗效不佳，改为 40U/d，再用 2 周，总疗程不超过 4 周。

（2）抗癫痫常用药物

常用药物包括托吡酯、丙戊酸钠、氯硝西泮等。详见本章第二节癫痫药物治疗的相关内容。

3. 生酮饮食治疗

生酮饮食用于治疗儿童难治性癫痫已有数十年的历史，虽然其抗癫痫的机理目前还不清楚，但是其有效性和安全性已得到了公认。详见附录三生酮饮食的相关内容。

4. 手术治疗

明确致痫病灶，其他治疗无效时可选用。

五、常见护理问题

1. 有窒息的危险：与痉挛发作时意识丧失、喉头痉挛、口腔和支气管分泌物增多有关。

2. 有受伤的危险：与痉挛发作时突然意识丧失或精神失常、判断障碍有关。

3. 知识缺乏：与缺乏疾病相关知识有关。

4. 气体交换受损：与痉挛发作、喉头痉挛所致呼吸困难或肺部感染有关。

5. 潜在并发症：高血压、水电解质紊乱。

六、护理措施

1. 一般护理

（1）休息与活动：保持病房良好秩序，给患儿创造安静、舒适的环境、避免不良刺激；对患儿各项治疗和护理工作要集中进行；保证患儿充足的睡眠和休息，避免过度的兴奋和疲劳。

（2）饮食：合理安排饮食，营养全面均衡，适当控制进食量。

（3）预防感染：病室定时开窗通风，严格限制探视人数；其他患儿与感染患儿分室居住，防止交叉感染。

2. 病情观察

（1）观察生命体征：注意患儿体温变化，及时发现感染征兆；观察患儿有无缺氧症，注意患儿有无呼吸急促、面色青紫、口唇及甲床发绀等症状，必要时给予低流量吸氧；注意观察瞳孔大小、对光反射及神志改变情况。

（2）观察患儿癫痫发作状态：发作时伴随症状、持续时间。

（3）观察患儿经抗癫痫治疗后，癫痫发作、智力和运动发育等情况的转归。

3. 用药护理

（1）促肾上腺皮质激素

①避免感染，注意病室定期通风，减少探视人数；输液前、中、后监测患儿血压、心率、呼吸并记录，如有心律失常、血压升高等异常表现时应及时通知医生，遵医嘱予以处理；观察患儿有无低钾、低钙表现，每周复查电解质，并给予口服钙剂及钾；观察患儿进食情况，适当控制进食量；运用激素治疗期间，患儿易烦躁哭闹，必要时遵医嘱给予镇静。

②根据患儿血管情况选择静脉通路。因患儿年龄小，血管条件不理想，输液时间长，对静脉损伤较大，易造成静脉穿刺困难，影响治疗，应取得家属理解及配合，有条件者可留置中心静脉导管以保护患儿静脉。做好静脉通路的维护，患儿年龄小，自制力差，静脉通路不易固定，应多巡视，避免液体外渗的情况发生。

③静脉激素治疗结束后，改为口服激素，应遵医嘱逐渐减量，不可擅自减量或停药。

（2）抗癫痫药物：发放口服抗癫痫药应剂量准确，按时发放，并协助家属给患儿服药；用药期间定时监测血药浓度，避免药物剂量不足导致发作控制不理想或过量引起中毒；用药期间定时监测血常规、肝肾功能；督促患儿按时服药，不可自行减量、停药；观察患儿用药期间的不良反应，如有异常，立即通知医生。

（3）镇静剂：患儿发作频繁遵医嘱给予静脉推注镇静剂时，应剂量准确，缓慢推注，并观察患儿的呼吸情况。

4. 心理护理

该病因患儿发病年龄小，发作不易控制，同时合并严重的智力运动发育落后，预后较差，家属往往表现出焦虑、沮丧的情绪，因此在治疗期间应多讲解疾病知识、治疗方法，多鼓励家属，帮助其树立战胜疾病的信心，积极配合治疗。

5. 健康教育

（1）向家属讲解疾病知识，告知使用激素的不良反应（高血压、心律紊乱、电解质紊乱、免疫力低下等）及观察重点。

（2）帮助家属合理安排患儿生活，培养良好的生活习惯，保证充足的睡眠和休息，防止各种诱发因素。

（3）饮食均衡，定时定量。注意合理配餐，保证营养供应，宜予低脂低糖饮食，并控制进食量。

（4）预防感染：不到人口密集的地方去，不与感染者接触。

（5）遵医嘱继续按时按量口服抗癫痫药及激素药。

（6）定期检查血象、肝肾功能、药物血药浓度等，防止药物的不良反应发生。

（7）定期复查：3个月后至门诊复查。

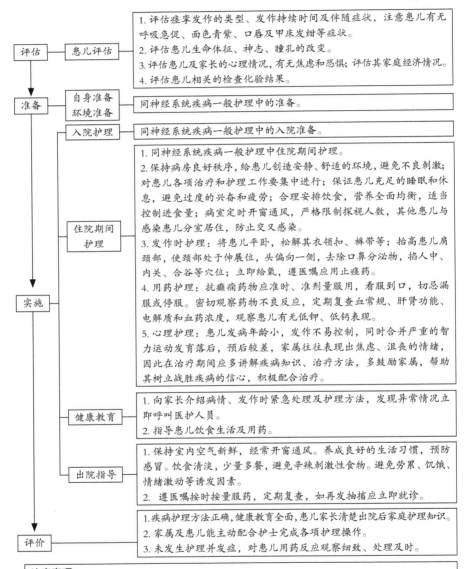

评估	患儿评估	1. 评估痉挛发作的类型、发作持续时间及伴随症状，注意患儿有无呼吸急促、面色青紫、口唇及甲床发绀等症状。 2. 评估患儿生命体征、神志、瞳孔的改变。 3. 评估患儿及家长的心理情况，有无焦虑和恐惧；评估其家庭经济情况。 4. 评估患儿相关的检查化验结果。
准备	自身准备 环境准备	同神经系统疾病一般护理中的准备。
实施	入院护理	同神经系统疾病一般护理中的入院准备。
	住院期间护理	1. 同神经系统疾病一般护理中住院期间护理。 2. 保持病房良好秩序，给患儿创造安静、舒适的环境，避免不良刺激；对患儿各项治疗和护理工作要集中进行；保证患儿充足的睡眠和休息，避免过度的兴奋和疲劳；合理安排饮食，营养全面均衡，适当控制进食量；病室定时开窗通风，严格限制探视人数，其他患儿与感染患儿分室居住，防止交叉感染。 3. 发作时护理：将患儿平卧，松解其衣领扣、裤带等；抬高患儿肩颈部，使颈部处于伸展位，头偏向一侧，去除口鼻分泌物，掐人中、内关、合谷等穴位；立即给氧，遵医嘱应用止痉药。 4. 用药护理：抗癫痫药物应准时、准剂量服用，看服到口，切忌漏服或停服。密切观察药物不良反应，定期复查血常规、肝肾功能、电解质和血药浓度，观察患儿有无低钾、低钙表现。 5. 心理护理：患儿发病年龄小，发作不易控制，同时合并严重的智力运动发育落后，预后较差，家属往往表现出焦虑、沮丧的情绪，因此在治疗期间应多讲解疾病知识、治疗方法，多鼓励家属，帮助其树立战胜疾病的信心，积极配合治疗。
	健康教育	1. 向家长介绍病情、发作时紧急处理及护理方法，发现异常情况立即呼叫医护人员。 2. 指导患儿饮食生活及用药。
	出院指导	1. 保持室内空气新鲜，经常开窗通风。养成良好的生活习惯，预防感冒。饮食清淡，少量多餐，避免辛辣刺激性食物。避免劳累、饥饿、情绪激动等诱发因素。 2. 遵医嘱按时按量服药，定期复查，如再发抽搐应立即就诊。
评价		1. 疾病护理方法正确，健康教育全面，患儿家长清楚出院后家庭护理知识。 2. 家属及患儿能主动配合护士完成各项护理操作。 3. 未发生护理并发症，对患儿用药反应观察细致、处理及时。

注意事项：
1. 告知家长痉挛发作时的紧急处理措施：解开领扣，将患儿的头偏向一侧，保证患儿安全。
2. 强调抗癫痫药物长期、规律服药的重要性，不要随意改药、停药、漏服、增减药量；定期复查血常规、肝肾功能、血药浓度等，以减少复发。口服激素者，应遵医嘱逐渐减量，不可擅自减量或停药，同时注意补充钙剂。
3. 合理安排患儿的生活，保证充足的睡眠和休息。

图 4-10 婴儿痉挛症护理流程图

七、小结

婴儿痉挛症患儿一般 1 岁后痉挛发作减少，3 岁后趋于消失。约半数患儿转变为其他类型发作，多为全身性发作，包括不典型失神、强直性发作、强直 - 阵挛性发作、失张力发作等，也可有局灶性发作。23% ～ 60% 的婴儿痉挛症发展为 Lennox-Gastaut 综合征。痉挛停止后，大部分患儿可遗留神经系统损伤的症状和体征，如语言障碍、局灶失明、斜视、肢体瘫痪，并伴有远动发育落后及智力低下。如果患儿发病前智力运动正常，发作后即刻进行正规治疗并能理想控制，预后相对好得多，否则绝大多数局灶患儿会遗留脑损伤。要在控制发作的基础上进行早期智力运动干预。

案例分析

一、病史介绍

患儿，女，6 月，因"间发抽搐 3 月余"入院，入院前 3 月余无明显诱因开始出现点头发作，伴双上肢屈曲上抬，呈拥抱状，双下肢上抬，呼之有应答，10 ～ 30 次 / 天，每次持续 1 ～ 2 秒，自行缓解，缓解后继续玩耍，发作时无哭吵、无尖叫、无短暂双眼发呆、无发热、无咳嗽、无腹泻。入院体查：T：36.3℃，HR：120 次 / 分，R：30 次 / 分，WT：7.8kg，神志清楚，精神一般，患儿精神食纳正常，大小便正常。

二、辅助检查

1. 脑电图：示异常小儿脑电图，背景节律稍慢化，间断高度失律图形。

2. 胸片：示双肺未见明显主质性病变。

3. 心脏彩超：示卵圆孔未闭，左心收缩功能正常。

4. 腹部 + 肠道 + 泌尿系彩超：示腹腔胀气。

5. 血、尿遗传代谢检查：未见明显异常。

思考题：

1. 该患儿可能的临床诊断是什么？依据有哪些？

2. 该患儿使用激素的不良反应有哪些？

第十一节　重症肌无力

重症肌无力（myasthenia gravis，MG）属于自身免疫性疾病，主要累及神经肌肉接头突触后膜上乙酰胆碱受体（ACh-R），从而导致神经肌肉接头处传递障碍。临床上表现为骨骼肌无力，其特点是疲劳时加重、休息或使用胆碱酯酶抑制药后症状减轻。重症肌无力的发病率为（8～20）/10万，其中儿童重症肌无力大多在婴幼儿期发病，2～3岁时为发病高峰，女孩多见。

一、病因及病理生理

1. 病因

重症肌无力的发生与自身免疫功能障碍有关，是神经肌肉接头的突触后膜乙酰胆碱受体被自身抗体攻击而引起的自身免疫性疾病。

2. 病理生理

MG为体液免疫介导的疾病。在一些特定的遗传素质个体中，病毒或其他非特异性因子的感染，导致正常和增生胸腺中的"肌样细胞"上的ACh-R构型发生变化，成为新的抗原（其分子结构与神经肌肉接头处的ACh-R的结构相似），刺激胸腺B淋巴细胞产生乙酰胆碱受体抗体（AChR-Ab）并进入体循环，到达神经肌肉接头突触后膜与ACh-R产生抗原抗体反应。AChR-Ab可直接或间接封闭ACh-R，通过激活补体而使ACMR降解和结构改变，使突触后膜上的ACh-R绝对数量减少，当神经冲动到来时，不足以产生可引起肌纤维收缩的动作电位。此外，细胞免疫在MG发病中也起一定作用，即患儿周围血中辅助性T淋巴细胞增多，抑制性T淋巴细胞减少，致B淋巴细胞活性增强而产生过量抗体。

二、临床表现

1. 儿童期重症肌无力

大多在婴幼儿期发病，最小年龄为 6 个月，2 ～ 3 岁是发病高峰。女性发病率高于男性。根据临床特征可分为眼肌型、脑干型及全身型。

（1）眼肌型：最多见。是指单纯眼外肌受累，但无其他肌群受累。首发症状多数先见一侧或双侧眼睑下垂，晨轻暮重，反复用力做睁闭眼动作可使症状更明显。也可表现眼球活动障碍、复视、斜视等，瞳孔对光反射正常。重症患儿表现双侧眼球几乎不动。

（2）脑干型：主要表现为第Ⅸ、Ⅹ、Ⅻ对脑神经所支配的咽喉肌群受累，突出症状为吞咽、咀嚼及言语障碍，除了伴眼外肌受累外，躯干及肢体没有受累表现。

（3）全身型：有一组以上肌群受累，主要累及四肢。轻者四肢肌群轻度受累，致使走路及举手动作不能持久，上楼梯易疲劳，常伴眼外肌受累，一般无咀嚼、吞咽、构音困难。重者常需卧床，除伴有眼外肌受累外，常伴有咀嚼、吞咽、构音困难，以及程度不等的呼吸肌无力。多数患儿腱反射减弱或消失，感觉正常。重症肌无力患儿可突然出现重症肌无力危象和胆碱能危象，是本病死亡的主要原因。

2. MG 危象

是指 MG 患儿在病程中由于某种原因突然发生的病情急剧恶化，呼吸困难，危及生命的危重现象。

（1）肌无力危象：最常见。因延误治疗或措施不当使肌无力症状突然加重，咽喉肌和呼吸肌极度无力，不能吞咽和咳痰，呼吸困难，常伴烦躁不安、大汗淋漓，甚至出现窒息、口唇和指甲发绀等缺氧症状。

（2）胆碱能危象：见于长期服用较大剂量的胆碱酯酶抑制剂的患儿。发生危象之前常先表现出明显的胆碱酯酶抑制剂的不良反应，如恶心、呕吐、腹痛、腹泻、多汗、流泪、皮肤湿冷、口鼻腔分泌物增多、肌束震颤以及情绪激动、焦虑等精神症状。

（3）反拗性危象：主要见于严重全身型肌无力患儿，在服用胆碱酯酶抑制剂期间，由于上呼吸道感染、手术后等原因突然对药物不敏感，而出现的严重的呼吸困难。

三、辅助检查

1. 疲劳试验：嘱患儿用力眨眼 30 次后眼裂明显变小或两臂持续平举后出现上臂下垂，休息后恢复者为阳性，用于病情不严重，尤其是症状不明显者。

2. 甲硫酸新斯的明试验：甲硫酸新斯的明 0.04mg/kg 肌内注射（最大量不超过 1mg），15～30 分钟后症状明显减轻者为阳性。

3. 重复神经电刺激：是常用的具有确诊价值的检查方法。重复低频电刺激后动作电位波幅递减程度在 10%～15% 以上，高频电刺激递减程度在 30% 以上为阳性，支持诊断。全身重症肌无力阳性率在 80% 以上，且与病情密切相关。此检查应在停用抗胆碱酯酶药物 12～18 小时后进行，以免假阳性。

4. AChR-Ab 测定：对重症肌无力的诊断有特征性意义。80% 以上患儿 AChR-Ab 滴度增高。但眼肌型患儿的 AChR-Ab 升高不明显，且抗体滴度与临床症状的严重程度并不完全一致。

5. 胸腺 CT、MRI 检查：可发现胸腺增生或胸腺瘤。

四、治疗原则

MG 的治疗原则是以药物治疗为主，必要时行手术治疗及血浆置换等。

1. 药物治疗和血浆置换疗法

（1）胆碱酯酶抑制剂：是 MG 首选的对症治疗药物，适用于除胆碱能危象以外的所有 MG 患儿。作用机制是使乙酰胆碱降解速度减慢，使神经肌肉接头处乙酰胆碱量增加，从而增加乙酰胆碱和 ACh-R 结合的机会。常用药物为溴吡斯的明，从小剂量开始，逐步加量，以能维持日常起居为宜。

（2）糖皮质激素：糖皮质激素能降低 AChR-Ab 滴度，且能明显改善症状，长期规则应用可降低复发率。首选药物为泼尼松，1 ～ 2mg/（kg·d），症状完全缓解后再维持 4 ～ 8 周，然后逐渐减量达到能够控制症状的最小剂量，每天或隔天清晨顿服。必要时可使用甲泼尼龙 15 ～ 30mg/（kg·d）静脉冲击治疗。

（3）大剂量静脉注射丙种球蛋白和血浆置换疗法：主要适用于难治性 MG 或肌无力危象的治疗。静脉滴入剂量为 400mg/（kg·d），5 天为一疗程，多数患儿在用药后第 3 ～ 4 天病情会有明显好转，且 ACh-R 水平降低，但作用时间短，重症患儿可在 1 个月后重复使用。

（4）免疫抑制剂：如环孢素 A 和硫唑嘌呤。

2. 胸腺切除术

对于药物难控制或合并胸腺瘤者可考虑胸腺切除术。

3. 危象的治疗

一旦发生呼吸肌麻痹，应立即给予气管插管和加压人工呼吸，如呼吸短时间内不能改善，应尽快行气管切开，使用人工呼吸机辅助呼吸，并依危象的不同类型采取相应处理方法。肌无力危象者加大新斯的明用量；胆碱能危象和反拗危象者暂停抗胆碱酯酶药物的应用并对症治疗。在上述处理的同时，应保持呼吸道通畅、积极控制感染、应用糖皮质激素。

五、常见护理问题

1. 低效型呼吸形态：与肌无力导致呼吸无力有关。

2. 营养失调，低于机体需要量：与咀嚼无力、吞咽困难所致进食量减少有关。

3.潜在并发症：重症肌无力危象。

六、护理要点

1.一般护理

（1）活动与休息：嘱患儿适当休息，避免过度劳累、受凉、情绪激动等，病情进行性加重时，应立即卧床休息。保持病室安静，对患儿各项治疗和护理工作要集中进行。保持病房良好秩序，保持环境安静，避免不良刺激。

（2）合理安排饮食：营养要全面均衡。出现咀嚼、吞咽困难时应注意进软食、半流质饮食，避免呛咳及肺部感染。无吞咽动作或呛咳明显者应尽早给予鼻饲，必要时可给予静脉营养。

（3）注意患儿安全：随时拉好床挡，以免发生坠床。患儿要有专人陪护，清除患儿活动范围内的障碍物，防止发作时摔伤及跌倒。

（4）皮肤护理：卧床患儿应保持其床单位整洁、平整，及时更换污染的衣物，清理大小便等，定时翻身，必要时予减压贴保护受压皮肤。

（5）预防感染：病室开窗通风，减少探视人数，与感染患儿分室居住，防止交叉感染。

2.病情观察

（1）密切观察患儿生命体征、全身活动能力及肌力变化，尤其注意有无呼吸困难、咳嗽无力的情况；对于有吞咽困难的患儿观察其进食情况，保证出入量。

（2）观察患儿有无重症肌无力危象及胆碱能危象发生，保持呼吸道通畅，备好吸引器，必要时备气管切开包。

3.用药护理

（1）抗胆碱酯酶药物：抗胆碱酯酶药物应按时服用，咀嚼和吞咽无力者应在餐前给药。应用抗胆碱酯酶药可能出现毒蕈样症状，如流涎、瞳孔缩小、恶心、呕吐、腹痛、腹泻、呼吸道分泌物增多、流泪、肌束震颤等，应密切观察，必要时使用阿托品对抗；大剂量的激素冲击疗法诱发高血压、高血糖、心动过速、电解质紊乱、骨质疏松，严重的感染甚至死亡，应用时须注意。

（2）糖皮质激素：大剂量使用时应严密观察患儿病情尤其是呼吸变化，预防出现呼吸肌瘫痪，做好气管切开的准备。长期应用者应严密观察有无消化道出血、骨质疏松、股骨头坏死等并发症。用药期间应遵医嘱补充钾盐，症状缓解后按医嘱逐渐减量至最小剂量以维持治疗。

（3）用药注意事项：用药期间密切观察患儿生命体征变化，定期复查血常规、电解质等指标；应用免疫球蛋白治疗时要注意观察有无过敏反应；吞咽困难的患儿在口服抗胆碱酯酶药物溴吡斯的明时要等到药物起效后再进食，避免发生呛咳，造成窒息或吸入性肺炎，鼻饲及没有吞咽困难的患儿应在饭后 30 分钟再服用，这样有利于降低药物对胃黏膜的刺激，减轻消化道症状；慎用加重神经肌肉传递障碍的药物，如吗啡、氨基糖苷类抗生素、抗心律失常药以及各种肌肉松弛剂。

4. MG 危象的护理

对于重症肌无力全身型的患儿，应备好气管插管用物、气管切开包、吸氧装置和抢救物品于床旁。一旦出现 MG 危象，应立即通知医生，准备好抢救药品及物品，积极配合抢救。可抬高患儿床头，及时给予吸氧，清除呼吸道分泌物；遵医嘱使用新斯的明等药物抢救肌无力危象，并注意观察疗效。

5. 心理护理

本病的特点是病程长且病情容易复发，感冒或劳累后加重，故患儿容易产生自卑情绪，家属也会为患儿的病情忧心、焦虑，因此要帮助患儿及家属消除心理的负面情绪，树立战胜疾病的信心，积极配合医师治疗，平时保持乐观的生活态度。

6. 健康教育

（1）饮食指导：给予高营养、高维生素、低脂、低糖饮食，喂食宜慢，要有耐心，少量多餐。

（2）注意预防感染。重症肌无力患儿一般抵抗力较差，在日常生活中要注意气候的变化，以防疾病加重。适量运动，锻炼身体，增强体质，但不能运动过量，特别是重症肌无力患儿运动过量会加重症状，所以要根据患儿的情况选择一些有助于恢复肌力的运动。

（3）合理安排患儿生活。生活有规律，按时睡眠、按时起床，不要熬夜，要劳逸结合。避免劳累、情绪激动等，病情进行性加重时，应立即卧床休息。

（4）坚持服药，按时服药。要做好患儿及家属的思想工作，使其对服药有正确的认识，自觉坚持服用药物，不可擅自停药或减量。

（5）向家属讲解使用激素的不良反应（高血压、心率失常、电解质紊乱等）及观察重点。

七、小结

重症肌无力是免疫介导的神经肌肉接头处传递障碍的慢性疾病。本病的特点是病程长且病情容易复发，感冒或劳累后加重，而胆碱酯酶抑制药是多数患儿的主要治疗药物，首选药物为溴吡斯的明。所以年长儿及家长在治疗中首先要有战胜疾病的信心，积极配合医师治疗，保持情绪稳定，避免过度活动，遵医嘱按时服药，避免受凉感冒及各种感染。

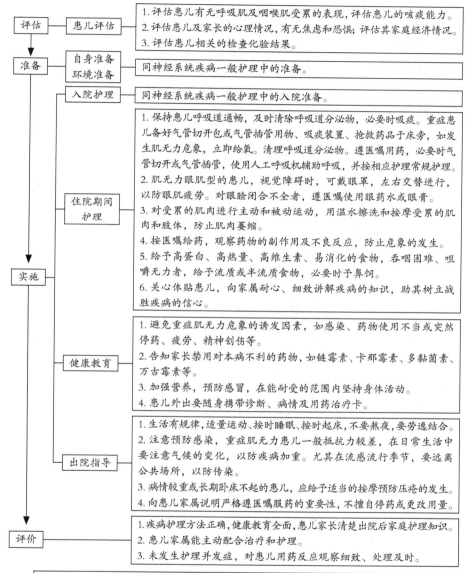

评估	患儿评估	1.评估患儿有无呼吸肌及咽喉肌受累的表现,评估患儿的咳痰能力。 2.评估患儿及家长的心理情况,有无焦虑和恐惧;评估其家庭经济情况。 3.评估患儿相关的检查化验结果。
准备	自身准备 环境准备	同神经系统疾病一般护理中的准备。
实施	入院护理	同神经系统疾病一般护理中的入院准备。
	住院期间 护理	1.保持患儿呼吸道通畅,及时清除呼吸道分泌物,必要时吸痰。重症患儿备好气管切开包或气管插管用物、吸痰装置、抢救药品于床旁,如发生肌无力危象,立即给氧。清理呼吸道分泌物。遵医嘱用药,必要时气管切开或气管插管,使用人工呼吸机辅助呼吸,并按相应护理常规护理。 2.肌无力眼肌型的患儿,视觉障碍时,可戴眼罩,左右交替进行,以防眼肌疲劳。对眼睑闭合不全者,遵医嘱使用眼药水或眼膏。 3.对受累的肌肉进行主动和被动运动,用温水擦洗和按摩受累的肌肉和肢体,防止肌肉萎缩。 4.按医嘱给药,观察药物的副作用及不良反应,防止危象的发生。 5.给予高蛋白、高热量、高维生素、易消化的食物,吞咽困难、咀嚼无力者,给予流质或半流质食物,必要时予鼻饲。 6.关心体贴患儿,向家属耐心、细致讲解疾病的知识,助其树立战胜疾病的信心。
	健康教育	1.避免重症肌无力危象的诱发因素,如感染、药物使用不当或突然停药、疲劳、精神创伤等。 2.告知家长禁用对本病不利的药物,如链霉素、卡那霉素、多黏菌素、万古霉素等。 3.加强营养,预防感冒,在能耐受的范围内坚持身体活动。 4.患儿外出要随身携带诊断、病情及用药治疗卡。
	出院指导	1.生活有规律,适量运动、按时睡眠、按时起床,不要熬夜,要劳逸结合。 2.注意预防感染,重症肌无力患儿一般抵抗力较差,在日常生活中要注意气候的变化,以防疾病加重。尤其在流感流行季节,要远离公共场所,以防传染。 3.病情较重或长期卧床不起的患儿,应给予适当的按摩预防压疮的发生。 4.向患儿家属说明严格遵医嘱服药的重要性,不擅自停药或更改用量。
评价		1.疾病护理方法正确,健康教育全面,患儿家长清楚出院后家庭护理知识。 2.患儿家属能主动配合治疗和护理。 3.未发生护理并发症,对患儿用药反应观察细致、处理及时。

注意事项:
1.使用胆碱酯酶类药物时观察有无药物的副作用,如腹痛、腹泻、流涎、肌束颤动和瞳孔缩小等症状。
2.口服抗胆碱酯酶药物,服药半小时后进食,防止自主进食后发生呛咳、窒息等。
3.鼻饲者鼻饲流质后半小时服用抗胆碱酯酶药物,减少用药后不良反应。
4.遵医嘱按时按量服药,出院后1个月复查,如有感冒、发热、病情变化立即就诊。

图 4-11　重症肌无力患儿护理流程图

案例分析

一、病例介绍

患儿，女，4岁10月，因"右侧眼睑下垂5天、全身乏力3天"入院。入院体查：T：36.6℃，HR：95次/分，R：26次/分，WT：12.0kg。精神欠佳，食纳差且有呛咳，右侧眼睑下垂，有咳嗽，痰液不易咳出。双上肢可抬举，拾物欠灵活，能扶站，有步态不稳。大小便正常。

二、辅助检查

1. 血常规：WBC：$4.79 \times 10^9/L$、NE：0.653。

2. 胸部CT：考虑肺间质炎症。

3. 新斯的明试验：阳性。

4. 腹部彩超：示腹腔淋巴结稍大。

思考题：

1. 该患儿可能的临床诊断是什么？依据有哪些？

2. 该患儿首要的护理问题及护理措施是什么？

3. 新斯的明试验的注意事项是什么？

| 第五章 |

小儿神经外科常见疾病护理

第一节　小儿神经外科手术的一般护理常规

一、术前护理

1. 首先了解患儿病情，手术名称及一般情况。

2. 耐心向家长了解患儿生活习惯，做好心理护理（保护患儿隐私）；向家长讲解围手术期（手术）的注意点，做好健康宣教；加强基础护理，避免着凉、感染，影响择期手术。

3. 完善各项检查，如血常规、血型鉴定、凝血常规、肝肾功能测定、输血四项，X线、CT、MRI、血管造影等。

4. 如有发热、感冒、皮肤化脓感染、女患儿月经来潮、半月内服用阿司匹林药物等，应报告医师。了解患儿近期有无传染病接触史及检疫期限。

5. 术前1天给患儿洗澡，更换清洁衣裤，冬季注意保暖，避免着凉。

6. 手术野皮肤的准备，学龄前儿童一般不需剃毛，但需清洁及去除手术区皮肤的污垢，以减少感染机会；学龄期儿童，按医嘱酌情备皮（当天）。遵医嘱合血、做药物过敏试验、称体重，并正确记录。

7. 胸、腰、骶部椎管手术者，手术前晚及术晨遵医嘱清洁灌肠各 1 次。

8. 进食普食及半流质食物者，术前禁食 8 ～ 10 小时；进食流质及乳类食物者，术前禁食 4 ～ 6 小时。

9. 根据手术医嘱，准备好次日带入手术室之药品、物品、血型单、影像资料等。

二、术晨准备

1. 术晨测体温 1 次，如有异常应及时与管床医师联系，必要时延期手术。

2. 指导患儿排空小便，有活动性假牙者应取下，用冷水浸泡并妥善保管。

3. 穿好手术服，手术前 30 分钟按医嘱使用术前药物，停止术前长期医嘱。

4. 手术室来接患儿时，由责任护士与手术室接送人员一起核对以下内容：①科室、病区、床号、姓名、性别、年龄、住院号等；②手术名称和部位；③填写手术病人交接卡，将准备好的物品（病历、药物、影像资料等）与电子病历医嘱核对签名后，交给手术室接送人员。

5. 脑室引流患儿去手术室前夹闭引流管，用无菌纱布包扎接头处，并密切观察病情变化。

6. 患儿送入手术室后，责护应根据手术名称和术后常规诊治要求，做好患儿回病室准备（如铺好麻醉床，备好氧气、负压吸引装置、盐水架、胃肠减压、心电监护等用物），必要时对房间进行消毒处理。

三、术后护理

1. 热情迎接手术患儿，了解手术经过，并与手术室接送人员当面核对患儿情况及清点用物。

2. 正确核对、执行术后医嘱，必要时可主动与手术医生沟通，了解术后相关注意事项，有异常及时汇报。

3. 根据医嘱定时测量血压、体温、脉搏、呼吸、血氧饱和度,观察患儿意识、瞳孔、肢体活动及皮肤情况等,全麻患儿术后每小时记录 1 次(共 6 次),发现病情变化及时报告医师处理。

4. 保持呼吸道通畅,昏迷患儿应将头部置于平直位置并将双下颌向前上方轻轻抬起,避免舌根后坠阻塞呼吸道。定时翻身,轻叩其背部,以利排痰。鼓励年长患儿咳嗽排痰,不能自行排痰者应及时吸痰,吸痰时应动作轻柔,边吸边缓慢转动吸痰管,以免造成黏膜损伤,每次不超过 15 秒,以免阻塞呼吸道。痰液黏稠不易吸出时,予雾化吸入稀释痰液。必要时配合医生行气管插管或气管切开辅助呼吸。

5. 根据医嘱选择卧位,全麻未清醒者,去枕平卧,头侧向一侧,避免呕吐引起窒息,拉好床档防止坠床,必要时加用约束带固定,防止各种导管脱落。麻醉清醒后血压平稳者头部置软枕或抬高床头 15°～30°,以利颅内静脉回流,减轻脑水肿,降低颅内压,同时注意保暖。

6. 术后观察切口处有无渗血、渗液,注意有无呼吸困难表现,如有异常须及时报告医师进行处理。

7. 神经外科常见各种导管护理

(1)脑室外引流管

①平卧位,引流装置应高于床头 10～15cm(或根据医嘱放引流装置),防止颅内压波动幅度过大和速度过快,注意有无颅内压过低或过高可能出现的并发症(如颅内出血、小脑幕裂孔上疝等)。

②保持引流管通畅,引流速度严格按照医嘱执行,每日正确记录引流液的颜色、性质、量。

③保持引流装置及管道的清洁和无菌,注意无菌操作。

④保持头部伤口或穿刺点敷料干燥和清洁。

(2)胃肠减压管

①根据病情、年龄选择合适的胃管。

②插管过程中发生呛咳、呼吸困难、紫绀等应立即停止操作拔出胃管，稍后重插。

③使用胃肠减压管之前先检查其工作是否正常：如有无漏气，吸引力大小使用保持负压状态，保持胃管通畅。

④注意胃管内引流液的颜色、性质、量及患儿腹部体征，正确记录 24 小时引流总量。

⑤胃肠减压期间注意口腔卫生，予口腔护理 Bid。

⑥胃管堵塞护理：根据医嘱，可用 10～20mL 0.9% 生理盐水冲洗，反复多次冲洗至通畅。若是特殊手术要谨慎处理，防止吻合口渗漏及出血。

（3）导尿管

①妥善固定，保持引流管通畅，观察尿液有无异常。

②每周更换引流袋，每日会阴护理 2 次，保持局部清洁干燥。

③导管和集尿袋应低于耻骨联合，防止尿液反流，做好宣教工作。避免管道受压，影响尿液引流。

④长期留置导尿管的患儿，拔管前先锻炼膀胱功能。

8. 指导并协助患儿进食，48～72 小时后意识仍未恢复或吞咽功能障碍者，遵医嘱给予鼻饲流质饮食，鼻饲期间口腔护理每日 2 次。

9. 术后静脉补液者，根据医嘱掌握补液速度及补液次序，防止发生肺水肿。

10. 定时给患儿翻身、叩背，注意动作轻柔、协调，防止头颈扭转，不使颈部过伸、过屈与偏斜，保持床单位的平整、干燥，做好皮肤护理。

11. 保持大便通畅，3 日未排便者，遵医嘱给予开塞露保留灌肠。

12. 鼓励患儿术后早期下床活动，增加食欲，促进切口早期愈合。

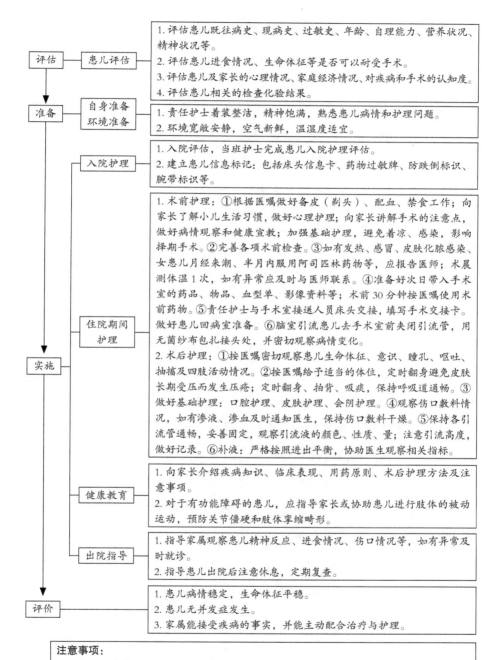

评估	患儿评估	1.评估患儿既往病史、现病史、过敏史、年龄、自理能力、营养状况、精神状况等。 2.评估患儿进食情况、生命体征等是否可以耐受手术。 3.评估患儿及家长的心理情况、家庭经济情况、对疾病和手术的认知度。 4.评估患儿相关的检查化验结果。
准备	自身准备 环境准备	1.责任护士着装整洁，精神饱满，熟悉患儿病情和护理问题。 2.环境宽敞安静，空气新鲜，温湿度适宜。
实施	入院护理	1.入院评估，当班护士完成患儿入院护理评估。 2.建立患儿信息标记：包括床头信息卡、药物过敏牌、防跌倒标识、腕带标识等。
	住院期间护理	1.术前护理：①根据医嘱做好备皮（剃头）、配血、禁食工作；向家长了解小儿生活习惯，做好心理护理；向家长讲解手术的注意点，做好病情观察和健康宣教；加强基础护理，避免着凉、感染，影响择期手术。②完善各项术前检查。③如有发热、感冒、皮肤化脓感染、女患儿月经来潮、半月内服用阿司匹林药物等，应报告医师；术晨测体温1次，如有异常应及时与医师联系。④准备好次日带入手术室的药品、物品、血型单、影像资料等；术前30分钟按医嘱使用术前药物。⑤责任护士与手术室接送人员床头交接，填写手术交接卡。做好患儿回病室准备。⑥脑室引流患儿去手术室前夹闭引流管，用无菌纱布包扎接头处，并密切观察病情变化。 2.术后护理：①按医嘱密切观察患儿生命体征、意识、瞳孔、呕吐、抽搐及四肢活动情况。②按医嘱给予适当的体位，定时翻身避免皮肤长期受压而发生压疮；定时翻身、拍背、吸痰，保持呼吸道通畅。③做好基础护理：口腔护理、皮肤护理、会阴护理。④观察伤口敷料情况，如有渗液、渗血及时通知医生，保持伤口敷料干燥。⑤保持各引流管通畅，妥善固定，观察引流液的颜色、性质、量；注意引流高度，做好记录。⑥补液：严格按照进出平衡，协助医生观察相关指标。
	健康教育	1.向家长介绍疾病知识、临床表现、用药原则、术后护理方法及注意事项。 2.对于有功能障碍的患儿，应指导家长或协助患儿进行肢体的被动运动，预防关节僵硬和肢体挛缩畸形。
	出院指导	1.指导家属观察患儿精神反应、进食情况、伤口情况等，如有异常及时就诊。 2.指导患儿出院后注意休息，定期复查。
评价		1.患儿病情稳定，生命体征平稳。 2.患儿无并发症发生。 3.家属能接受疾病的事实，并能主动配合治疗与护理。

注意事项：
1.注意加强营养，增强体质，保持大便通畅，避免情绪激动及剧烈哭吵。
2.做好皮肤护理，定时翻身，避免局部长期受压或管道压伤皮肤。

图5-1　小儿神经外科疾病护理流程图

第二节　蛛网膜下腔出血

蛛网膜下腔出血（subarachniod hemorrhage，SAH）是指脑底部或脑表面的病变血管破裂，血液直接流入蛛网膜下腔引起的一种临床综合征。在儿童及青少年中可见。据国内资料报道，发生蛛网膜下腔出血的最小年龄为出生后 3 个月。临床上通常将蛛网膜下腔出血分为外伤性和自发性两大类。本节重点介绍自发性蛛网膜下腔出血。

一、病因及发病机制

自发性蛛网膜下腔出血的病因很多，但最常见于颅内动脉瘤和脑动静脉畸形（AVM）。儿童和青少年首次发作的蛛网膜下腔出血，多数是脑血管畸形所致；新生儿和婴儿期的出血主要是由凝血障碍所致（如维生素 K_1 缺乏症）。近年来研究发现，脑基底异常血管网（即烟雾病）也是该病的常见病因。其他如颅内肿瘤、血液病、脑和脑膜炎、出血性脑梗死、维生素 K 或 C 缺乏、肝病等也可致蛛网膜下腔出血。

无论是脑动静脉畸形病变血管破裂还是动脉瘤破裂，均导致血液流入蛛网膜下腔，通过围绕在脑和脊髓周围的脑脊液迅速扩散，刺激脑膜，引起头痛和颈强直等脑膜刺激征。血液进入蛛网膜下腔后还会使颅腔内容物增加，压力增高，并继发脑血管痉挛。另外大量积血或凝血块沉积于颅底，部分凝集的红细胞还可堵塞蛛网膜绒毛间的小沟，使脑脊液的回吸收被阻，因而可发生急性交通性脑积水或蛛网膜粘连，使颅内压急骤升高，进一步减少了脑血流量，加重了脑水肿，甚至导致脑疝形成。

二、临床表现

蛛网膜下腔出血起病急骤，突然出现剧烈头痛，疼痛部位为前额或枕部，也可波及全身并伸延至颈、肩、腰、背等处。少数患儿临床症状不明显。

1. 出血前症状

患儿在出血前数日或数周往往可出现局灶性中度头痛，称为"哨兵性头痛"，常被忽略而未能及时施行脑血管造影或 CT 检查。部分患儿则无任何先兆症状。

2. 出血后症状

由于血管的突然破裂，起病多骤发或急起。主要有下列症状：

（1）头痛：最常见，以年长儿明显，常表现为剧烈头痛，遍及全头或前额、枕部，屈颈、活动头部、声响及光线等可加重疼痛，安静卧床可减轻。

（2）呕吐、抽搐：多是新生儿及婴幼儿的首发症状，常伴拒奶，时有脑性尖叫，呕吐多呈喷射样，大部分患儿呈反复发作。患儿还可出现全身抽搐或局部抽搐，每次抽搐时间较短，为几十秒至几分钟，有的也可表现为频繁抽搐。囟门未闭时可见囟门张力增高。

（3）意识障碍：患儿常由谵妄、嗜睡、烦躁不安至昏迷，部分患儿可由嗜睡直接进入昏迷，多数于昏迷 3 ～ 8 天后清醒。

（4）体温升高：患儿出现体温升高，最高可超过 39℃。主要由于丘脑下部损害引起中枢性高热，如果血性脑脊液长期刺激脑膜可引起持续低热。

（5）消化道出血或急性神经源性肺水肿：由于 SAH 后丘脑下部受损，血液中儿茶酚胺分泌水平升高引起。

（6）神经功能障碍：SAH 患儿血液进入神经鞘或神经纤维引起动眼神经和外展神经瘫痪症状，如视物模糊和复视等。若血液进入大脑半球或引起血管痉挛而导致缺血性脑梗死，可出现偏瘫、偏盲、失语、记忆力缺失等。

三、辅助检查

1. 头颅 CT：是确诊 SAH 的首选检查。可明确 SAH 是否存在及程度，增强 CT 有助于判断 SAH 的病因。如显示 AVM 或动脉瘤的占位效应，了解伴发的脑内、脑室内出血或阻塞性脑积水等。

2. 脑血管造影：对确定蛛网膜下腔出血的原因具有重要意义。可根据临床的定位体征而选择某一根血管造影，若定位体征不明确，可考虑行四血管造影，即两侧椎动脉及两侧颈内动脉造影，病变部位随即可以确定。

3. 腰椎穿刺：腰椎穿刺发现血性脑脊液，诊断即可确立，特别是出血量少或者距起病时间较长，CT 检查无阳性发现者。在出血的急性期，脑脊液呈均匀血性；若出血后 1 周以上才行腰椎穿刺，则由于红细胞逐渐溶解破坏而使脑脊液转为淡黄色；而且由于出血后常有颅内压增高，故腰椎穿刺应谨慎进行，以免形成脑疝。

4. 头颅 MRI 和磁共振血管造影（MRA）：在起病后 1～2 周，当 CT 敏感性降低时，MRI 可作为诊断的一个重要方法。在对后颅窝、脑室系统少量出血及动脉瘤内血栓形成等情况时，优于 CT。

四、治疗原则

自发性蛛网膜下腔出血的治疗可分为一般治疗和病因治疗两个方面。

1. 一般治疗

（1）预防再出血：蛛网膜下腔出血的急性期应绝对卧床休息，若患儿出现躁动不安，应适当给予镇静剂。避免搬动，除非需行紧急手术而做必要的检查。如有便秘应及时给予缓泻剂，避免排便时过于用力而引起再出血。调控血压，预防癫痫，减少再出血诱因。

（2）止血：病理性血管破裂处所形成的血块，由于酶的作用可发生分解而自溶，引起再出血。因此，在急性期应采用止血剂。常用的止血药物有：对羟基苄胺（PAMBA）、6- 氨基己酸（EACA）、氨甲环酸等。

（3）防治脑血管痉挛：应用钙通道拮抗剂，常用尼莫地平，可减轻血管痉挛，同时注意监测血压。血容量不足或血压偏低时，给予扩容升压治疗。对非动脉瘤性 SAH 或动脉瘤手术后者可用脑脊液置换疗法，可腰椎穿刺置换脑脊液。有脑室出血者做侧脑室引流术。

（4）降低颅内压：出血后由于脑水肿逐渐加重，3～5天内可达最高峰，严重者可发生脑疝而死亡。因此，控制脑水肿的发展，降低颅内压是治疗中一个不可忽略的环节。常用的药物有：20% 甘露醇和甘油氯化钠。

2. 病因治疗

病因治疗是自发性蛛网膜下腔出血的主要治疗手段。若为动脉瘤或 AVM，则根据病变的部位和大小，给予相应的处理；若为肿瘤引起的出血应将肿瘤切除。

五、常见护理问题

1. 疼痛：与出血有关。

2. 有受伤的危险：与出血导致脑功能损害、意识障碍有关。

3. 生活自理能力缺陷：与出血所致偏瘫、共济失调或医源性限制（绝对卧床）有关。

4. 躯体移动障碍：与偏瘫有关。

5. 有失用综合征的危险：与出血所致的运动障碍或长期卧床有关。

6. 有皮肤完整性受损的危险：与偏瘫、感觉障碍、长期卧床有关。

7. 营养失调，低于机体需要量：与昏迷、手术有关。

六、护理措施

1. 术前护理

（1）按小儿神经外科术前一般护理常规护理。

（2）密切观察患儿意识、瞳孔、生命体征、头痛、恶心、呕吐、肢体活动异常等情况。

（3）卧床休息，头部制动，保持安静、舒适的病室环境，限制探视，避免各种不良刺激。

（4）嘱患儿勿剧烈咳嗽和用力排便，防止颅内压升高导致出血加重。遵医嘱使用止血药物。

（5）躁动患儿加保护性床栏，必要时使用约束带适当约束或给予镇静剂。

2. 术后护理

（1）按小儿神经外科术后一般护理常规护理。

（2）根据病情及手术部位安置患儿卧位，避免伤口及引流管受压，头转向健侧。麻醉清醒者抬高头部15°～30°。

（3）严密观察患儿生命体征、意识、瞳孔变化，肢体活动度、体温及呕吐、抽搐等情况。如有剧烈头痛、喷射性呕吐、意识障碍出现或加深，瞳孔不等大等情况发生，应及时通知医师，予以积极处理。

（4）保持头部引流管通畅，观察并记录引流液的量、颜色及性质。观察患儿头围变化，前囟膨隆或凹陷情况。保持头部敷料干燥固定。拔除引流管前后注意切口处有无渗液渗血。

（5）保持床单位整洁、干燥，加强皮肤护理，定时翻身，避免发生压疮。变换体位时尽量减少头部摆动幅度，以免加重出血。

（6）保持呼吸道畅通，患儿呕吐或抽搐频繁时，要保持头偏向一侧，必要时给予吸痰。吸痰时应动作轻柔，边吸边缓慢转动吸痰管，以免造成黏膜损伤，每次不超过15秒，以免阻塞呼吸道。

（7）使用脱水降压药时，应注意观察尿量、血压等，记录24小时出入量，定期复查电解质、肝肾功能。长时间使用高渗药物时，应注意保护血管，尽量选择粗直的血管进行输液，并加强巡视，避免药物外渗，预防静脉炎的发生。

3. 健康教育

（1）饮食以清淡、高蛋白、高维生素、易消化食物为宜。多吃水果、蔬菜，保持大便通畅，避免用力排便。

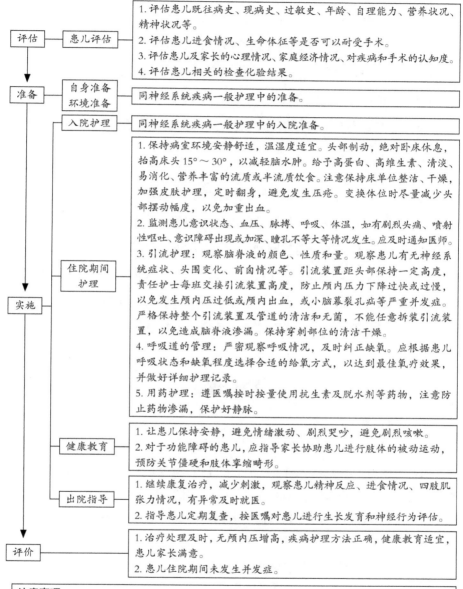

评估	患儿评估	1. 评估患儿既往病史、现病史、过敏史、年龄、自理能力、营养状况、精神状况等。 2. 评估患儿进食情况、生命体征等是否可以耐受手术。 3. 评估患儿及家长的心理情况、家庭经济情况、对疾病和手术的认知度。 4. 评估患儿相关的检查化验结果。
准备	自身准备 环境准备	同神经系统疾病一般护理中的准备。
实施	入院护理	同神经系统疾病一般护理中的入院准备。
	住院期间护理	1. 保持病室环境安静舒适，温湿度适宜。头部制动，绝对卧床休息，抬高床头15°～30°，以减轻脑水肿。给予高蛋白、高维生素、清淡、易消化、营养丰富的流质或半流质饮食。注意保持床单位整洁、干燥，加强皮肤护理，定时翻身，避免发生压疮。变换体位时尽量减少头部摆动幅度，以免加重出血。 2. 监测患儿意识状态、血压、脉搏、呼吸、体温，如有剧烈头痛、喷射性呕吐、意识障碍出现或加深、瞳孔不等大等情况发生。应及时通知医师。 3. 引流护理：观察脑脊液的颜色、性质和量。观察患儿有无神经系统症状、头围变化、前囟情况等。引流装置距头部保持一定高度，责任护士每班交接引流装置高度，防止颅内压力下降过快或过慢，以免发生颅内压过低或颅内出血，或小脑幕裂孔疝等严重并发症。严格保持整个引流装置及管道的清洁和无菌，不能任意拆装引流装置，以免造成脑脊液渗漏。保持穿刺部位的清洁干燥。 4. 呼吸道的管理：严密观察呼吸情况，及时纠正缺氧。应根据患儿呼吸状态和缺氧程度选择合适的给氧方式，以达到最佳氧疗效果，并做好详细护理记录。 5. 用药护理：遵医嘱按时按量使用抗生素及脱水剂等药物，注意防止药物渗漏，保护好静脉。
	健康教育	1. 让患儿保持安静，避免情绪激动、剧烈哭吵，避免剧烈咳嗽。 2. 对于功能障碍的患儿，应指导家长协助患儿进行肢体的被动运动，预防关节僵硬和肢体挛缩畸形。
	出院指导	1. 继续康复治疗，减少刺激，观察患儿精神反应、进食情况、四肢肌张力情况，有异常及时就医。 2. 指导患儿定期复查，按医嘱对患儿进行生长发育和神经行为评估。
评价		1. 治疗处理及时，无颅内压增高，疾病护理方法正确，健康教育适宜，患儿家长满意。 2. 患儿住院期间未发生并发症。

注意事项：
1. 改善饮食习惯，宜摄入富含蛋白质、维生素、纤维素的食物，多食新鲜蔬菜和水果，保持大便通畅。
2. 避免摇晃患儿，使其规律生活，注意休息。控制不良情绪，保持心态平稳。
3. 告知患儿和家属自我护理的方法和康复训练技巧，使患儿和家属认识到坚持主动或被动康复训练的意义。
4. 遵医嘱按时服药，异常时随时来院检查。

图 5-2 蛛网膜下腔出血护理流程图

（2）指导患儿头部与引流装置保持一定高度，防止颅内压过低。

（3）让患儿保持安静，避免情绪激动、剧烈哭吵，避免剧烈咳嗽。

（4）对于功能障碍的患儿，应指导家长或协助患儿进行肢体的被动运动，预防关节僵硬和肢体挛缩畸形。

（5）出院后遵医嘱继续服药，定期复查。如有病情变化应及时就诊。

七、小结

蛛网膜下腔出血的预后取决于病因及病情的轻重，动静脉畸形引起的蛛网膜下腔出血预后较好，动脉瘤破裂所致者则预后较差。出血后意识始终清楚者预后较好，意识障碍越重则预后越差。此外，治疗的方法对预后也有直接关系。据统计，保守治疗的死亡率很高，1/3 死于第一次出血，另 1/3 死于以后的反复出血，最后剩下的 1/3 幸存。手术治疗的生存率则明显高于保守治疗。因此，只有积极地针对病因进行手术治疗才能提高治愈率和减少死亡率。

案例分析

一、病史介绍

患儿，女，10 岁 5 月，患儿和同学玩耍时突然出现头痛、恶心、呕吐，呕吐物为胃内容物，于当天至诊所就诊，治疗后未见好转，头痛加重，转上级医院治疗。入院后给予头颅 CT，提示脑沟与脑池处可见高密度影。入院体查：肌力及肌张力均正常，颈抗（＋）。T：36.5℃，HR：90 次 / 分，R：22 次 / 分，BP：115/68mmHg，神志清醒，精神反应欠佳，大小便正常。

二、辅助检查

1. 腰椎穿刺术：腰椎穿刺放出血性脑脊液。

2. 头颅 CT：脑沟与脑池处可见高密度影。

3. 血液检查：凝血全套、输血四项未见明显异常。

思考题：

1. 该患儿可能的临床诊断是什么？依据有哪些？

2. 该患儿最重要的护理措施是什么？

第三节　脑积水

脑积水（hydrocephalus）是指颅内蛛网膜下腔或脑室内的脑脊液异常积聚，使其一部分或全部异常扩大。脑积水不是一种单一的疾病改变，而是诸多病理原因引起的脑脊液循环障碍。

一、病因及病理生理

脑积水主要是由脑脊液循环障碍（通道阻塞）、脑脊液吸收障碍、脑脊液分泌过多、脑实质萎缩等原因造成。临床中最常见的是梗阻性病因，如脑室系统不同部位（室间孔、导水管、正中孔）的阻塞、脑室系统相邻部位的占位病变压迫和中枢神经系统先天畸形等。

脑积水形成之后，脑脊液循环通路受阻而引起脑组织继发性改变：其表现为脑室系统由于脑脊液的积聚而扩张，随着脑室壁受牵拉，室管膜逐渐消失，脑室周围呈星形细胞化或胶质疤痕形成。脑室进一步扩大，可使脑脊液进入室周组织而引起白质水肿，这时即使行脑脊液分流术，使脑室恢复到正常大小，脑组织在组织学上的改变已不能恢复。若脑积水进一步发展，大脑皮层受压变薄，则可继发脑萎缩。第三脑室的扩张可使下丘脑受压而萎缩，中脑受压则使眼球垂直运动发生障碍，出现临床所见的"落日征"。

脑积水引起的颅内压增高可使双侧横窦受压，使注入两侧颈内静脉的血流受阻，因而可出现代偿性颈外静脉系统的血液回流增加，继发头皮静脉怒张。

二、临床表现

脑积水典型症状为头痛、呕吐、视力模糊、视神经盘水肿，偶伴复视、眩晕及癫痫发作。有的患儿脉搏变慢、血压升高、呼吸紊乱、瞳孔改变，局灶患儿可有眼球运动障碍、锥体束征、肌张力改变及脑膜刺激征；还有出现内脏综合征，如呕吐、便秘、胃肠道出血、神经源性肺水肿、尿崩症、脑型钠潴留及脑性耗盐综合征。特征性表现如下：

1. 头围增大

婴儿出生后数周或数月内头颅进行性增大，前囟也随之扩大和膨隆。头颅与躯干的生长比例失调，如头颅过大、过重而垂落在胸前，头颅与脸面不相称，头大面小，前额突出，下颌尖细，颅骨菲薄，同时还伴有浅静脉怒张，头皮变薄。

2. 前囟扩大、张力增高

竖抱患儿且安静，其前囟仍呈膨隆状而不凹陷，也看不到正常搏动时，则表示颅内压增高。婴儿期颅内压增高的主要表现是呕吐、摇头、哭叫等，表示头部不适和疼痛，病情加重时可出现嗜睡或昏睡。

3. 破罐音

对脑积水患儿进行头部叩诊时（额颞顶叶交界处），其声如同叩破罐或熟透的西瓜样。

4. "落日目"现象

脑积水的进一步发展，压迫中脑顶盖部或由于脑干的轴性转移，产生类似帕里诺眼肌麻痹综合征，即上凝视麻痹，使婴儿的眼球不能上视，出现所谓的"落日目"现象。

5. 头颅照透性

重度脑积水若脑组织（皮质、白质）厚度不足 1cm 时，用强光手电筒直接接触头皮，如透照有亮度则为阳性，如正常脑组织则为阴性（无亮度）。

6. 视神经乳头萎缩

婴幼儿脑积水以原发性视神经萎缩较多见，即使有颅内压增高也看不到视神经盘水肿。

7. 神经功能失调

第 VI 对颅神经的麻痹常使婴儿的眼球不能外展。由于脑室系统的进行性扩大，使多数病例出现明显的脑萎缩，早期尚能保持完善的神经功能，晚期则可出现锥体束征，痉挛性瘫痪，去大脑强直等，智力发育也明显比同龄正常婴儿差。

8.其他

脑积水患儿常伴有其他畸形，如脊柱裂、眼球内斜（展神经麻痹所致）、双下肢肌张力增高、膝腱反射亢进、发育迟缓或伴有严重营养不良。

三、辅助检查

1.体查：婴幼儿头颅异常增大，前囟饱满隆起，反复呕吐、哭叫，头颅叩诊呈"破罐声"，双眼球呈"落日征"。

2.头颅 B 超、X 线照片检查：示颅腔增大、颅骨变薄、颅缝增宽、囟门扩大。

3.脑超声波检查：示双侧脑室对称性扩大。

4.头部 CT 或 MRI 检查：可见脑室扩大的程度及可测量皮层的厚度，了解阻塞的部位及脑积水的病因。

5.智能测定：大多有不同程度的智能低下。

6.脑电图检查：有脑电活动减慢，并可有痫样放电。

四、治疗原则

脑积水的治疗原则包括非手术治疗和手术治疗。

1.非手术治疗

适用于早期或病情较轻、发展缓慢者，目的在于减少脑脊液的分泌或增加机体的水分排出，其方法有：

（1）术前颅内高压明显者可用脱水降颅压治疗。纠正脑水肿、降低颅内压以 20% 甘露醇、呋塞米、地塞米松为主要药物,甚至可使用人血白蛋白。

（2）经前囟或腰椎反复穿刺放液。

（3）进行对症处理、预防感染、营养神经等治疗。

2. 手术治疗

手术治疗适用于：

（1）新生儿和儿童脑积水致脑室扩大并有颅内压增高和脑功能损害时。

（2）无症状且脑室大小稳定不再增大的儿童脑积水，要考虑儿童认知功能有无损害，积极手术治疗对改善儿童神经功能有明确益处。

（3）颅内出血后和脑脊液感染继发脑积水，在血性脑脊液吸收、脑脊液感染控制后（接近或达到正常脑脊液指标），可行分流术。

（4）肿瘤伴发的脑积水，对伴有脑积水的第三和第四脑室内肿瘤，如估计手术不能全部切除肿瘤，或不能解除梗阻因素，做术前脑室腹腔分流术有助于肿瘤切除术后安全度过围手术危险期。

（5）伴有神经功能损害的正压性脑积水。

3. 病因治疗

病因治疗成为治疗脑积水的首选方法。对阻塞性脑积水患儿来说，解除梗阻是最理想的方法。脑积水的主要病因治疗方法可分为三类：

（1）去除阻塞病因的手术。

（2）减少脑脊液分泌的手术。

（3）脑脊液分流术。

五、护理问题

1. 舒适的改变：与头痛、恶心、呕吐有关。

2. 意识障碍：与脑积水病变发展有关。

3. 有感染的危险：与手术有关。

4. 生长发育改变：与脑积水病变所致有关。

5. 视力障碍：与脑积水病情发展有关。

6. 潜在并发症：颅内压增高、感染、癫痫、低颅压、颅内出血。

7. 焦虑：与患儿父母对疾病知识缺乏有关。

六、护理措施

1. 术前护理

（1）按小儿神经外科手术前护理常规护理。

（2）注意观察患儿意识、瞳孔、生命体征的改变，注意头痛、呕吐的性质变化，以及时发现颅内压增高症状。

（3）出现癫痫发作时按癫痫的护理常规护理。

（4）呕吐严重时补充各种营养，保证患儿每日入量，防止发生脱水、电解质失衡，必要时遵医嘱给予适量的止吐剂。

（5）根据患儿不同年龄，告知家长术前禁食、禁饮时间，予交叉配血，抗生素皮试。术前 10～12 小时按开颅常规剃头、洗头外，还需备皮从胸部由锁骨上部到耻骨联合，两侧至腋后线，包括同侧上臂上 1/3 和腋窝部，注意脐部清洁。

2. 术后护理

（1）按小儿神经外科手术后护理常规护理。

（2）严密观察患儿意识、瞳孔、生命体征及肢体活动的变化，注意有无颅内出血的症状，异常时及时通知医生。行脑脊液分流术后，注意观察患儿头痛及前囟张力的变化。

（3）体温＞38.5℃以上时应采取有效的降温措施，降低脑细胞的耗氧量及基础代谢，应给以冰敷：冰枕、冰袋放置两侧颈部、双腋下及腹股沟进行物理降温。对降温患儿应观察面色、心率、呼吸及出汗体征，防止出汗过多引起虚脱，30 分钟后复测体温。

（4）抬高床头 15°～30°，以利头部静脉回流，减轻颅内静脉瘀血。保持呼吸道通畅。昏迷患儿定时吸痰，及时清除呼吸道分泌物，清醒患儿鼓励咳嗽，防止吸入性肺炎，预防肺部感染。

（5）保持引流管通畅，防止引流管受压、扭曲，避免患儿拉扯引流管，必要时使用约束带。观察引流液的颜色、性质和量，并做好记录。当引流液较多、颜色鲜红时，应及时报告医生进行处理。观察患儿头围变化，前囟膨隆或凹陷情况。每天定时挤压分流管按压阀门 1～2 次，每次 15～20 下，以保持分流管通畅。告知患儿及家属不可自行按压分流泵，防止反复按压造成低颅压。严格保持整个引流装置及管道的清洁和无菌，不能任意拆装引流装置，以免造成脑脊液渗漏。带引流装置外出进行检查时，如 CT、MRI 等，要注意适时关闭和开放引流管。

（6）注意观察伤口渗血情况，伤口敷料浸湿时及时更换敷料，遵医嘱适当给予抗生素预防感染。观察伤口周围皮肤，如有溃疡或脑脊液外漏，应及时报告医师进行处理，预防感染及并发症。评估患儿伤口疼痛情况，必要时遵医嘱给予镇痛药。

（7）保持床单位清洁干燥，每 2 小时翻身 1 次，翻身时注意避免拉扯引流管，对易受压部位可预防性使用水胶体或泡沫敷料，避免发生压疮。

（8）术后患儿排气后遵医嘱给予流质饮食，避免进食产气食物，观察患儿有无腹部不适，如腹痛、腹胀等症状，必要时遵医嘱用解痉药。

3. 健康教育

（1）向患儿及家属说明脑脊液分流导管为终身置管，解除其心理障碍。

（2）出院前督促医生将分流管型号、厂家及每次调压的日期、压力登记在门诊病历上，方便下次就诊。

（3）观察伤口，术后 1 个月内不能冲洗伤口处，如出现伤口红肿、渗液等应及时就诊。带管出院的患儿，如患儿出现头痛、呕吐等颅高压症状时立即按压阀门，促进脑脊液分流，如按压后症状仍未缓解者，应及时来医院就诊。

（4）保护伤口及埋分流管区皮肤，防止受压及过度扭动，半年内避免重体力劳动及剧烈运动，以免拉断分流管。

（5）适当增加营养，进食高热量、高蛋白，富含纤维素、维生素的食物，如肉类、鱼类、蛋类、水果和新鲜蔬菜等。

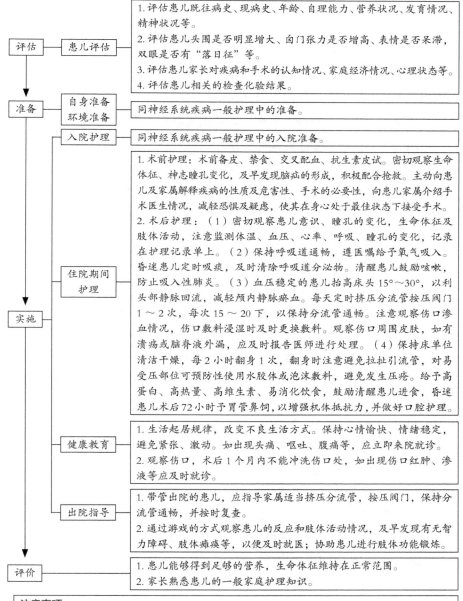

评估	患儿评估	1.评估患儿既往病史、现病史、年龄、自理能力、营养状况、发育情况、精神状况等。 2.评估患儿头围是否明显增大、囟门张力是否增高、表情是否呆滞、双眼是否有"落日征"等。 3.评估患儿家长对疾病和手术的认知情况、家庭经济情况、心理状态等。 4.评估患儿相关的检查化验结果。
准备	自身准备 环境准备	同神经系统疾病一般护理中的准备。
实施	入院护理	同神经系统疾病一般护理中的入院准备。
	住院期间护理	1.术前护理：术前备皮、禁食、交叉配血、抗生素皮试。密切观察生命体征、神志瞳孔变化，及早发现脑疝的形成，积极配合抢救。主动向患儿及家属解释疾病的性质及危害性、手术的必要性，向患儿家属介绍手术医生情况，减轻恐惧及疑虑，使其在身心处于最佳状态下接受手术。 2.术后护理：（1）密切观察患儿意识、瞳孔的变化，生命体征及肢体活动，注意监测体温、血压、心率、呼吸、瞳孔的变化，记录在护理记录单上。（2）保持呼吸道通畅，遵医嘱给予氧气吸入。昏迷患儿定时吸痰，及时清除呼吸道分泌物。清醒患儿鼓励咳嗽，防止吸入性肺炎。（3）血压稳定的患儿抬高床头15°～30°，以利头部静脉回流，减轻颅内静脉瘀血。每天定时挤压分流管按压阀门1～2次，每次15～20下，以保持分流管通畅。注意观察伤口渗血情况，伤口敷料浸湿时及时更换敷料。观察伤口周围皮肤，如有溃疡或脑脊液外漏，应及时报告医师进行处理。（4）保持床单位清洁干燥，每2小时翻身1次，翻身时注意避免拉扯引流管，对易受压部位可预防性使用水胶体或泡沫敷料，避免发生压疮。给予高蛋白、高热量、高维生素、易消化饮食，鼓励清醒患儿进食，昏迷患儿术后72小时予胃管鼻饲，以增强机体抵抗力，并做好口腔护理。
	健康教育	1.生活起居规律，改变不良生活方式。保持心情愉快、情绪稳定，避免紧张、激动。如出现头痛、呕吐、腹痛等，应立即来院就诊。 2.观察伤口，术后1个月内不能冲洗伤口处，如出现伤口红肿、渗液等应及时就诊。
	出院指导	1.带管出院的患儿，应指导家属适当挤压分流管，按压阀门，保持分流管通畅，并按时复查。 2.通过游戏的方式观察患儿的反应和肢体活动情况，及早发现有无智力障碍、肢体瘫痪等，以便及时就医；协助患儿进行肢体功能锻炼。
评价		1.患儿能够得到足够的营养，生命体征维持在正常范围。 2.家长熟悉患儿的一般家庭护理知识。

注意事项：
1.加强患儿的营养，增强体质。
2.季节变化时及时增减衣物，避免感染。
3.遵医嘱按时服药，出院后1个月复查，如有异常立即就诊。

图 5-3 小儿脑积水护理流程图

七、小结

小儿脑积水患儿一般在出生后数周头颅开始增大，一般在 3～5 个月才发现，临床症状主要表现为颅骨骨缝分离、头皮静脉扩张、反复呕吐、四肢中枢性瘫痪、智力发育障碍、眼球震颤、惊厥等，严重影响患儿生长发育及生命安全。临床上一般针对严重小儿脑积水患儿实施手术治疗，在手术治疗后实施有效的康复护理措施能改善患儿预后，减少术后并发症的发生。

案例分析

一、病史介绍

患儿，男，8 月，因"发现头围增大 6 月"入院。患儿因感冒于当地医院就诊，治疗时医生发现患儿头颅异常增大，建议患儿家属完善 CT 检查，CT 提示重度脑积水，遂入我院。体查：T：36.8℃，HR：108 次 / 分，R：22 次 / 分，WT：8.8kg。神志清楚，精神一般，头颅增大，头围 51.5cm，囟门大小约 3×1cm，饱满、膨出，张力较高，头皮静脉扩张、充血，叩击颅骨有破壶音。腹平坦，腹部柔软，腹部无包块，肝脏未触及，脾脏未触及，肠鸣音正常，4 次 / 分，四肢活动自如，四肢肌张力正常，双侧膝反射正常，跟腱反射正常，克氏征阴性，布鲁津斯基征阴性，巴氏征阴性。

二、辅助检查

1. 头部 CT：重度脑积水。

2. 头部 MRI：脑积水，双侧侧脑室后角少许出血（陈旧性）。

3. 血液检查：血常规：白细胞计数（WBC）14.74×10^9/L；中性粒细胞比值（NE）0.199 比值；淋巴细胞比值（LY）0.721 比值；红细胞计数（RBC）5.79×10^{12}/L；血红蛋白（HGB）103.00g/L；血小板总数（PLT）659.00×10^9/L；全血 CRP ＜ 0.50mg/L。肝肾功能、凝血功能、输血四项未见明显异常。

4. 胸片：未见异常。

5. 心电图：未见异常。

思考题：

1. 脑积水的主要临床表现？

2. 该患儿术后的护理要点有哪些？

第四节　脑损伤

脑损伤（brain injury）是指外界暴力直接或间接作用于头部所造成的脑组织器质性损伤。按损伤后脑组织是否与外界相通分为开放性脑损伤和闭合性脑损伤。脑组织与外界不相通的损伤，称为闭合性脑损伤。脑组织与外界相交通的损伤,有头皮颅骨开裂,并有脑脊液和（或）脑组织外溢时，称为开放性脑损伤。根据暴力作用于头部时是否立即发生脑损伤，分为原发性脑损伤和继发性脑损伤。

一、病因及损伤机制

1. 病因

脑损伤的病因主要包括：

（1）直接损伤：①加速性损伤：为硬性物体撞击于静止的头部，导致头部产生加速运动时发生的脑损伤；②减速性损伤：为运动中的头部碰撞到静止的物体，头部的运动速度突然减低时发生的脑损伤；③挤压性损伤：为头部两侧同时受到硬性物体挤压时发生的脑损伤。

（2）间接损伤：①传递性损伤：如坠落时臀部或双足着地，外力沿脊柱传递到头部引起的脑损伤；②甩鞭式损伤：外力作用于躯干的某部使之急骤运动时，头部处于相对静止或运动速度落后于躯干，则头部可因惯性作用被甩动而致使脑损伤；③特殊方式损伤：胸、腹部挤压损伤、爆炸气浪震动损伤。

（3）旋转损伤：如果头部将沿着某一轴线做旋转运动，高低不平的颅底、具有锐利游离缘的大脑镰和小脑幕，均会对脑在颅内的旋转运动产生阻碍作用并形成切应力，从而使脑的相应部分受到摩擦、牵扯、扭曲、碰撞、切割等机械作用而被损伤。

2. 损伤机制

闭合性颅脑损伤的机制是复杂的。在外力直接作用于头部的瞬间，除了可以引起凹陷骨折和导致脑损伤外，通常还有一个使颅骨局部急速内凹和立即弹回的复位过程，此时颅内压亦相应地急骤升高和降低。结果当外力作用之初因颅骨的内凹、颅内压的骤升，使脑受到损伤之后，当内凹的颅骨弹回原处，由于颅内压骤然下降而产生的负压吸引力又致使脑再次受到损伤。头部在外力的作用下做加速或减速运动时，由于脑与颅骨的运动速度不一致，亦可引起颅内压力变化致使脑损伤。这种损伤开始是脑被冲击到受力点同侧的骨壁，接着由于负压吸引的作用，脑又被撞击到受力点对侧的骨壁，于是在两侧都发生脑的损伤。绝大多数的颅脑损伤不可能仅为某一损伤机制所致，而通常是几种机制和因素共同作用的结果。同时，这些致伤机制和因素不仅见于闭合性颅脑损伤，而且在开放性颅脑损伤时亦是如此。

二、临床表现

脑损伤的临床表现较多，常见的有脑震荡、颅内血肿和出血、脑挫裂伤、弥漫性轴索损伤、脑干损伤和外伤性癫痫等。

1. 脑震荡

患儿在伤后立即出现短暂的意识障碍，持续数秒或数分钟，一般不超过30分钟，同时可伴皮肤苍白、出汗、血压下降、心动徐缓、呼吸微弱、肌张力减低、生理反射迟钝或消失等症状。清醒后大多不能回忆受伤前及当时的情况，称为逆行性遗忘。清醒后常有头痛、头昏、恶心、呕吐、失眠、情绪不稳定、记忆力减退等症状，一般持续数日或数周。神经系统检查无明显阳性体征。

2. 颅内血肿和出血

颅脑损伤最常见的临床表现为颅内血肿、出血和积液。颅内血肿按症状出现的时间分为急性血肿（3 日内出现症状）、亚急性血肿（伤后 3 日～3 周出现症状）、慢性血肿（伤后 3 周以上才出现症状）。按血肿所在部位分为硬脑膜外血肿、硬脑膜下血肿、脑内血肿、颅后窝血肿。

（1）硬脑膜外血肿：出血积聚于颅骨内板与硬脑膜之间，大多属于急性型，与颅骨损伤有密切关系。意识障碍的表现类型与原发性脑损伤的轻重和血肿形成的速度相关。若原发性脑损伤很轻，最初的昏迷时间很短，而血肿形成又不是很快，则在最初的昏迷与脑疝的昏迷之间有一段意识清醒时间，称为"中间清醒期"，这是典型的意识障碍表现。若原发性脑损伤较重或血肿形成较快，则可无中间清醒期，而表现为意识障碍进行性加重。

（2）硬脑膜下血肿：出血积聚在硬脑膜下隙，多属急性和亚急性型，是最常见的颅内血肿。脑实质损伤较重，因多数与脑挫裂伤和脑水肿同时存在，故表现为伤后持续昏迷或昏迷进行性加重，中间清醒期不明显，较早出现颅内压增高与脑疝症状。

（3）脑内血肿：发生在脑实质内，多因挫裂伤导致脑实质内血管破裂引起，常与硬脑膜下血肿同时存在，临床表现与脑挫裂伤和急性硬脑膜下血肿的症状很相似。

（4）颅后窝血肿：多发生于硬脑膜外腔，大多是由于枕部直接冲击伤造成的。由于颅后窝容量较小，较易引起脑脊液循环受阻，颅内压急骤升高，小脑扁桃体疝及中枢性呼吸、循环衰竭。

（5）蛛网膜下腔出血：出血量少者可无特殊症状，出血量多者则可出现剧烈头痛、高热、颈项强直以及克氏征和布氏征阳性等。

（6）硬脑膜下积液：临床表现与硬脑膜下血肿类似，但症状进展一般较血肿缓慢，程度也较轻，一般为头痛、恶心、呕吐、前囟张力增高等症状，积液量大时可出现脑受压症状。

3. 脑挫裂伤

患儿在受伤当时即出现意识障碍，一般时间均较长。生命体征改变明显，出现局灶症状、颅内压增高、头痛、呕吐等症状。

4. 弥漫性轴索损伤

患儿伤后立即出现昏迷，且昏迷时间较长。可有一侧瞳孔或双侧瞳孔散大。

5. 脑干损伤

患儿受伤当时立即出现昏迷，昏迷程度较深，持续时间较长。双侧瞳孔不等大或大小多变。患儿出现去大脑强直，生命体征变化包括呼吸功能紊乱、心血管功能紊乱和体温变化，内脏症状包括消化道出血和顽固性呃逆。

6. 外伤性癫痫

急性脑内血肿是外伤性癫痫的重要危险因素，脑损伤愈重并发癫痫的机会愈大，任何类型的癫痫均可出现，多数患儿在发作的时候类型是比较固定的，只有少数的患儿会出现改变，早期和中期出现癫痫疾病的患儿，约有少部分在两年或更长时间内自行缓解而停止，但是晚期癫痫疾病表现会加重，严重的时候可造成记忆力减退、人格障碍、智力低下等。

三、辅助检查

1. X 线平片：判断骨折、颅缝分离、颅内积气、颅内异物等。

2. CT 扫描：显示血肿、挫伤、水肿的存在及范围，也可看到骨折、积气等情况，必要时可多次动态扫描，以追踪病情变化。

3. MRI 检查：对颅内软组织结构显像优于 CT，可用在病情稳定后判断受伤范围和估计预后。

4. 腰椎穿刺：可以测定颅内压和化验脑脊液，同时又是一种重要的治疗手段。如颅脑损伤伴有蛛网膜下腔出血时可以通过腰穿释放血性脑脊液。

5. 脑血管造影：当怀疑有血管病变时应及时应用该检查。

6. 其他检查手段：超声波、脑电图、放射性核素成像等。

四、治疗原则

脑损伤的治疗根据患儿的病情选择非手术治疗或手术治疗。

1. 非手术治疗

（1）急救处理：主要包括解除呼吸道阻塞，制止头部出血，处理休克，防止伤口再污染和早期预防感染，及时给予破伤风抗毒素血清，镇静与镇痛。

（2）维持正常循环状态：小儿发生颅脑损伤后，极易发生循环血量不足。往往表现为心搏加速、颜面苍白、肢体湿冷，此时应立即补充血容量，避免发生低血容量性休克。保护脑干功能不再继续受损，可行冬眠低温疗法及高压氧治疗。

（3）药物治疗：根据病情选用相应的营养神经药物，如 B 族维生素、胞磷胆碱、甲钴胺、鼠神经生长因子等，凡是开放性颅脑损伤、手术后、长期昏迷、身体各部位发生感染或有感染可能的患儿，均应给予敏感的抗生素治疗。伴有脑水肿或颅内高压的患儿应用甘露醇等进行脱水降颅压治疗。

（4）对症处理：患儿有烦躁不安时，可遵医嘱适量使用镇静剂。患儿头痛难忍时，可使用缓解头痛的药物治疗。如有癫痫发作，应按癫痫发作处理流程处理，发作缓解后再进一步查明原因并解除病因。

（5）高压氧治疗：针对有轻、中型颅脑损伤，有轻度神经系统功能障碍及自觉症状者，脑干损伤或弥漫性轴索损伤者，脑挫裂伤及颅内小血肿、病情稳定无急剧恶化趋势者，颅内血肿清除术或减压术后恢复期的患儿，可行高压氧治疗，以促进病损组织的修复和功能恢复。

2. 手术治疗

主要为清除血肿等占位性病变，以解除颅内压增高、防止脑疝形成或解除脑疝；开放性脑损伤须彻底清创、止血，修补骨折，将其转变为闭合性损伤，以预防感染。清创越早越好，最迟应在 72 小时以内进行。如有手术指征，均须争分夺秒地尽早手术为宜。常见手术指征：

（1）颅内巨大血肿、较大颅后窝血肿、弥漫脑挫裂伤和脑肿胀等，需立即手术清除血肿。

（2）进行性意识障碍加重，一侧瞳孔扩大。

（3）颅后窝血肿可导致突发昏迷，呼吸停止而迅速死亡，手术指征可适当放宽。

五、常见护理问题

1. 急性意识障碍：与脑损伤、颅内压增高有关。

2. 疼痛：与脑损伤及颅内压升高有关。

3. 营养失调低于机体需要量：与分解代谢增强、呕吐、昏迷不能进食等有关。

4. 清理呼吸道无效：与脑损伤后意识不清有关。

5. 有废用综合征的危险：与意识不清、肢体瘫痪、长期卧床等有关。

6. 有受伤的危险：与患儿意识障碍、躁动有关。

7. 焦虑恐惧：与担心疾病预后有关。

8. 潜在并发症：脑脊液渗漏、脑疝、消化道出血、颅内感染、脑神经损伤、外伤性癫痫等。

六、护理措施

1. 术前护理

（1）按小儿神经外科术前一般护理常规护理。

（2）卧床休息，严密观察生命体征、意识、瞳孔变化，肢体活动度及呕吐、抽筋等颅高压症状，对婴幼儿要注意囟门的大小及压力的变化，病情变化使用格拉斯哥（GCS）评分法，并记录好时间及其变化，以及谵妄、烦躁等现象。

（3）保持患儿安静，尽量减少头部搬动。

（4）意识障碍、躁动不安者在查明原因的同时可使用约束带约束，拉好床栏以防碰伤、坠床，根据医嘱使用镇静剂。

（5）颅底骨折，耳鼻有液体渗出者，取头高患侧卧位，避免用力咳嗽，严禁局部冲洗填塞，保持外耳道、鼻腔、口腔清洁，防止颅内逆行感染。

（6）观察并记录有无皮肤轻伤、骨折、内脏出血等其他外伤，并遵医嘱处理。

2. 术后护理

（1）按小儿神经外科术后一般护理常规护理。

（2）根据病情及手术部位安置患儿卧位，麻醉清醒者抬高床头 15°～30°。头转向健侧，避免伤口及引流管受压。

（3）严密观察患儿生命体征、意识、瞳孔变化，肢体活动度及呕吐、抽搐等情况。

（4）保持呼吸道通畅，昏迷患儿应将头部置于平直位置并将双下颌向前上方轻轻抬起，避免舌根后坠阻塞呼吸道。定时翻身，若昏迷患儿无力咳嗽，可予以吸痰，吸痰时动作轻柔，以免损伤黏膜。痰液黏稠不易吸出时，予雾化吸入稀释痰液。必要时行气管插管或气管切开辅助呼吸。

（5）保持头部引流管通畅，记录引流液的量，观察其颜色、性质。保持头部敷料干燥固定。拔除引流管前后注意切口处有无渗液渗血。

（6）每 2 小时翻身 1 次并按摩受压皮肤，保持床单位的清洁干燥，预防压疮的发生。注意口腔清洁，预防泌尿系感染。

（7）密切观察呕吐物、胃液及大便颜色，注意有无消化道出血，有出血者应暂停进食并予对症处理。

（8）应用高渗脱水剂、利尿剂、糖皮质激素等药物，是减轻脑水肿、降低颅内压的重要环节。使用脱水降压药时，应注意观察尿量、血压等，记录 24 小时出入量，定期复查电解质、肝肾功能。长时间使用高渗药物时，应注意保护血管，尽量选择粗直的血管进行输液，并加强巡视，避免药物外渗，预防静脉炎的发生。遵医嘱使用保护脑组织和促进脑苏醒的药物，如能量合剂、神经节甘酯、胞磷胆碱等药物，有助于患儿苏醒和功能恢复。应用止血药和抗生素，有疼痛时给予镇静止痛药，但禁用吗啡等麻醉镇痛剂，以免抑制呼吸中枢功能。

（9）并发症护理

①颅内压增高和脑疝：遵医嘱采取降压措施，配合手术治疗。

②蛛网膜下腔出血：患儿有头痛、发热、颈项强直等表现。遵医嘱给予解热镇痛药物对症处理，在病情稳定、排除颅内血肿以及颅内压增高、脑疝后，可协助医生行腰椎穿刺术，放出血性脑脊液，以减轻头痛。

③外伤性癫痫：癫痫发作可加重脑缺氧和脑水肿，医生根据发作类型开具抗癫痫药物，以预防发作；发作时给予地西泮静脉缓慢注射，指导患儿应遵医嘱服用抗癫痫药物，在症状完全控制后，还需坚持服药 1～2 年，不可随意减量或停药。不可让患儿独居、独行或参加登高、游泳等活动，以防发生意外。

④消化道出血：下丘脑或脑干损伤引起的应激性溃疡或大量使用皮质激素，均可引起消化道出血，对此症应以预防为主，如遵医嘱使用 H2 受体阻滞剂。一旦发生出血，应立即停用激素、开放静脉通路快速补充血容量，使用抑制胃酸分泌的药物和止血药等。

3. 健康教育

（1）脑损伤患儿容易产生紧张、恐惧、焦虑的心理，应多给予患儿心理安慰和鼓励，使其树立战胜疾病的信心，培养健康的心理状态，积极加强功能锻炼。

（2）脑损伤患儿恢复期应尽量减少脑力劳动，少思考问题，少看刺激性电影、小说等，可适当听轻音乐，以缓解紧张的情绪。对头痛、失眠较重者，可在医师指导下酌情服用镇静剂。

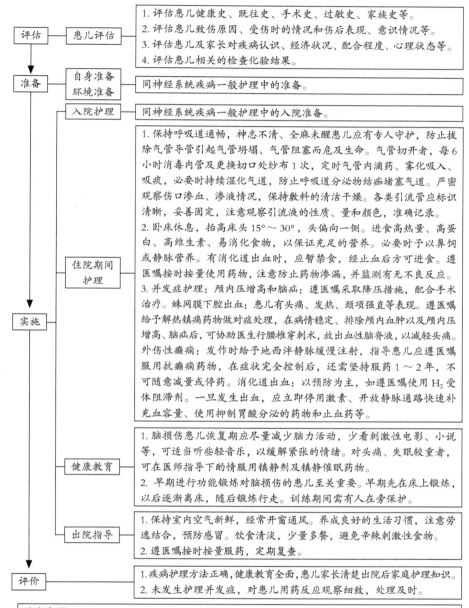

评估	患儿评估	1. 评估患儿健康史、既往史、手术史、过敏史、家族史等。 2. 评估患儿致伤原因、受伤时的情况和伤后表现、意识情况等。 3. 评估患儿及家长对疾病认识、经济状况、配合程度、心理状态等。 4. 评估患儿相关的检查化验结果。
准备	自身准备 环境准备	同神经系统疾病一般护理中的准备。
实施	入院护理	同神经系统疾病一般护理中的入院准备。
	住院期间 护理	1. 保持呼吸道通畅，神志不清、全麻未醒患儿应有专人守护，防止拔除气管导管引起气管坍塌、气管阻塞而危及生命。气管切开者，每6小时消毒内管及更换切口处纱布1次，定时气管内滴药、雾化吸入、吸痰，必要时持续湿化气道，防止呼吸道分泌物结痂堵塞气道。严密观察伤口渗血、渗液情况，保持敷料的清洁干燥。各类引流管应标识清晰，妥善固定，注意观察引流液的性质、量和颜色，准确记录。 2. 卧床休息，抬高床头15°～30°，头偏向一侧。进食高热量、高蛋白、高维生素、易消化食物，以保证充足的营养。必要时予以鼻饲或静脉营养。有消化道出血时，应暂禁食，经止血后方可进食。遵医嘱按时按量使用药物，注意防止药物渗漏，并监测有无不良反应。 3. 并发症护理：颅内压增高和脑疝：遵医嘱采取降压措施，配合手术治疗。蛛网膜下腔出血：患儿有头痛、发热、颈项强直等表现。遵医嘱给予解热镇痛药物做对症处理，在病情稳定、排除颅内血肿以及颅内压增高、脑疝后，可协助医生行腰椎穿刺术，放出血性脑脊液，以减轻头痛。外伤性癫痫：发作时给予地西泮静脉缓慢注射，指导患儿应遵医嘱服用抗癫痫药物，在症状完全控制后，还需坚持服药1～2年，不可随意减量或停药。消化道出血：以预防为主，如遵医嘱使用H$_2$受体阻滞剂。一旦发生出血，应立即停用激素、开放静脉通路快速补充血容量、使用抑制胃酸分泌的药物和止血药等。
	健康教育	1. 脑损伤患儿恢复期应尽量减少脑力活动，少看刺激性电影、小说等，可适当听些轻音乐，以缓解紧张的情绪。对头痛、失眠较重者，可在医师指导下酌情服用镇静剂及镇静催眠药物。 2. 早期进行功能锻炼对脑损伤的患儿至关重要。早期先在床上锻炼，以后逐渐离床，随后锻炼行走。训练期间需有人在旁保护。
	出院指导	1. 保持室内空气新鲜，经常开窗通风。养成良好的生活习惯，注意劳逸结合，预防感冒。饮食清淡，少量多餐，避免辛辣刺激性食物。 2. 遵医嘱按时按量服药，定期复查。
评价		1. 疾病护理方法正确，健康教育全面，患儿家长清楚出院后家庭护理知识。 2. 未发生护理并发症，对患儿用药反应观察细致，处理及时。

注意事项：
1. 限制患儿头部适当活动范围，躁动时，可酌情予以约束。
2. 按医嘱给予适当的体位，定时翻身，避免皮肤长期受压而发生压疮。
3. 引流早期（1～2小时）特别注意引流速度，切忌引流过快、过多。
4. 引流液量及颜色突然改变时，及时通知医生给予处理。

图 5-4　脑损伤护理流程图

（3）指导和协助肢体功能锻炼，被动卧位时置于功能位置，必要时穿"丁"字鞋防止足下垂。早期先在床上锻炼，以后逐渐离床，随后锻炼行走。训练期间需有人在旁保护。失语患儿进行语言康复训练，应从简单的"啊"音开始，然后说简单的单词，如吃、喝、水、尿等，反复强化训练，直到能够用完整的语句表达想法。

七、小结

脑损伤是小儿急诊中较为常见的病种，脑组织中分布着大量的神经，若脑组织出现一定程度的瘀血，会诱发神经调配区域的功能障碍，进而影响小儿日常活动能力。小儿具有较强的自我愈合能力，类似的脑功能障碍症状往往具有一过性，若在治疗期间接受系统及全面的照护有助于促进小儿脑功能障碍逆转。小儿对疼痛的耐受阈值较低，导致其面对躯体伤害时表现出较为不适的情绪，以哭闹的方式宣泄生理及心理方面的不适。应鼓励家长给予患儿更多的爱与关怀，发挥亲情优势力量，借助亲情化的情感共鸣，帮助患儿消除内心的焦虑、彷徨以及不安等情绪。

案例分析

一、病史介绍

患儿，男，10岁5月，1天前在路边玩耍时，不慎从高处跌落（3米左右）。当时患儿哭闹，无昏迷，意识清醒，四肢活动可，1天后患儿诉头痛，多次呕吐，为非喷射性，呕吐物为胃内容物。体查：T：36.5℃，HR：92次/分，R：22次/分，WT：27kg。神志清楚，精神一般，左枕部扪及肿块，大小约5×7cm，质中，有触痛，无波动感。左肘部可见皮肤青紫，稍肿胀，范围约2×2cm。

二、辅助检查

1.血常规：中性粒细胞比值（NE）0.888；淋巴细胞比值（LY）0.084；单核细胞比值（MO）0.027；嗜酸粒细胞比值（EO）0.000；血红蛋白（HGB）98g/L；红细胞

比积（HCT）30.3%；血小板总数（PLT）240×10⁹/L。

2. 头部＋脊柱＋胸部 CT：枕骨左侧骨折并硬膜外血肿、左枕部头皮血肿、右侧额叶脑挫裂伤、少量蛛网膜下腔出血。

思考题：

1. 何谓颅内高压？颅内高压三主征是什么？

2. 对脑损伤患儿的病情观察，应重点观察哪些方面？

第五节　脑血管畸形

脑血管畸形（cerebrovascular malformation）是一种先天性的血管发育异常，由内胚胎发育过程中演变而来，形成一个异常血管团及血管错构瘤，并非真正的肿瘤。通常把脑血管畸形分为 5 种：动静脉畸形、毛细血管扩张症、海绵状血管瘤、静脉血管瘤、血管曲张。其中以动静脉畸形最多见，本节重点介绍此症。

一、病因及病理生理

脑动静脉畸形（arterovenous malformations，AVM）是在大脑病变部位脑动脉和脑静脉之间缺乏毛细血管，致使动脉与静脉直接相通，形成的异常血管团。在血管团的两端有供应血液的输入动脉和回流血液的引流静脉。畸形血管团大小不等，差异甚大，小的可很小，出血后畸形的结构完全被破坏，以致血管造影难以发现，手术清除血肿时肉眼也难以辨认，故又名隐匿性血管畸形。大的可累及整个大脑半球，甚至发展至对侧，AVM 的外观似一团蚯蚓，表面的软脑膜增厚，血管团呈圆锥状，圆锥的底朝脑表面，圆锥的顶部则朝向脑的深部。显微镜下所见的组织结构混杂多样，有分化良好的动静脉，也有管壁增厚或变薄如透明状的畸形血管。畸形的血管团内及邻近的脑组织几乎都是变性的，表现为神经元丧失，胶质增生、脱髓鞘及含铁血黄素沉着等。

AVM 是脑血管畸形中最多见者，可发生于中枢神经系统的任何部位，但约 3/4 分布于两侧大脑半球的外侧面，而剩余的 1/4，一半分布于中线的表面上，一半则分布于脑的深部结构，脑室及后颅凹。

二、临床表现

除少数隐性和小型的 AVM 外，绝大多数患儿会出现临床症状。患儿的临床表现取决于 AVM 的部位、大小、有无出血或缺血等。最常见的是出血、头痛和癫痫发作，其他症状相对少见。

1. 出血

颅脑出血为 AVM 最常见的症状。AVM 的出血类型可表现为脑实质出血、蛛网膜下腔出血或硬膜下出血，另外，尚有 5%～10% 的患儿表现为脑室内出血，初发症状为蛛网膜下腔出血者较多见。AVM 的患儿以颅内出血为常见表现。AVM 的出血发生率为 38%～70%，而每年的破裂出血率为 2%～3%，出血后第 1 年的再出血率约为 6%，首次出血的死亡率约为 10%，以后再出血的死亡率约为 20%。

2. 头痛

AVM 血管未破裂时，可表现为头痛。约有 60% 以上的患儿有头痛史，可为全头痛或偏于一侧，呈阵发性发作。

3. 癫痫

AVM 血管未破裂时，也可表现为癫痫。引发癫痫的 AVM 主要分布于大脑表面，其中以额颞区病变为最多，儿童发生的机会略少于成人，发作时多表现为局灶性发作。

4. 肢体运动障碍

发病的原因有：① AVM 破裂后引起脑内血肿，使脑组织受到压迫而出现突发性肢体瘫痪；②畸形的血管发生盗血，使相应运动区的神经功能发生损害，逐渐出现对侧肢体肌力减退，伴有肌萎缩。

5. 精神发育迟缓

主要见于婴幼儿和儿童中较大的大脑半球的血管畸形。由于脑盗血严重，引起脑的弥漫性的缺血和皮质发育障碍、胶质增生和皮质萎缩。

6. 颅内压增高

AVM 引起颅内压增高并不少见。发生的原因可有以下几个方面：①由于病变的出血，导致血管痉挛而继发脑水肿；②病变位于中线使脑脊液循环发生障碍而引起继发性脑积水；③ AVM 的团块较大，颅内血量相应增加，颅内容积增大；④合并颅内血肿，形成占位病变。

三、辅助检查

1. 头颅 CT 扫描和 MRI 检查：CT 扫描常可显示动静脉畸形的钙化影、脑实质出血或脑积水伴有的脑血管畸形，脑内较小的非钙化受损 CT 扫描常不能显示。但是 MRI 却可显示出血管造影不能察觉的小的 AVM 异常影像。MRI 对于脑血管闭塞、狭窄和畸形等均具有较大诊断价值。

2. 脑血管造影：是诊断 AVM 最重要的方法。可以直观显示畸形血管团及其供血动脉和引流静脉。尤其是通过脑血管造影清晰地显示了 AVM 供血动脉与引流静脉的详细情况及侧支供应情况，便于术前能更好地选择手术入路及制定合理的手术步骤。

3. 生化检查：蛛网膜下腔出血者脑脊液检查可见血性脑脊液，且压力增加，经 1 ～ 2 周后脑脊液可变黄。白细胞和蛋白轻度增高。血肿无穿破或巨大型脑血管畸形患儿，可仅有颅内压升高。

4. 脑电图检查：有报道称 90% 脑血管畸形病例呈现脑电图异常，多是局限性异常，仅少数为弥漫性改变。脑电图异常与患儿年龄和病期无关。脑电图畸形范围的直径在 2 ～ 3cm 以上或血肿者，脑电图改变较显著，有癫痫发作者更为多见。畸形位于顶颞叶比枕叶和后颅窝较多，呈局限性异常。

四、治疗原则

AVM 的治疗目的是：防止和杜绝病变血管破裂出血；纠正病变所引起的脑盗血，改善病变邻近区的脑供血状况；缓解神经功能障碍，减少癫痫发作，提高患儿生活质量。常用的治疗方式包括：手术治疗、血管内栓塞治疗和立体定向放射治疗。

1. 手术治疗

对 AVM 的手术适应证一直存在不同的观点。人们对儿童期 AVM 的手术治疗至今仍持谨慎态度。一方面，如果不予治疗，患儿始终生活在出血的危险之中；大多数难以避免颅内出血。另一方面，对于功能区或位置较深的大型 AVM，手术治疗有严重致残的潜在风险。因此，应严格把握手术适应证。手术的适应证有以下几点：①患儿年龄越轻，再出血的机会越大，所以儿童及青少年患儿应积极采取手术治疗；②病灶小且易切除者，尽管没有出血也应手术切除；③持续性颅内高压，经脱水治疗无效；④一次大出血或多次反复出血；⑤出现进行性神经功能障碍；⑥难以用药物控制的癫痫；⑦顽固性头痛；⑧智力逐渐减退。

2 血管内栓塞治疗

随着栓塞技术的迅速发展，越来越多患儿得益于术前栓塞。血管内栓塞适用于病处范围大或位于重要功能区的病例，通过栓塞结合手术治疗能明显提高治疗效果。术前栓塞先处理了术中难以处理的动脉如纹状体动脉，以及血流相关性动脉瘤。手术中可以减少出血，简化手术。经几周或几个月分阶段术前栓塞能使大型高流量 AVM 周围脑组织适应血流动力学的变化，从而减少由于术后正常灌注压突破引起的出血。

3. 立体定向放射治疗

立体定向放射治疗是利用立体定向技术和计算机系统，对颅内的正常组织靶点或病变组织，使用大剂量电离射线聚焦于靶点上引起放射生物学反应。该方法治疗 AVM 的目的是使畸形的血管壁发生炎症反应而增厚，血管腔阻塞和血栓形成，最后使 AVM 闭塞而治愈。具有无创伤、风险小、住院时间短等优点。主要适应证有：①小儿不能耐受全身麻醉开颅手术；② AVM 直径小于 3cm；③病变位于功能区，不宜手术或位于脑深部难以手术的小型 AVM；④仅有癫痫、头痛或无症状的 AVM；⑤术后残留小部分畸形血管；⑥栓塞失败或栓塞后的残余部分；⑦患儿家属拒绝手术和血管内治疗者。治疗效果取决于被照射组织的体积大小和患儿在不出现并发症的条件下所能耐受的最大照射剂量。但除微小型的 AVM 可能有效外，对中、大型者疗效不肯定，且在所有脑 AVM 中，大小适合放射治疗的不足 25%。

五、常见护理问题

1. 疼痛：与手术有关。

2. 意识障碍：与颅内出血有关。

3. 潜在并发症：颅内出血，颅内压增高，脑疝，癫痫发作，术后血肿。

4. 有受伤的危险：与癫痫发作有关。

5. 知识缺乏：与患儿家长缺乏疾病相关知识有关。

6. 焦虑恐惧：与患儿家长担心手术预后及费用有关。

六、护理措施

1. 术前护理

（1）按小儿神经外科术前一般护理常规护理。

（2）保持安静、舒适的病室环境，限制探视，避免各种不良刺激。

（3）密切观察患儿意识、瞳孔、生命体征，是否有头痛加剧、恶心、呕吐、肢体活动异常等情况。注意有无颅内压增高的表现：如患儿是否出现意识改变、头痛剧烈、呕吐次数增加、瞳孔散大等情况。嘱患儿勿剧烈咳嗽和用力排便，防止颅内压升高导致脑出血。

（4）遵医嘱控制血压，必要时给予镇静剂。

2. 术后护理

（1）按小儿神经外科术后一般护理常规护理。

（2）在麻醉未清醒前，患儿应去枕平卧头偏向一侧，麻醉清醒后血压平稳者可将床头抬高 15°～30°，以利颅内静脉回流，减轻脑水肿和头部引流管引流。

（3）密切观察患儿意识、瞳孔、生命体征、肢体活动度、引流液等情况。及时发现颅内出血体征，术后颅内出血是手术后最严重的并发症，多发生在术后 24～72 小时内，发现出血征象时，应立即通知医师处理并做好再次手术的准备。

（4）保持各种引流管通畅固定、标识清晰，观察引流液的颜色、性质和量，如有异常，及时报告医生进行处理。

（5）降低颅内压是治疗脑出血的重要措施。首选 20% 甘露醇，使用甘露醇时应快速静脉输入，以起到脱水、降低颅内压的作用。注意脱水的同时应准确记录出入量，并严密监测血、尿及电解质的变化。如使用尼莫地平时，由于尼莫地平对血管刺激性强，应该选择粗直的血管输注，并观察穿刺部位的情况，预防静脉炎的发生，而且尼莫地平有降压作用，在应用过程中，应监测血压的变化。

（6）严密观察伤口渗血、渗液情况，保持敷料的清洁干燥，污染、潮湿时应及时换药。评估患儿伤口疼痛情况，必要时遵医嘱给予镇痛药。

3. 健康教育

（1）保持充足的休息，适当增减衣物，避免感冒及剧烈活动。出院后 1 个月内保持头部伤口清洁，不要用手抓挠伤口。

（2）合理饮食,避免辛辣刺激的食物,饮食宜清淡,多食新鲜蔬菜、水果。保持大便通畅，防止因大便用力引起颅内压增高，发生意外。

（3）正确遵医嘱服药，以预防并发症，促进脑神经功能的恢复。对于服用癫痫药物患儿，要按时按量服药，并注意定期复查血象、肝肾功能。

（4）合理锻炼，适当活动，循序渐进。对于术后出现偏瘫或失语的患儿，应加强患儿的肢体功能锻炼和语言训练。协助患儿进行肢体的被动活动，进行肌肉按摩，防止肌肉萎缩。

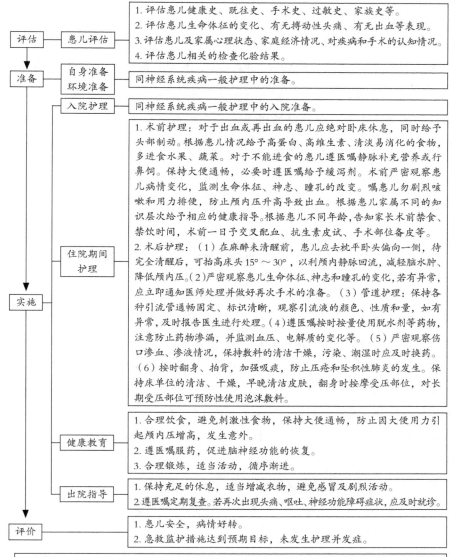

图5-5　脑血管畸形护理流程图

（5）定期复查，复查时携带住院期间的所有影像学检查结果及出院小结等。

七、小结

患儿父母往往担心手术会对患儿大脑发育产生长期影响，而且对AVM造成的脑出血以及癫痫发作抱有自行缓解的希望。但AVM是儿童自发性脑出血的最常见原因，临床上一旦发病，常造成严重后果。近年来，随着影像学检查和显微神经外科手术的进步，手术效果明显改善。近来对采取积极手术的主张明显增加，原因是与非手术疗法比较，通过摘除畸形血管，对防止出血、血管痉挛及盗血引起的脑缺血性功能障碍均具有明显的优越性。因此，对于临床上收治的AVM患儿应积极治疗。

案例分析

一、病史介绍

患儿，女，15岁，今天上午上课时突发右侧肢体无力，吐字含糊不清，发病后无头痛，无恶心，呕吐，无意识障碍，无肢体抽搐。1小时后就诊。既往无头痛及高血压病史，体查：T：36.8℃，HR：96次/分，R：18次/分，BP：145/91mmHg。入院后意识模糊，运动性失语，右侧鼻唇沟变浅，右侧鼓腮，瘫嘴不能，伸舌右偏，右侧上下肢肌张力增高，腱反射活跃，右上肢肌力2级，下肢肌力3级，右下肢病理征（＋），双侧Kernig（＋），Brudzinski（－），Lasegue（＋），右侧偏瘫身体感觉减弱，双眼右侧同向偏盲。

二、辅助检查

1. 脑血管造影：双侧大脑中动脉显示明显细小，见多发细小分支。

2. 头颅MRI：左侧脑室枕角旁小片状长T1长T2信号影。

3. 垂体MRI平扫：未见明显异常。

思考题：

1. 该患儿考虑什么疾病？

2. 如何预防压疮？

第六节　颅内肿瘤

小儿颅内肿瘤（intracranial tumor）由于脑组织中细胞异常增殖而导致的颅内占位性疾病。颅内肿瘤位居小儿时期恶性肿瘤类疾病的第 2 位，仅次于白血病。各年龄均可患病，但 5 ～ 8 岁是本病的发病高峰。因小儿颅缝和前囟未闭或闭合不紧，颅内发生肿瘤时，易于开放以缓解颅内高压，使肿瘤的症状出现较晚。小儿难以准确叙述病史和症状，不能很好地配合检查故易漏诊或误诊。小儿颅内肿瘤中以髓母细胞瘤、星形细胞瘤、室管膜瘤及颅咽管瘤多见。

一、病因及疾病特点

1. 病因

尚不明确。多为先天性，但与胚胎残余组织、遗传因素、化学物质影响、病毒、放射线等有密切联系。

2. 疾病特点

（1）年龄：小儿颅内肿瘤在年龄分布上有一定特点。随着年龄的增长，颅内肿瘤的发病率也随着增长，1 岁以内婴儿以侧脑室和第三脑室肿瘤多见，学龄前期以先天性肿瘤、松果体瘤、成骨细胞多见，而在 10 岁以后以其他种类的胶质瘤和血管母细胞瘤为多见。

（2）性别：患儿的性别和颅内肿瘤的性质、部位有一定关系，多见于男孩的肿瘤是松果体区肿瘤、脉络丛乳突状瘤、髓母细胞瘤和畸胎瘤，多见于女孩的肿瘤是原发肉瘤、极性成胶质细胞瘤、星形细胞瘤和鞍区生殖细胞瘤。

（3）部位：小儿颅内肿瘤好发于中线及后颅窝，因此小儿颅内肿瘤容易发生自胚胎残余组织（多位于中线上）。45% ～ 70% 位于幕下，幕下肿瘤多位于小脑蚓部、小脑半球及第四脑室，蝶鞍部颅咽管瘤较多。

二、临床表现

小儿颅内肿瘤诊断较困难，因小儿常不能正确表达其疾病情况，且婴幼儿神经系统尚未成熟，颅缝未闭合，使一些异常症状及体征表现不明显，不易被发现。临床上常见的表现如下：

1. 呕吐

颅内压增高或后颅窝肿瘤直接或间接刺激延髓呕吐中枢所致，是小儿颅内肿瘤最常见的症状，婴幼儿尤为多见。呕吐好发于晨起，常与饮食无关，多为喷射状，吐后又能立即进食为特点。呕吐也可能与头部位置改变有关，脑室内肿瘤更易有此倾向。局灶患儿尤其是婴幼儿，呕吐可以是唯一症状，频繁呕吐可损害胃黏膜，造成呕吐物中带血，易被误诊为消化系统疾病。

2. 头痛

头痛是儿童颅内肿瘤常见症状，主要为颅内压增高或脑组织移位引起脑膜、血管或神经张力性牵拉所致，少数病例可因肿瘤直接刺激硬脑膜而出现局限性头痛，头痛可呈间歇性或持续性，头痛严重时可伴有呕吐。有时头痛和头的位置有一定关系，在反复发作过程中，患儿可能摸索到一个能减轻头痛的位置，因而被迫地喜欢采取这一特定头位，称为强迫头位。由于幼儿缺乏头痛的表达能力，有时可用另一种方式表现：如深而长的喊叫、用双手摩擦头部、撞击头部和朝拜式地跪在床上、表情苦闷、精神抑郁等。

3. 视觉障碍

视力减退可由于鞍区肿瘤直接压迫视传导通路引起视神经原发性萎缩，更多是因颅内压增高出现视盘水肿引起的继发性视神经萎缩。但儿童视力减退往往会被忽视，有时甚至发展到双目失明或近乎失明才被家长注意。有80%～90%的颅内压增高者有视神经盘水肿，尤其是肿瘤使脑脊液循环受阻时，如在第三脑室后部、中脑导水管、第四脑室或第四脑室外侧孔和正中孔者，其病情发展较快，视神经盘水肿可很快出现。

4. 头围增大

多见于婴幼儿，叩诊头颅可能听到破壶音，此时可能误认为是脑积水，局灶小儿可有前囟隆起、头皮静脉扩张、头颅不对称等。一侧硬脑膜下积液、颞叶缺损综合征，一侧慢性生长的脑肿瘤尚可有病侧颅骨变薄、向外隆起等。

5. 意识障碍及情绪异常

多由于颅内压增高所致，大多表现为学习时注意力不集中，对玩耍无兴趣、性格改变，对外反应呆滞或易激惹、烦躁等。晚期病例可出现淡漠、乏力、嗜睡或阵发性意识障碍。

6. 其他

局灶患儿可出现生长发育延迟、皮肤干燥及第二性征不发育等，因压迫垂体前叶使其分泌的生长激素、促甲状腺激素、促肾上腺皮质激素及促性腺激素明显减少。还有可能出现癫痫发作、复视、偏瘫、眼肌麻痹、共济失调等表现。

三、辅助检查

1. 颅骨 X 线平片：肿瘤颅骨平片可显示颅内压增高及异常钙化斑。

2. 脑室造影：在第三脑室肿瘤的检查中具有特殊意义。脑室造影可见两侧侧脑室的对称性扩大，有时第三脑室可不显影。第三脑室内可见充盈缺损及肿瘤组织影。第三脑室的显影与否决定于室间孔是否被阻塞。

3. 脑 CT 检查：可显示肿瘤所在的部位、侧脑室大小及形状，为脑室内肿瘤的诊断提供依据。

4. MRI 检查：可显示肿瘤所在的部位、大小及形状，来源于脑室内或脑室外、与周围脑组织关系等，为制定治疗方案提供可靠的依据。

5. 腰椎穿刺：患儿颅内压增高，脑脊液的蛋白含量及钠含量增高。

6. 脑电图检查：一般脑电图检查无特殊异常变化，只显示颅内压增高之表现，中线结构的受损有时可出现阵发性 5 ～ 7 次 / 秒高幅慢波。

四、治疗原则

以手术治疗为主的综合治疗,可根据病情联合进行放射治疗、化学治疗等。

1. 手术治疗

原则是尽可能行肿瘤全切除;保证术后能缓解颅内高压;手术应解除或至少局灶解除对重要神经结构的压迫;不能全切除的肿瘤,应尽量多切除以达到充分减压为后期放、化疗创造条件;对脑脊液循环梗阻者,手术主要目的是解除梗阻,恢复循环通畅。通常采用以下手术:①肿瘤切除术;②内减压手术;③外减压手术;④脑脊液分流术。

2. 放射治疗

小儿髓母细胞瘤、生殖细胞瘤对放射治疗敏感。此外,各种类型胶质细胞瘤对放射治疗也有一定效果,未能完全切除的肿瘤也应使用。放射治疗的指征包括:所有颅内恶性肿瘤,不论切除程度如何;手术未能全切除的肿瘤;CT 随访发现增长较快的肿瘤。对于年龄小于 3 岁的患儿,应特别考虑放射治疗对发育脑组织的长期副作用,可引起放射性脑坏死、甲状腺功能低下、生长发育迟缓、智商降低等并发症。

3. 化学治疗

化学治疗原则上是用于恶性肿瘤术后,与放射治疗协同进行,复发颅内恶性肿瘤也是化学治疗的指征,对儿童髓母细胞瘤的脊髓内播散种植化学治疗可为首选方法。给药途径视药物的特征可选择口服、静脉、动脉灌注等方式。常用的化学治疗药物有顺铂、长春新碱、氨甲蝶呤等。

五、护理问题

1. 脑组织灌注异常:与颅内肿瘤占位引起颅内压增高有关。

2. 疼痛:与手术有关。

3. 自理能力缺陷:与患儿意识障碍有关。

4. 体温过高：与肿瘤压迫下丘脑引起体温调节中枢功能失调有关。

5. 有皮肤完整性受损的危险：与患儿长期卧床有关。

6. 焦虑恐惧：与患儿家长担心疾病预后有关。

7. 知识缺乏：与患儿家长缺乏疾病相关知识有关。

8. 潜在并发症：脑疝、尿崩症、感染、颅内出血、脑脊液耳漏、脑积水、深静脉血栓形成、角膜感染溃疡。

六、护理措施

1. 术前护理

（1）按小儿神经外科术前护理常规护理。

（2）严密观察患儿意识、瞳孔、生命体征及肢体活动情况，保持呼吸道通畅。嘱患儿勿剧烈咳嗽和用力排便，防止颅内压升高导致脑疝发生。颅内压增高引起头晕、复视、一过性黑蒙、意识模糊、易激惹或淡漠，也可发生癫痫。护士要针对不同的情况采取相应的措施，保护患儿的安全，预防意外的发生。

（3）有颅高压者，按医嘱脱水降颅压，脑室引流者手术晨夹闭引流管并用无菌纱布包扎接头处，同时注意观察病情。

（4）不能进食或因后组脑神经麻痹有呛咳者，予以鼻饲流质饮食或静脉营养。纠正水电解质紊乱，改善全身营养状况。

（5）注意心理护理，消除患儿紧张和不安情绪。

2. 术后护理

（1）按小儿神经外科术后护理常规护理。

（2）密切观察患儿的神经系统症状：意识、瞳孔、呕吐、抽搐及生命体征和四肢活动情况。术后 72 小时内要观察患儿有无意识障碍、恶心、呕吐及伤口张力增高、颈项强直等症状，必要时监测中心静脉压和颅内压，并详细记录。若病情需要，可根据医嘱继续观察。若患儿在麻醉药效过后仍未清醒，或麻醉清醒后再次出现昏迷、头痛、呕吐剧烈或瞳孔不等大等情况，都应尽早行头颅 CT 检查。一旦发现头颅血肿或水肿，应及时行血肿清除术或脑室外引流术等处理。

（3）根据病情及手术部位安置卧位，避免伤口及引流管受压；麻醉清醒后，头部抬高 15°～30°。

（4）术后密切观察每小时进出量，防止尿崩症、水电解质平衡紊乱，对不平衡者及时通知医生进行补液调整。严格记录出入量，根据病情控制输液量，以免加重脑水肿。

（5）按医嘱给予适当的体位，定时翻身，避免皮肤长期受压而发生压疮。翻身时注意保持头部与身体同时转动，避免颈部扭曲致脑干移位，影响呼吸中枢，出现呼吸功能紊乱。颅颈畸形或颈椎手术后患儿应平卧，翻身时可带颈托。嘱患儿尽早坐起、下床走动。

（6）保持头部敷料干燥固定，记录引流液的量，观察其性质和颜色，拔除引流管前后，注意切口处有无渗血、渗液。评估患儿伤口疼痛情况，必要时遵医嘱给予镇痛药。

（7）并发症的预防及护理：颅内肿瘤切除术后并发症的总发生率在 20%～35%，其中包括癫痫、脑积水、脑脊液渗漏、电解质紊乱、呼吸抑制、深静脉血栓形成、肺炎、尿路感染及应激性溃疡等。

①呼吸抑制：由于手术牵拉及术后脑水肿、缺血等对呼吸中枢的影响，会导致呼吸功能紊乱，特别是肿瘤在小脑、延髓等部位时，主要表现为呼吸频率和节律的变化，甚至呼吸骤停。密切观察患儿的呼吸状况、保持呼吸道通畅是护理的重点。

②肺部感染：术后患儿咳嗽及吞咽反射减弱或消失，容易引起口腔及呼吸道内分泌物、呕吐物误吸而造成呼吸道感染或坠积性肺炎。应定时翻身、拍背、雾化吸入及口腔护理，鼓励患儿主动咳嗽和深呼吸，必要时予以吸痰，可以有效预防呼吸道阻塞和肺炎的发生。

③尿崩症:蝶鞍区手术后尿量增加,患儿出现口渴、烦躁等失水症状时,可能是发生了尿崩症,应注意多饮水,补充水分,防止脱水,同时通知医师给予相应处理。

④高热:下丘脑体温调节中枢受损、颅内出血合并感染均可导致高热。高热会加重脑水肿,故要针对不同的发热原因采取相应处理。中枢性高热患儿的体温经常居高不下,药物降温效果不佳。此时可用物理降温,如用冰毯、冰帽等。

⑤深静脉血栓形成:手术时间较长,长期应用脱水剂、深静脉置管、肢体瘫痪以及术后长期卧床的患儿,容易发生深静脉血栓。一旦血栓脱落,可发生肺栓塞,病死率较高。深静脉血栓一般表现为患肢疼痛、肿胀,患儿可有发热、白细胞计数升高等表现。因此,鼓励术后患儿早期下床或进行床上活动尤为重要。对于长期卧床活动受限的患儿,多饮水、保护静脉(尽量避免下肢静脉穿刺,尤其是瘫痪侧肢体的静脉置管)、早期开始肢体的被动运动、用枕头抬高下肢、穿预防静脉血栓袜、使用间歇性的空气压缩泵等均可起到有效的作用。

⑥眼睑闭合不全、角膜溃疡:术后面神经、三叉神经损伤的患儿易发生眼睑闭合不全及角膜溃疡,严重者有造成失明的危险,故做好眼睛的护理尤为重要。患眼的清洁可用无菌生理盐水冲洗或擦拭;人工泪液2滴随时或每小时一次滴眼可以湿润眼部;贴敷聚乙烯薄膜或水凝胶;必要时遵医嘱应用抗生素眼药水、眼药膏。长期眼睑不能闭合的患儿,应局灶或全部缝合眼睑以保护眼角膜。

⑦吞咽困难:术后伴有后组脑神经损伤的患儿,会引起咳嗽及吞咽反射减弱或消失,造成吞咽困难。临床可应用日本洼田俊夫饮水试验评估,筛选患儿吞咽障碍的程度,以便及时给予相应的干预措施。对存在进食呛咳的患儿应尽早予以鼻饲饮食。指导患儿进行基础训练(咽部冷刺激与空吞咽、屏气发声运动)、摄食训练等,有助于吞咽功能的恢复。

3. 健康教育

（1）保持充足的休息，出院后 1 个月内保持头部伤口清洁。保持大便通畅，防止因大便用力引起颅内压增高，发生意外。

（2）维持足够的营养，制定合理的饮食计划，增强机体的抵抗力。应摄入高蛋白质、高热量、富含膳食纤维和易消化的食物，饮食宜清淡，多食新鲜蔬菜、水果。

（3）正确遵医嘱服药，以预防并发症，促进脑神经功能的恢复。对于服用泼尼松的患儿，应制订严格、详细的减量计划。服用抗癫痫药物患儿，要按时服药，并注意定期复查血象、肝肾功能。

（4）有语言或肢体功能障碍的，要进行功能训练。早期指导患儿及家属制订康复计划，并坚持进行康复活动，主动积极地进行各种康复训练，可减轻患儿功能障碍的程度，提高患儿的生活质量，减轻家庭和社会负担。患儿在生命体征稳定 48 小时后，即可开始进行康复训练。其中包括避免皮肤并发症、防止关节挛缩、预防足下垂、膀胱训练和语言训练等。

（5）出院后 1～3 个月至门诊复查，以及时准确了解疾病的预后和机体的恢复情况。告知家属定期门诊复查的重要性。

七、小结

颅内肿瘤属于临床小儿神经外科的常见疾病，若不及时对患儿实施有效干预，会对患儿的身心健康造成严重的负面影响。不同组织类型的肿瘤其自身的分化程度、生长方式和预后不同。对较良性的颅咽管瘤、星形细胞瘤的放射治疗早年存在争议，但近来也倾向于术后放射治疗能延缓肿瘤的复发。对婴幼儿采用术后早期化学治疗来延迟放射治疗开始时间而不影响疾病控制效果的研究，及大剂量多元联合化学治疗后辅以自体骨髓移植来减少化学治疗副作用的研究成为热点。小儿颅内肿瘤的正确诊断与分型对肿瘤的个体化治疗和提高患儿生存率具有重要意义。

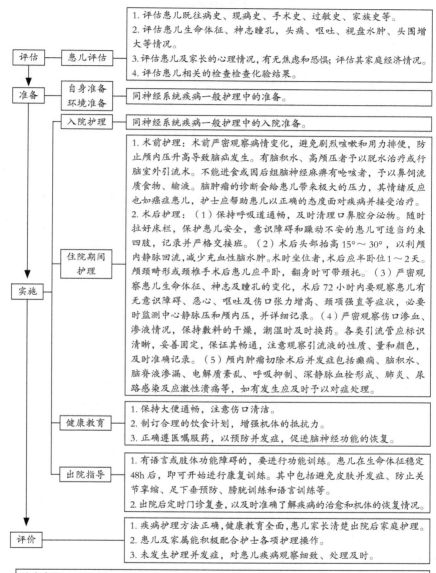

图 5-6 颅内肿瘤护理流程图

评估 — **患儿评估**
1. 评估患儿既往病史、现病史、手术史、过敏史、家族史等。
2. 评估患儿生命体征、神志瞳孔，头痛、呕吐、视盘水肿、头围增大等情况。
3. 评估患儿及家长的心理情况，有无焦虑和恐惧；评估其家庭经济情况。
4. 评估患儿相关的检查检查化验结果。

准备 — **自身准备 环境准备**
同神经系统疾病一般护理中的准备。

实施 — **入院护理**
同神经系统疾病一般护理中的入院准备。

住院期间护理
1. 术前护理：术前严密观察病情变化，避免剧烈咳嗽和用力排便，防止颅内压升高导致脑疝发生。有脑积水、高颅压者予以脱水治疗或行脑室外引流术。不能进食或因后组脑神经麻痹有呛咳者，予以鼻饲流质食物、输液。脑肿瘤的诊断会给患儿带来极大的压力，其情绪反应也如癌症患儿，护士应帮助患儿以正确的态度面对疾病并接受治疗。
2. 术后护理：（1）保持呼吸道通畅，及时清理口鼻腔分泌物。随时拉好床栏，保护患儿安全，意识障碍和躁动不安的患儿可适当约束四肢，记录并严格交接班。（2）术后头部抬高15°～30°，以利颅内静脉回流，减少充血性脑水肿。术时坐位者，术后应半卧位1～2天。颅颈畸形或颈椎手术后患儿应平卧，翻身时可带颈托。（3）严密观察患儿生命体征、神志及瞳孔的变化，术后72小时内要观察患儿有无意识障碍、恶心、呕吐及伤口张力增高、颈项强直等症状，必要时监测中心静脉压和颅内压，并详细记录。（4）严密观察伤口渗血、渗液情况，保持敷料的干燥，潮湿时及时换药。各类引流管应标识清晰，妥善固定，保证其畅通，注意观察引流液的性质、量和颜色，及时准确记录。（5）颅内肿瘤切除术后并发症包括癫痫、脑积水、脑脊液渗漏、电解质紊乱、呼吸抑制、深静脉血栓形成、肺炎、尿路感染及应激性溃疡等，如有发生应及时予以对症处理。

健康教育
1. 保持大便通畅，注意伤口清洁。
2. 制订合理的饮食计划，增强机体的抵抗力。
3. 正确遵医嘱服药，以预防并发症，促进脑神经功能的恢复。

出院指导
1. 有语言或肢体功能障碍的，要进行功能训练。患儿在生命体征稳定48h后，即可开始进行康复训练。其中包括避免皮肤并发症、防止关节挛缩、足下垂预防、膀胱训练和语言训练等。
2. 出院后定时门诊复查，以及时准确了解疾病的治愈和机体的恢复情况。

评价
1. 疾病护理方法正确，健康教育全面，患儿家长清楚出院后家庭护理。
2. 患儿及家属能积极配合护士各项护理操作。
3. 未发生护理并发症，对患儿疾病观察细致、处理及时。

注意事项：
1. 均衡饮食，摄入高蛋白质、高热量、富含膳食纤维和易消化的各类营养素，饮食宜清淡，多食新鲜水果。
2. 保持良好的心态，避免情绪激动。
3. 应早期指导患儿及家属制订康复计划，并坚持进行康复活动，主动积极地进行各种康复训练，可减轻患儿功能障碍的程度，提高患儿的生活质量。

案例分析

一、病史介绍

患儿，女，1 岁 7 月，因 "精神差、呕吐 3 天，抽搐 3 小时" 入院；3 天前患儿无明显诱因于晨起出现恶心，轻咳 2 ~ 3 声后呕吐少许透明黏液，非喷射状，精神状态稍差，偶有哭吵不安，夜间睡眠欠佳。1 天前晨起后仍有恶心，进食后呕吐明显，时而为喷射状，精神状态逐渐变差，总是想睡觉，玩耍过程时有哭吵、烦躁不安。今晨 5 时余突然出现抽搐，表现为双眼凝视，少许流涎，无口唇发绀，双手握拳，四肢强直，急诊给予地西泮 3mg，静脉注射处理后，抽搐逐渐停止，持续约数分钟。入院体查：T：37℃，HR：86 次 / 分，R：26 次 / 分，WT：10kg，SpO_2：95%。神志昏迷，双眼下翻，左侧斜视，双侧瞳孔直径为 5.0mm，对光反射迟钝，颈软，双肺呼吸音粗，可闻及痰鸣音，肝脏肋下 3.0cm，上肢屈曲强直，下肢强直，四肌张力高，双侧膝反射增强。肢端暖，末梢循环（CRT）：2 秒。

二、辅助检查

1. 血液检查：血常规：白细胞计数（WBC）8.21×10^9/L；中性粒细胞比值（NE）0.674 比值；淋巴细胞比值（LY）0.294 比值；血小板总数（PLT）287×10^9/L；全血 CRP（全血 CRP）< 0.50mg/L。血清离子（E_4A）：钾（K）3.02mmol/L；钠（Na）132.30mmol/L；氯（Cl）91.20mmol/L；钙（Ca）2.17mmol/L；肌酸激酶（CK）175.1U/L；肌酸激酶同工酶（CK-MB）33.67IU/L，肝肾功能正常。凝血全套：D- 二聚体 0.60μg/mL；凝血酶原时间（PT）14.2 秒；血氨（NH4）39μmol/L。超敏肌钙蛋白（TNIU）0.02μg/mL。降钙素原（PCT）< 0.020ng/mL；N- 末端脑钠素原 26.00pg/mL。

2. 头颅 MRI：左侧颞顶枕叶混杂信号块影，内出血、囊变。

3. 头颅 CT：（1）左侧颞部异常密度灶、左侧脑室改变；（2）少量蛛网膜下腔出血；（3）双侧小脑半球脑实质密度减低。

思考题：

1. 该患儿最可能的诊断是什么？有哪些依据？

2. 该患儿所患病症术后常见并发症包括？

第七节　脊髓损伤

脊髓损伤（spinal cord injury）是由外界暴力直接或间接作用于脊柱，引起脊椎骨的骨折或累及脊髓神经节的损伤，可分为开放性和闭合性两类。脊髓损伤是脊柱骨折的严重并发症，由于椎体的移位或碎骨片突出于椎管内，使脊髓或马尾神经产生不同程度的损伤。本节重点介绍闭合性脊髓损伤。

一、病因

闭合性脊髓损伤是指脊柱骨折或脱位造成的脊髓或马尾神经损伤，不伴有与外界相通的通道。常见病因包括：重物击中腰部、仰面坠下背部落在栏杆或石块上、高空坠下两足或臀部着地或暴力作用于肩背部及头顶部。

二、临床表现

脊髓损伤的临床表现根据损伤的部位不同，表现症状亦不同。

1.脊髓震荡与脊髓休克

（1）脊髓震荡：脊髓损伤后出现短暂性功能抑制状态。无明显器质性改变，表现为受伤后损伤平面以下立即出现迟缓性瘫痪，经过数小时至两天，脊髓功能开始恢复，且日后不留任何神经系统后遗症。

（2）脊髓休克：脊髓遭受严重创伤和病理损害时即可发生功能的暂时性完全抑制，临床表现以迟缓性瘫痪为特征，各种脊髓反射包括病理反射消失及二便功能均丧失。其全身性改变，主要可有低血压或心排出量降低，心动过缓，体温降低及呼吸功能障碍等。脊髓休克在伤后立即发生，可持续数小时至数周。儿童一般持续 3～4 天。脊髓损伤部位越低，其持续时间越短。如腰、骶段脊髓休克期一般小于 24 小时。出现球海绵体反射或肛门反射或足底跖反射是脊髓休克结束的标记。脊髓休克期结束后，如果损伤平面以下仍然无运动和感觉，说明是完全性脊髓损伤。

2. 脊髓损伤的纵向定位

（1）上颈段损伤：膈肌瘫痪、呼吸困难、发音很低、咳嗽无力、四肢呈痉挛性瘫痪。

（2）下颈段损伤：可有两上肢麻木、无力肌肉萎缩，腱反射低下；下肢为痉挛性截瘫。

（3）胸段损伤：有一清楚的感觉障碍平面，损伤平面以下两下肢痉挛性瘫痪。

（4）胸腰段损伤：感觉障碍平面在腹股沟处，脊髓在第 11 ～ 12 胸椎损伤，两下肢呈痉挛性瘫痪，在第 1 ～ 2 腰椎处损伤，两下肢呈弛缓性瘫痪。由于脊髓圆锥损伤膀胱及肛门括约肌失去控制，有大小便失禁。

（5）第 2 腰椎以下骨折：损伤马尾神经，多为不完全损伤，两下肢大腿以下呈弛缓性瘫痪，大小便失禁。

3. 脊髓损伤的横向定位

（1）脊髓半横断综合征：损伤的同侧运动和深感觉障碍，对侧为痛觉和温度觉障碍。

（2）脊髓中央损伤综合征：呈现痛觉和温度觉消失而触觉保存的浅感觉分离，两上肢较下肢瘫痪重，并有括约肌功能障碍。

（3）脊髓前部损伤综合征：损伤平面以下完全性瘫痪，痛觉、温度觉消失，但触觉、两点分辨觉和深部感觉仍正常。

（4）脊髓后部损伤综合征：即深部感觉障碍，两侧运动障碍，而触、痛觉和温度觉仍存在等。屈曲性脊柱骨折多有局部棘突后突变形，并有明显肿胀和压痛。

三、治疗原则

脊髓损伤的治疗主要包括非手术治疗和手术治疗。

1.非手术治疗

（1）早期治疗：脊柱损伤的早期救治包括现场救护、急诊救治、早期专科治疗等。早期救治措施的正确与否直接影响患儿的生命安全和脊柱脊髓功能的恢复。意识减退或昏迷患儿往往不能诉说疼痛。对任何有颅脑损伤、严重面部或头皮裂伤、多发伤的患儿都要怀疑有脊柱损伤的可能，通过有序的救助和转运，减少对神经组织进一步损伤。要区别神经源性休克和失血引起的低血容量休克而出现的低血压。神经源性休克是指颈椎或上胸椎脊髓损伤后交感输出信号阻断（T1～L2）和迷走神经活动失调，从而导致血管张力过低（低血压）和心动过缓。低血压合并心动过速，多由血容量不足引起。不管原因为何，低血压必须尽快纠正以免引起脊髓进一步缺血。积极输血和补充血容量，必要时对威胁生命的出血进行急诊手术。当血容量扩充后仍有低血压伴心动过缓，应使用血管升压药物和拟交感神经药物。

（2）闭合复位法：①颅骨牵引：适用于颈椎骨折；②腰背部逐步垫高法：适用于胸腰椎骨折，患儿仰卧，先在腰背部置一18～24cm的宽布带，由两人各执一端，将患儿腰背部慢慢抬离床面，然后在损伤部位放置软枕，并逐渐增加高度，同时将床尾抬高，或由一人紧握患儿两踝向下牵引以助复位。但脊柱的棘突及椎板有损伤时，禁用此法。

（3）药物治疗：可应用甘露醇、呋塞米和激素以减轻脊髓水肿；东莨菪碱能减轻脊髓内微血管痉挛，因而减少继发性脊髓中央出血坏死；甲钴胺、鼠神经生长因子等营养神经药物。

（4）高压氧和低温治疗：高压氧提高血液内氧分压，改善脊髓缺氧情况，减轻缺血性坏死。低温治疗降低脊髓代谢，减少氧耗量，有助于脊髓功能恢复。

2. 手术治疗

手术治疗适用于：

（1）X 线、CT 及 MRI 显示骨折脱位或有骨片突入椎管内脊髓有受压征象者。

（2）伤后观察过程中神经症状逐渐加重者。

（3）脊髓损伤后功能部分恢复又停止者。

（4）脊髓蛛网膜下腔有梗阻者。

四、辅助检查

1. 神经系统检查：确定感觉障碍平面；肢体运动功能是否障碍；浅反射、深反射是否消失；是否存在病理反射及大、小便功能是否有障碍等。

2. 腰椎穿刺及颈静脉压迫试验：可了解脑脊液是否含血，有无脊髓蛛网膜下腔梗阻，如有梗阻，脑脊液蛋白明显增高。

3. 脊柱 X 线片和 CT 扫描：可见椎体骨折和脱位，椎间隙变窄，关节突交锁，关节突、横突、椎板和棘突骨折，脊柱纵轴扭转等。

4. 脊髓 MRI：可以明确脊髓合并损伤情况。

五、护理问题

1. 疼痛：与脊柱受暴力作用有关。

2. 躯体移动障碍：与脊髓损伤引起的肢体功能障碍有关。

3. 大小便失禁：与脊髓损伤有关。

4. 有皮肤受损的危险：与肢体感觉障碍、长期卧床等有关。

5. 有废用综合征的危险：与肢体感觉障碍、长期卧床等有关。

6. 焦虑恐惧：与担心疾病预后有关。

7. 潜在并发症：上升性脊髓炎、尿潴留、压疮等。

六、护理措施

1. 术前护理

（1）按小儿神经外科术前一般护理常规护理。

（2）严密观察患儿生命体征、意识、瞳孔、肢体活动等情况，若出现呼吸困难、心率加快、发绀及吞咽困难等症状，是上升性脊髓炎的表现，应立即给予吸氧，行气管插管或气管切开，使用人工呼吸机辅助呼吸。

（3）卧床休息，尽量减少搬动。保持呼吸道通畅。

（4）躁动不安者在查明原因的同时可使用约束带约束，拉好床栏以防碰伤、坠床，根据医嘱使用镇静剂。

（5）观察有无皮肤损伤、骨折、内脏出血等其他外伤，并遵医嘱处理。

（6）下肢瘫痪者要防止关节畸形，保持双足功能位。

2. 术后护理

（1）按小儿神经外科术后一般护理常规护理。

（2）严密观察患儿生命体征、意识、瞳孔、肢体活动等情况。

（3）根据病情及手术部位安置患儿卧位，避免伤口及引流管受压。

（4）保持呼吸道通畅，定时翻身，预防压疮的发生。

（5）保持伤口敷料干燥固定，观察有无渗液、渗血，如有异常及时通知医生处理。

（6）多饮水，多吃水果、蔬菜等粗纤维食物，防止便秘。必要时可使用开塞露、肥皂水灌肠等方法协助排便。有尿潴留时应留置导尿管,定时放尿。

（7）并发症的护理

①肺部感染：患儿长期卧床，抵抗力降低，需注意保暖，避免受凉，预防感冒。由于呼吸肌群功能低下,咳嗽无力,应协助患儿翻身拍背、吸痰。痰液黏稠不易吸出时，可予以雾化吸入，稀释痰液后利于排出，痰多且深不能吸出时，应行气管切开。

②压疮：患儿的脊髓受损水平以下支配部位感觉障碍，瘫痪卧床，局部受压，血液循环差，皮肤营养障碍，加之尿便失禁刺激皮肤极易发生压疮。压疮感染严重者可致败血症而死亡，故应积极预防。应尽量使用防压疮床垫，床单清洁平整，每天清洁皮肤，保持皮肤清洁干燥。每1～2小时翻身1次，翻身时动作要轻稳，不可拖、拉患儿，以防损伤皮肤。如发现皮肤有变色、破损，应减少受压直到愈合。同时注意加强营养，增强抵抗力。

③泌尿系感染：患儿排尿障碍，出现尿潴留或尿失禁。尿潴留时需用留置导尿管排尿，在进行导尿及膀胱冲洗技术操作时，应严格执行无菌操作。留置导尿管的患儿应每天清洗尿道口，保持会阴部清洁，防止逆行感染。尿失禁的患儿，需及时更换尿裤，使患儿保持清洁舒适，减少感染机会。

3. 健康教育

（1）脊髓损伤的患儿容易产生紧张、恐惧、焦虑心理，应向患儿及家属介绍疾病的治疗及预后情况，多给予患儿心理安慰和鼓励，助其树立战胜疾病的信心，培养健康的心理状态，积极配合治疗。

（2）制定合理的食谱，以保证充足的营养供给，促进损伤的修复。患儿应进食高热量、高蛋白、富含纤维素、易消化的食物，多食水果、蔬菜，预防便秘。患儿如有肠胀气、便秘等现象，可以进行腹部按摩，促进胃肠活动。

（3）患儿取卧位时，应保持髋关节及膝关节于轻度屈曲位，并用软枕或三脚架顶住足底和足趾，或者使用小腿护架和石膏托防止被子压脚及发生足下垂畸形。此外，经常对瘫痪肢体进行按摩，对关节做被动活动也可减少畸形的发生。在骨折愈合后，视病情的许可，在床架、支架、拐杖等器械的辅助下，加强锻炼，使患儿可以坐起、站立，甚至步行。

（4）早期进行呼吸功能锻炼，支持呼吸肌活动。掌握正确的翻身拍背方法，协助排痰。每天进行呼吸功能训练，鼓励患儿做深呼吸、咳嗽等。

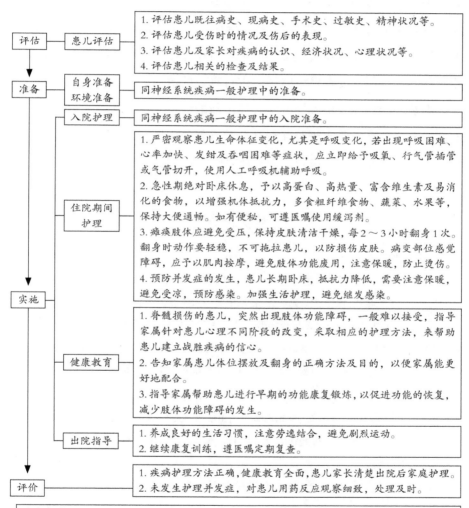

图 5-7　脊髓损伤护理流程图

七、小结

脊髓损伤是一种高致残率、高致死率的中枢神经性疾病，给患儿及社会带来沉重的负担。国外科学家研究发现，24h 内行手术治疗的患儿术后神经恢复明显好于 24 小时后行手术治疗的患儿，因此，尽早手术治疗对于脊髓损伤的治疗有积极意义。但手术治疗存在一定的并发症，如何避免并发症的发生，并发症发生时如何进行有效的治疗，仍是目前我们面临的重大难题。近年来，很多专家学者提出新的治疗方法，如电针治疗、中药治疗、干细胞治疗及水凝胶新型高分子材料的应用，都取得了一定的疗效和进展，并逐步应用于临床，未来脊髓损伤的治疗效果趋于乐观。

案例分析

一、病史介绍

患儿，女，7 岁，因练习体操时不慎摔倒扭伤腰背部起病。伤后诉腰痛，于 6h 后出现双下肢无力，不能抬腿，双下肢感觉消失，排尿困难。入院查体：T：36.5℃，HR：96 次 / 分，R：24 次 / 分，WT：21.5kg，脊柱无侧弯畸形，双下肢肌力 1 级，耻骨联合以上、脐水平以下，T10–T12 平面痛觉减退，双下肢肌张力减退，深反射减弱，双侧病理征（++）。肌力检查示双髋屈曲和伸展肌力均为 0 级，双膝屈曲、伸展肌力 0 级，双踝屈曲和伸展肌力 0 级，双趾关节伸展和屈曲肌力 3 级。入院时对患儿进行脊髓损伤水平评分（ASIA 脊髓损伤评分）：运动定位：T：10，定量：56 分；感觉定位：T：10，定量：轻触觉：106 分，针刺觉：96 分。

伤后 10 余天开始出现双下肢肌张力增高，痉挛，腱反射亢进，双侧踝阵挛（+）。

二、辅助检查

1. MRI：示脊髓圆锥位于 L1 椎体下缘水平，T2 至 T11 上缘水平脊髓略增粗，内可见长条状略长 T1 长 T2 异常信号，边界欠清，提示脊髓损伤。

2. 胸腰椎 X 片（伤后 20 余天）：示 L3 椎体前下缘小撕脱骨折，并稍向下移位。

思考题：

1. 该患儿可能的临床诊断是什么？依据有哪些？

2. 该疾病的常见并发症包括哪些？

第八节　脑脊膜膨出

脑脊膜膨出（meningocele）是先天性脊柱或颅骨闭合不全形成缺损，导致脊膜、脑膜或伴神经组织形成囊性膨出。脑脊膜膨出包括脑膜膨出和脊膜膨出，其中脑膜膨出是指脑脊液和脑膜经颅骨和硬脑膜的缺损向外膨出，脊膜膨出是指椎管内的脑脊液和脊膜经椎管向外膨出。其在新生儿中的发生率为 1/10000，大多以头枕部及腰骶部常见，可致肢体瘫痪、大小便失禁、脑积水、智力障碍等，治疗护理均较困难。

一、病因

病因尚不明确。可能与胚胎期胎儿发育异常，神经管闭合不良、中胚叶发育停止有关，可能受孕初数周内孕妇的外伤、感染、新陈代谢障碍等因素影响。但临床上统计约 80% 的患儿是出生后逐渐增大，由隐性或半隐性脊柱（颅）裂发展而来的。

二、临床表现

脑脊膜膨出属于显性脊柱裂的一种，致残率较高，严重威胁儿童的身体健康和生活质量。脑脊膜膨出较大尤其是生后发展较快的患儿，其骨质缺损处多呈"火山口"状，随着年龄的增大，裂孔因受椎管内压力波动的影响也在增大，患儿进行正常的吸吮母乳、排便以及哭闹等使椎管内压力增高的动作时，均可使原有的裂口及膨出物增大，如进一步发展牵拉脑或脊髓及神经，则出现相应的临床症状。

1. 局部症状

一般多为圆形或椭圆形的囊性包块，大小各异，被盖软组织薄厚相差悬殊，基底部可为细蒂或广阔基底。可触及骨缺损的边缘，囊性包块质软而有弹性，触压可有波动感和颅内压增高。哭闹时可见包块增大而张力增高，透光试验阳性，有时可见到膨出的脑组织阴影。

2. 神经系统症状

轻者无明显神经系统症状，重者有智力低下、抽搐和不同程度的瘫痪、腱反射亢进、不恒定的病理反射。发生于鼻根者可有一侧或双侧嗅觉丧失；膨出突入眶内者可有脑神经受累表现；发生于枕部者可有皮质性视觉障碍和小脑受损表现。

3. 邻近器官受压表现

位于鼻根者常引起面部畸形、鼻根扁宽、眼距增大、眶腔变小、双眼球外移、泪腺受压致泪腺炎；突入鼻腔者可影响呼吸；膨出至眼眶内者可有眼球突出和移位，眼眶增大；其他部位者可致头颅外形改变，还可有局部毛发异常。

4. 常见伴发畸形

脑积水、多指畸形、先天性心脏病、脊柱裂、畸形足，脊柱、外生殖器畸形等。

三、辅助检查

1. 头颅或腰骶部 CT：可见膨出的软组织呈囊性，增强扫描包括未见明显强化，三维重建可见颅骨缺损，脑脊液于缺损外被硬脑（脊）膜包裹。

2. 头颅或腰骶部 MRI：可显示脊柱裂及脊髓、神经的畸形，以及局部粘连等病理情况。

3. 脊椎 X 线平片：可显示脊柱裂的骨性结构改变，膨出囊伸向胸腔或腹腔者椎间孔多见扩大，向盆腔突出者骶管显著扩大。

四、治疗原则

脑脊膜膨出的治疗原则为切除膨出的囊、回纳和保护有功能的神经组织。目前，脑脊膜膨出修补术是治疗儿童先天性脑脊膜膨出的首选方法。

及早手术给予修补加固，可阻断疾病发展过程。另外 30%～90% 的脊柱裂患儿合并有脑积水，其中绝大多数患儿都需要接受脑脊膜膨出修补术和脑积水分流手术。在新生儿期膨出物小，术后很少发生脑积水，此外早期手术因其裂孔小，易于修补。

1. 尽早手术，出生后数周至数天内即可施行手术：

（1）单纯脑膜膨出可于生后 1～2 周手术。

（2）脑膜脑膨出于出生 24 小时后即可手术。

（3）囊壁感染、脑脊液渗漏者，应积极控制感染，待创面清洁或接近愈合后再行手术。

（4）囊壁菲薄或破裂者应行急诊手术。

（5）脑膜、脑、脑室膨出者可在生后 2～3 个月再手术。

（6）鼻根部脑膜、脑膨出大于鸡蛋或其他部位膨出的骨缺损直径＞2cm 者，应在生后 6 个月再行手术。

2. 手术并发症

颅内感染、脑积水、手术局部皮肤坏死、伤口脑脊液渗漏、大小便失禁。

五、护理问题

1. 疼痛：与手术有关。

2. 有大小便失禁的风险：与脊髓受牵拉有关。

3. 有皮肤受损的危险：与手术、体位有关。

4. 有窒息的风险：与术后需长时间俯卧位有关。

5. 有感染的风险：与手术及患儿自身抵抗力差有关。

6 焦虑恐惧：与患儿家长担心疾病预后有关。

7. 潜在并发症：脑积水、颅内感染、伤口脑脊液渗漏等。

六、护理措施

1. 术前护理

（1）按小儿神经外科手术前护理常规护理。

（2）密切监测患儿心率、呼吸、血氧饱和度、血压等生命体征的变化。监测头围及前囟张力，及早发现脑积水、颅内压增高表现，如前囟饱满、头围增大、呕吐等，应立即报告医生予以处理，并做好护理记录。

（3）注意局部包块不可扭曲，保持顺位，更换尿布时注意避免动作过大，以免局部皮肤受到摩擦而破溃。观察膨出物皮肤（包膜）的完整情况，主要观察有无血运不良等现象。如果入院时膨出包块顶端皮肤有少许破溃，用无菌生理盐水纱布覆盖，2～4小时更换1次，膨出部位禁止使用乙醇或聚维酮碘等。

（4）保持患儿俯卧或侧卧，减少压迫、摩擦膨出物。

（5）四肢活动受限者，加强功能锻炼，注意安全防护，防止意外发生。

2. 术后护理

（1）按小儿神经外科术后一般护理常规护理。

（2）密切监测患儿生命体征的变化及意识、瞳孔、哭声、面色、尿量和四肢活动情况。

（3）避免伤口处受压迫，取俯卧位或侧卧位，身体保持直线，避免脊柱弯曲及增加切口张力。俯卧位时，头偏向一侧，并在胸部、腹部或膝盖部垫软毛巾。俯卧位有利于胃肠蠕动、排出肠管内积气；利于大便排出，避免腹胀、大便不通等增加切口张力的因素；同时可以改善潮气量及动态肺顺应性，提高动脉血氧分压。侧卧位时，患儿头稍向后仰，保持呼吸道通畅，受压侧面部与肩部垫软枕，同侧上肢前伸，对侧屈于前胸，腿下垫一长软垫，臀部避免靠枕，以防切口受压。术后3～5天因切口用小沙袋加压，以俯卧位为主。为了减少脑脊液对切口部位的静水压，腰骶部脊膜膨出患儿取头低卧位，臀部稍抬高；枕部脑膜膨出患儿取头高卧位；但术后麻醉未清醒时取去枕平卧位。不宜过早抱起患儿或扶患儿坐起，切口愈合良好、拆线 3 天后方可平抱。

（4）保持伤口清洁干燥，如有渗湿及时通知医生更换；如更换后很快又浸湿，要考虑脑脊液渗漏，并及时向医生汇报；减少哭闹，避免弓背、弯腰、发现腹胀及时处理，避免增加伤口张力。腰骶部病变的患儿因手术切口离肛门较近，故应严格预防大小便对切口造成污染，可以使用薄膜敷料覆盖；骶尾污染时及时更换敷料。

（5）做好留置导尿护理，妥善固定，嘱多饮水，保持通畅。

（6）观察患儿有无排便困难、大便秘结现象，对于便秘患儿，给予开塞露通便。

3. 健康教育

（1）本病属先天畸形，患儿家长会出现难以接受现实的恐惧心理，并对患儿的治疗和预后产生忧虑和紧张。护士为家长讲解该病的相关知识，使其明白手术的必要性、可行性和可能存在的风险，以及术前术后不同阶段治疗和护理的要点，并为其术后能参与到治疗护理工作中来做好准备，以改善家长的心理状态，积极配合治疗和护理。

（2）指导家长观察患儿大小便情况，及时清理会阴及臀部皮肤，避免皮肤浸渍及伤口感染。

七、小结

脑膜脑膨出的预后主要取决于病变的程度：单纯脑膜脑膨出者手术可降低死亡率、降低脑积水的发生率、减少和缓解神经系统的损害症状。脑膜脑室膨出常合并神经功能障碍、智力低下和其他部位畸形，预后差。手术不能解除其他畸形和改善智力。

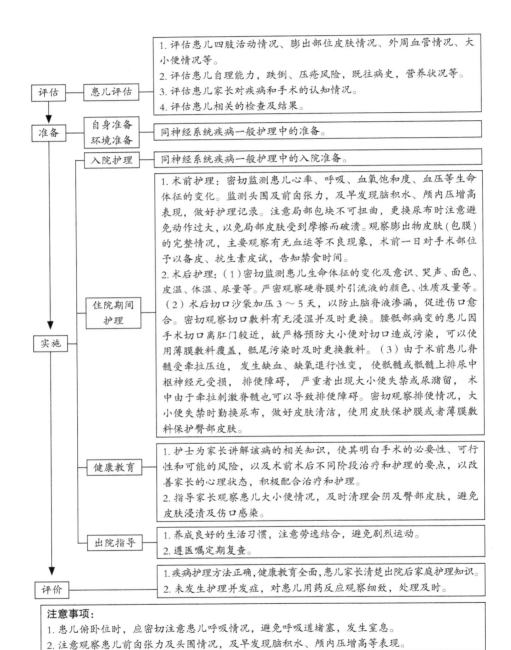

图 5-8　脑脊膜膨出护理流程图

案例分析

一、病史介绍

患儿，男，6岁4月，因"发现顶部包块6年余"入院，体查：T：37℃，HR：95次／分，R：22次／分，WT：20kg，神志清楚，精神可，颈软，顶部可扪及一小包块，质中，约1.5×1×1cm，边界清，无触痛，不可推动，无波动感。颈部淋巴结未扪及肿大。双侧瞳孔等圆等大，直径约3mm，对光反射灵敏。四肢肌力、肌张力正常，双侧肱二头反射正常，双侧肱三头肌腱反射正常，双侧膝反射正常，双侧跟腱反射正常。双侧巴氏征阴性，双侧克氏征阴性，布鲁津斯基征阴性。

二、辅助检查

1. 血液检查：血常规，电解质、肝、肾功能、凝血全套无明显异常；输血全套阴性，血型 B 型 RhD（＋）。

2. 头部 CT：示考虑后顶部脑膜膨出；双侧上颌窦炎。

3. 头部 MRI：示（1）灰质异位；（2）后囟区头皮下包块考虑脑膜膨出；（3）双侧上颌窦炎症。

4. 心电图：无明显异常。

5. 胸片：无明显异常。

6. 病理检查：示脑膜膨出。

思考题：

1. 脑膜膨出的术后常见并发症有哪些？

2. 膨出物局部皮肤应如何护理？

第九节　先天性皮毛窦

皮毛窦（dermal sinus）又称藏毛窦，属于先天性发育畸形，主要发生在神经轴的背侧，从枕部到腰骶部的任何部位都有可能发生，其中以腰骶部多见，可与脊髓裂、脊柱裂伴发。皮毛窦在临床上比较少见。常见的临床表现为皮肤异常开口，开口周围皮肤可伴有异常毛发分布、色素沉着、皮下脂肪瘤、毛细血管瘤样改变等。皮毛窦主要通过病史、查体及影像学检查进行诊断，发病比较隐匿，诊断较困难。

一、病因

因胚胎期神经外胚层形成时，神经外胚层与表皮外胚层不完全分离所致，发生在脑脊髓轴背侧，从枕部到腰骶尾部的任何部位，由于神经管闭合时神经孔尾侧比头侧相对延迟，则皮毛窦以腰骶部最为多见。皮毛窦短的止于皮下呈盲管状，长的可通过脊椎裂进入椎管内止于硬脊膜外，亦可穿过硬脊膜进入蛛网膜下腔，或经蛛网膜下腔终止于脊髓、神经根、终丝，造成脊髓低位、终丝增粗、脊髓圆锥背侧纤维增厚粘连并发脊髓拴系。其伴发的先天性肿瘤可压迫脊髓、神经，与椎管内相通的窦道成为中枢神经系统感染的门户，可能导致以窦道为中心的炎症或引起反复发生的椎管内脓肿或脑膜炎，导致一系列继发的临床症状。

二、临床表现

先天性皮毛窦发病比较隐匿，首发临床表现常以高热、寒战、头痛、呕吐等中枢感染为主。

1. 先天性皮毛窦由窦口、窦道及囊肿三部分组成。窦管外口多见于后正中线的皮肤，尤其以腰骶部居多。

2. 窦管外口大小不一，小至针尖样，大到局部皮肤异常凹陷，可局部凸起中心呈橘皮样凹陷，伴或不伴窦道外口周围异常毛发和窦道外口分泌物，可能存在局部色素沉着或毛细血管瘤。

3. 窦管内口与外口不一定处于同一水平，有时上下相差 2 ～ 3 个椎体节段。

4. 窦道是将皮肤与神经组织相连，通往颅腔或椎管腔之囊肿。窦道可短可长，亦可变细与中断，内口可扩张为一个或多个，窦道可延伸于硬脊膜背侧，部分与硬脊膜延续并与蛛网膜下腔相通。

5.窦道内口与硬膜延续的蛛网膜下腔中可能存在脊髓畸胎瘤、皮样囊肿或表皮样囊肿等脊髓先天性肿瘤。还需注意可能存在脊髓拴系、脊髓纵裂畸形及脂肪瘤等神经管畸形。

6.受感染后可并发窦口周围脓肿、椎管内感染及化脓性脑膜炎。

三、辅助检查

1.体格检查：可发现中线位置有无异常皮肤开口或突起。

2.中枢系统 MRI：为首选检查方法。可以从不同体位显示皮肤窦道的走形方式、窦道与硬膜下腔的关系。

3.脊柱 X 线、CT：可明确颅骨及椎管有无骨质的缺损，脊椎裂、脊髓纵裂等骨性畸形。

4.B 超：可以鉴别体表包块的性质，对血管瘤、钙化上皮瘤等做出鉴别。

四、治疗原则

皮毛窦合并感染时如不切除病灶，抗感染治疗效果差，极易反复。且儿童皮毛窦发病隐匿，作为一个潜在的感染通道，可引起中枢神经系统感染等严重并发症。因此，早期诊断及手术治疗，有助于改善患儿预后及减少严重并发症的发生。

对于合并中枢神经系统感染的患儿，在切除皮毛窦之前需控制局部炎症，若处于感染活动期则应延迟手术，进行局部渗出液细菌培养加药敏实验后抗生素治疗。一般认为需待感染控制 3 个月后且局部水肿消退后再行手术治疗。但考虑到皮毛窦患儿继发的中枢神经系统感染，容易复发，且感染除会引起严重的中枢神经系统的症状外，反复感染后因窦道内口局部粘连严重，解剖层次不清，给手术分离带来极大难度，增加了手术中损伤脊髓、神经等重要结构的风险。因此，部分学者认为抗感染治疗 2 周即可进行手术。切除皮毛窦的同时需一并处理其他的伴发肿瘤或神经管畸形。

早期手术治疗可防止或减轻患儿生长发育后出现的大小便和双下肢功能障碍，手术应力争全部切除皮毛窦。行椎管内探查一并切除椎管内伴发的先天性肿瘤，切除异常纤维骨性组织、松解拴系，获得脊髓和马尾神经的完全减压及松解，以达到良好的疗效。

五、护理问题

1. 疼痛：与窦口感染或手术有关。

2. 有感染的风险：与窦口易感染有关。

3. 有皮肤受损的危险：与窦口感染有关。

4. 有体温过高的风险：与感染有关。

5. 焦虑恐惧：与患儿家长担心疾病预后有关。

6. 潜在并发症：脊髓栓系、感觉障碍、尿潴留等。

六、护理措施

1. 术前护理

（1）按小儿神经外科手术前护理常规护理。

（2）严密患儿观察病情变化，注意有无中枢神经系统症状出现。

（3）加强对患儿窦口周围皮肤护理，避免局部皮肤摩擦，如有渗液应及时清理，保持皮肤清洁干燥，避免大小便污染。

2. 术后护理

（1）按小儿神经外科手术后护理常规护理。

（2）观察患儿生命体征、神志、瞳孔等情况。

（3）患儿如有面瘫应及时保护角膜，如有呛咳应在饮水和进食时注意其体位，避免误吸，如进食或饮水困难及早给予鼻饲喂养。

（4）手术部位位于脊髓内的患儿，术后应注意其肢体活动，观察肢体肌力的变化，如术后肢体肌力较术前差或术后肌力呈进行性减退，则应及时报告医师，以判断是手术损伤还是术后血肿或水肿。

（5）术前存在肢体活动障碍的皮毛窦患儿，有部分患儿经手术治疗后肢体活动可以有所恢复，因此早期肢体功能锻炼可以促进肢体功能的恢复。

（6）手术伤口距肛门较近，患儿一般年龄较小，并且常术前有大小便失禁，因此术后伤口护理难度较大。一旦伤口污染，有可能造成伤口感染。年龄较大的患儿应多询问是否要排便，对于年龄较小和有大小便失禁的患儿要勤观察尿布情况，尽量避免伤口污染。一旦伤口污染，应及时换药。

（7）观察患儿伤口引流液的颜色、性质、量，及时清理伤口脓液，促进伤口愈合。如引流液为血性、量多，应及时通知医师进行处理。

（8）患儿如因麻醉、术后体位、伤口疼痛等因素的影响，出现下腹部胀痛、自行排尿困难现象。此时，责任护士鼓励患儿自主排尿，给予腹部按摩、热毛巾热敷下腹部或让患儿听流水声，诱导患儿产生排尿反射。诱导排尿效果不佳者，应遵医嘱给予留置导尿管，留置导尿管期间，每天进行会阴护理 2 次。

3. 健康教育

（1）教会家长辅助患儿肢体功能锻炼。

（2）做好伤口处皮肤护理，预防术后伤口感染。

（3）对于出院带导尿管回家的患儿，责任护士指导家长进行居家护理，多饮水，保持导尿管通畅，预防泌尿系感染。

七、小结

先天性皮毛窦症状隐匿，很多患儿在出现并发症后才会就诊。若以高热、寒战、头痛、呕吐等中枢感染为首发症状时，常易被误诊为脑炎，而忽略原发病的处理，导致中枢感染反复发作，延误治疗。因此，早期正规的治疗对患儿的预后至关重要。

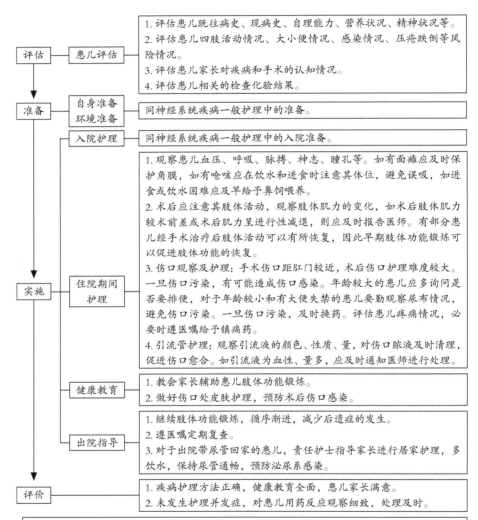

图 5-9　先天性皮毛窦护理流程图

评估 —— 患儿评估
1. 评估患儿既往病史、现病史、自理能力、营养状况、精神状况等。
2. 评估患儿四肢活动情况、大小便情况、感染情况、压疮跌倒等风险情况。
3. 评估患儿家长对疾病和手术的认知情况。
4. 评估患儿相关的检查化验结果。

准备 —— 自身准备 环境准备
同神经系统疾病一般护理中的准备。

实施 —— 入院护理
同神经系统疾病一般护理中的入院准备。

住院期间护理
1. 观察患儿血压、呼吸、脉搏、神志、瞳孔等。如有面瘫应及时保护角膜，如有呛咳应在饮水和进食时注意其体位，避免误吸，如进食或饮水困难应及早给予鼻饲喂养。
2. 术后应注意其肢体活动，观察肢体肌力的变化，如术后肢体肌力较术前差或术后肌力呈进行性减退，则应及时报告医师。有部分患儿经手术治疗后肢体活动可以有所恢复，因此早期肢体功能锻炼可以促进肢体功能的恢复。
3. 伤口观察及护理：手术伤口距肛门较近，术后伤口护理难度较大。一旦伤口污染，有可能造成伤口感染。年龄较大的患儿应多询问是否要排便，对于年龄较小和有大便失禁的患儿要勤观察尿布情况，避免伤口污染。一旦伤口污染，及时换药。评估患儿疼痛情况，必要时遵医嘱给予镇痛药。
4. 引流管护理：观察引流液的颜色、性质、量，对伤口脓液及时清理，促进伤口愈合。如引流液为血性、量多，应及时通知医师进行处理。

健康教育
1. 教会家长辅助患儿肢体功能锻炼。
2. 做好伤口处皮肤护理，预防术后伤口感染。

出院指导
1. 继续肢体功能锻炼，循序渐进，减少后遗症的发生。
2. 遵医嘱定期复查。
3. 对于出院带尿管回家的患儿，责任护士指导家长进行居家护理，多饮水，保持尿管通畅，预防泌尿系感染。

评价
1. 疾病护理方法正确，健康教育全面，患儿家长满意。
2. 未发生护理并发症，对患儿用药反应观察细致，处理及时。

注意事项：
患儿术后若出现下腹部胀痛、自行排尿困难的现象。护士应鼓励患儿自主排尿，给予腹部按摩、热毛巾热敷下腹部或听流水声诱导患儿排尿。诱导排尿效果不佳者，应遵医嘱给予留置导尿。

案例分析

一、病史介绍

患儿，男，4岁8月，因"发现骶尾部肿块4余年"入院。患儿于出生后即发现骶尾部有一肿块，突出于皮肤，吃奶好，大便排解稍困难，小便正常。未做特殊处理，近4年来肿块随年龄增长无明显增大，无咳嗽、发热、抽搐等症状，四肢活动正常。体查：T：37.0℃，HR：120次/分，R：22次/分，WT：15kg，精神反应好，皮肤巩膜无黄染，双侧瞳孔等大等圆，直径约3mm，对光反射正常。双肺呼吸音清，未闻及啰音。腹平软，肝脾肋未及，未扪及包块，肠鸣音正常。俯卧位，可见骶尾部有一大小约4×3×1cm肿块，质地中等，边界清楚，无压痛，无波动感，推之不动。四肢肌力、肌张力正常，双侧肱二头反射正常，双侧肱三头肌腱反射正常，双侧膝反射正常，双侧跟腱反射正常。双侧巴氏征阴性，双侧克氏征阴性，布鲁津斯基征阴性。

二、辅助检查

1. 血液检查：血常规、E₄A、肝肾功能、凝血功能基本正常。

2. 胸片：示双肺未见明显主质性病变。

3. 心电图：窦性心律；左室电压偏高。

4. 彩超：示膀胱充盈，膀胱壁规则，膀胱内未见异常回声。

5. 彩色多普勒血流显像（CDFI）：未见明显异常血彩显示。

6. 双下肢神经肌电图：未见明显异常。

7. 头颅＋脊髓MRI示：①脊髓圆锥低位、部分马尾增粗，考虑为脊髓栓系；②骶尾部约平S1椎体水平脂肪层内窦道影：考虑皮毛窦；③头颅MRI平扫未见明显异常。

8. 病理结果：示镜下可见较多纤维组织及少量小束的神经纤维束，局部可见内衬纤毛上皮的囊腔样结构，结合临床及影像学资料符合皮毛窦。镜下可见皮下增生的脂肪组织及少量增生的纤维组织，未见明显脊膜及神经胶质成分，结合临床符合纤维脂肪组织瘤样增生。

思考题：

1. 该疾病常见的临床表现有哪些？

2. 该疾病常见的护理问题是什么？

| 第六章 |

小儿神经科常用仪器的使用与保养

第一节　中央供氧设备

中央供氧设备是由中心供氧站供氧系统经管道设备带输送氧气的医疗设备，主要用于病房、急救室、观察室和手术室等处的氧气供给。

一、结构与原理

1. 基本结构：医院中心供氧系统由氧源、输氧管道、减压阀和设备带终端四部分组成。

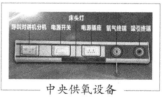

中央供氧设备

2. 原理：氧气由氧气站输送到各楼层，经二级稳压后的氧气输出压力为 0.1 ～ 0.5MPa（可调）。氧气管进入病房后，与终端板连接供氧。

二、常见故障与处理措施

详见表 6-1。

320

表 6-1　中央供氧设备常见故障与处理措施

常见故障	原因	处理措施
浮球粘住流量表内壁	内有水渍，消毒时未关闭流量调节阀	卸下外罩，把流量表内的水渍用纱布擦拭干净。重新组装，流量表刻度线对准正前方
浮球粘住流量表顶端	连接气源接头时未关闭流量表调节阀	按操作步骤重新操作 1 次
氧气流量表不计数或计数不准确	传感器阻塞或破坏	拆下传感器取出隔离罩清洁或更换传感器
氧气湿化瓶插不进终端或取不下来	终端头锁紧环上的定位螺钉松脱、终端内弹簧锈蚀	拧紧定位螺钉垂直插入或拔出
使用氧气前后发现终端有漏气声音	终端松动、终端内密封胶圈破损、终端内弹簧锈蚀	将终端向顺时针方向扭紧、与中心供氧部门联系处理
流量表插进终端后没有氧气或压力小	终端内有异物堵塞、流量表的进气口堵塞或开关胶皮破损、快速接头与终端不配套	与中心供氧部门联系、终端用过后将塑料堵盖盖好

三、应急预案

1.如使用中氧气装置出现漏气、无氧气等故障，应立即停止使用，送维修部门进行维修，并立即更换氧气装置。

2.中央供氧设备出现故障，应立即关掉病房的氧气总开关，报维修。

3.中心供氧设备无法供氧时，上氧患儿应立即用氧气袋临时上氧，如中央供氧设备不能立即恢复使用，通知供养站送氧气筒供氧。

四、消毒与维护

1.清洁与消毒

（1）湿化瓶、吸氧管：消毒处理后备用。如为一次性吸氧装置，使用后一用一丢弃。

（2）氧表使用后清洁备用。

（3）每天清洁设备带。

2.保养与维护

（1）注意防火、防热、防油、防堵塞。

（2）设备带上不要放置物品。

（3）中心供氧设备带不使用时，用防尘帽塞住管口，防止粉尘进入供氧管道。

（4）氧气表定期计量检测。

第二节　中央负压吸引设备

中央负压吸引设备是清除呼吸道分泌物，保持呼吸道通畅的医用设备，适用于年老体弱、危重、昏迷、麻醉未清醒前等各种原因引起的不能有效咳嗽者。

一、结构与原理

1.基本结构：中心吸引系统由中心吸引站、管道、阀门及终端等组成。医用中心吸引系统的负压源是中心吸引站的真空泵机组，通过真空泵机组的抽吸，使吸引系统达到所需负压值。

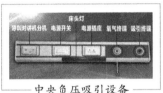

中央负压吸引设备

2.原理：其原理是由终端吸引装置吸入的气体经管道进入真空罐，真空罐保持一定范围的负压限制，负压到了真空罐的负压上限，控制系统自动关闭真空泵，当真空罐内负压不能满足工作负压时，控制系统自动启动真空泵。

二、常见故障与处理措施

详见表6-2。

表 6-2 中央负压吸引设备常见故障与处理措施

常见故障	原因	处理措施
中心吸引站漏水	真空泵工作时产生振动，使泵壳上的螺钉松动	经常检查，固紧螺钉
冷却水箱溢出	阻液阀门污物过多阻塞排水管及箱内浮标失效	更换阻液阀，打开排水开关，排除气罐内水清除箱内污物，疏通排水管，清洗浮标
管路阻塞、堵塞	操作不当或没有及时养护	严格遵守操作规程和使用方法
	吸引瓶中污液超过 2/3 时没有及时倒掉	吸引瓶内的污液超过 2/3 时要及时倒掉
	吸引瓶上的过滤网及保险塞损坏或不用	清洗和使用吸引瓶上的过滤网及保险塞，损坏后及时维修
	快速接头关闭不严	中心吸引使用完毕后，把带快速接头的真空表终端取下，以免将纸屑及线头等杂物吸入管路
打开负压吸引瓶无负压或吸力不够	吸引接口管子与提手盘压得不紧	重新连接吸引接口管子与提手盘
	负压表盘插口处污物堵塞	取下负压表，用棉签头轻压插口弹簧并旋转清理
	吸引管爆裂	更换吸引管
	负压吸引瓶破裂	更换吸引瓶

三、应急预案

1. 工作中负压吸引设备出现故障，应立即停止使用，改用电动吸引器吸引。

2. 故障仪器悬挂"设备故障"牌，通知维修部门进行维修。

四、消毒与维护

1. 清洁与消毒

（1）一次性吸痰管使用后丢入黄色垃圾袋中。

（2）贮液瓶中痰液要消毒后倾倒。一次性贮液瓶中的污液超过 2/3 时要及时更换。

（3）无菌盘每 4 小时更换 1 次。

2. 保养与维护

（1）对系统管网及时进行清洗、防锈，以防腐杇导致管网泄露。

（2）系统每年进行 1 次气密性检查。

（3）每周检查吸引管路是否具有负压，及时发现堵塞情况。

第三节　医用手摇床

医用手摇床是供患儿检查、诊断、护理、疗养使用的医疗仪器，适用于上半身需抬高的患儿。

一、结构与原理

1. 基本结构：由中部两折宽架板、背部摇杆、双侧护栏、摇杆组件、底架（配有置物架）组成。

2. 原理：利用机械能驱动床身和 / 或各部件，使其满足患儿体位的需要。

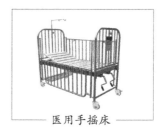

医用手摇床

二、常见故障与处理

详见表 6-3。

表 6-3　医用手摇床常见故障与处理

常见故障	原因	处理措施
各部位不能正常到位	零部件欠灵活	定期润滑
床侧护栏不能挂住挂钩	有障碍物	移除障碍物
手摇柄不能拉出或折叠	轴承故障	维修轴承

三、应急预案

1. 使用中出现故障，应立即停止使用，必要时更换。

2. 在故障手摇床上悬挂"设备故障"牌，通知医院维修部维修。

四、消毒与维护

1. 清洁与消毒

（1）每日保持摇床清洁、无污迹。

（2）患儿出院做终末处理时，将含中性洗涤剂溶液的软布拧干擦洗，再用清水布拧干擦洗，最后用干毛巾擦干。

（3）传染患儿所用医用手摇床按传染患儿用物处理原则进行终末处理。

2. 保养与维护

（1）为了延长床的使用寿命，应每半年进行检查，确认螺栓没有松动，在可动部位加入润滑油等。

（2）避免床及床垫吸进水分及湿气，引起生锈及滋生细菌。如果有水附着应立即擦拭干净。

（3）不要接触挥发性的物品（如稀释剂、挥发剂、汽油等），以免引起变色变质。

第四节　空气消毒机

空气消毒机是杀菌、消毒、净化空气的设备，广泛用于医院等公共场所的空气消毒。

一、结构与原理

1. 基本结构：主机身、进风口、出风口、程控定时器、控制面板、臭氧发生器、紫外线灯、保险管、静电吸附装置、抗菌预过滤器、光触媒–高活性炭过滤网等。

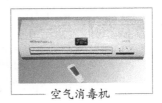
空气消毒机

2. 原理：静电除尘空气净化机的原理是利用静电吸附灭菌的原理，采取细线放电机与蜂巢状铝箱收集构成基线装置从而净化空气。动态空气净化消毒机的原理是集层流过滤、静电吸附、紫外线内部杀菌为一体，有效过滤、吸附空气中的尘埃，并立即杀菌，将消毒净化后的洁净空气放回空间反复循环自净，从而达到空气消毒的目的。

二、常见故障与处理

详见表6-4。

表6-4 空气消毒机常见故障与处理

常见故障	原因	处理措施
接通电源，指示灯不高	电源开关没有打开	打开电源开关
	电源插座未插紧	插紧电源插座
	保险丝断裂	更换保险丝
机器不按程序设定时间开、停机	程序设置失灵	重新设定开、停机时间、将程序模式开关设为中间位置，按北京时间重新校准
	程序定时器损坏	更换程序定时器
临时定时选定不能设定	定时模式选择键接触不良	通知供应商
	控制电脑板程序出错	通知供应商
风机不转	风叶轴卡死	检查风叶轴是否卡死
	风机电容损坏	更换风机或电容
紫外线灯不亮	灯丝烧断	更换紫外灯管
	控制电脑板及镇流器损坏	更换控制电脑板或镇流器
控制面板不起作用	控制面板与电脑板连接排线接触不良	重新插接即可
风量不足	进、出风口过滤网堵塞	及时清洗进风口过滤网 定期更换出风口过滤网
静态消毒没有臭氧发出	臭氧高压系统发生系统故障	通知供应商
臭氧产量不足或臭氧浓度过低	高浓度臭氧发生管工作不良	通知供应商
	过滤网堵塞	清理或更换过滤网

三、应急预案

1. 工作中空气消毒机出现故障，应立即停止使用，必要时更换手推空气消毒机消毒。

2. 故障空气消毒机悬挂"设备故障"牌，通知维修部门进行维修。

四、消毒与维护

1. 清洁与消毒

（1）保持消毒机的清洁干燥。

（2）空气消毒机外壳被污染后可使用蘸有凉水或温水的纱布或其他软布擦拭。每天消毒工作结束后用湿布擦拭表面即可。

（3）定期将空气消毒机消毒（如5%氯己定），以防交叉感染。

（4）清洁时切断电源并拔出电源头，避免与水直接接触或冲洗。

2. 保养与维护

（1）消毒机工作时，严禁使物体或手接近消毒机通风进、出口；搬运和装卸时应防止本产品受到硬物撞击或倒地。

（2）发现消毒机工作异常时，应立即关闭电源开关，并拔出电源插头，电话通知设备科检查。

（3）由专业人员对空气消毒机每周进行开启检查。

（4）每月检查过滤网，发现灰尘较多时揭开进风面板，卸下过滤网，用清水或加用中性洗涤剂的水进行清洗，严禁用毛刷类工具刷洗，水温不得超过40℃，以免变形。洗涤干净放在阴冷通风处干燥后，按原路安装。每年更换过滤网。

（5）消毒机使用累计时间不超过4000小时，如达到累计时间应联系设备科对紫外线灯管进行更换，并记录。

（6）消毒机上方应无任何遮盖物，也不能放置在柜内等环境中使用。

（7）手推空气消毒机可用于多个房间轮流消毒，使用时应轻推轻放，减少震动。

（8）注意用电安全。未经指导、培训、详阅说明书者严禁使用。

第五节　床单位消毒机

床单位消毒机是能杀灭病床及空气中各种病菌的消毒设备，适用于医院病房内的被褥、床单、枕芯、床垫、病服、玩具、手术室衣物等的消毒。

一、结构与原理

1.基本结构：由机壳、臭氧管、高压变压器、充气泵、管子、专用床袋罩等组成，用于床单位终末消毒。

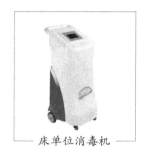

床单位消毒机

2.原理：内置两套钛罗臭氧发生器系统，利用臭氧的特性，以抽真空方式消毒。高浓度的臭氧完全渗透到床单位最深层次，保障消毒彻底。同时具有解析功能，将消毒后残存的臭氧解析掉，不污染环境，并提高床单位的使用率。

二、常见的故障及处理

详见表6-5。

表6-5　床单位消毒机常见故障与处理

常见故障	原因	处理措施
整机不工作	电源插头与插座接触不良	检查电源插座
	保险丝断裂	更换保险丝
	电源指示灯损坏	更换电源指示灯
	电源开关关闭或供电系统无电	打开电源开关
定时器不能开、停机	开关触点损坏	更换开关
	定时器电路故障	更换电路板
	供电电源电压过低	通知专业人员维修
散热风机不转，散热风量不足	风叶轴承损坏	更换风机
消毒机提前停机	未按要求定时	重新设定时间
压缩不良	过滤网堵塞	通知专业人员检查
消毒不良	臭氧过滤网堵塞	通知专业人员检查
机器工作无臭氧送出	臭氧供气泵不工作，臭氧高压发生系统故障	通知专业人员检修
工作时发出臭氧	气管漏气	通知专业人员维修

三、应急预案

1. 工作中床单位消毒机出现故障，应立即停止使用，必要时予以更换。

2. 故障床单位消毒机悬挂"设备故障"牌，通知医院维修部门进行维修。

四、消毒与维护

1. 清洁与消毒

详见本节"空气消毒机的清洁与消毒"。

2. 保养与维护

（1）清洁保养前应拔下电源插头。

（2）清洁时宜用温水或中性洗涤剂，勿使用汽油、苯或其他化学试剂。

（3）清洁时切勿使电器系统受潮，以免引起故障和事故，一旦受潮必须待完全干燥后才能恢复使用。

（4）由专人每周对床单位消毒机进行开启检查。

（5）清洁时主要清洗机器内复合性活性炭过滤网，6 ～ 12 个月清洁 1 次。如在环境污染造成室内灰尘剧增的场合使用时，3 ～ 6 个月清洁 1 次，清洁后必须抹干再装回原位。

（6）保养完毕后，请接回电源插座，并拿设定好的控制器重新开机。

（7）当机器出现故障（不运转、鸣叫等）及时联系设备科维修。

第六节　抢救车

抢救车是抢救患儿专用的医用设备，适用于危重患儿的抢救或患儿在遭遇突发事件时的抢救。

一、结构与原理

1. 基本结构：抢救车包括车体及放置在车体上的医用橱柜，医用橱柜包括柜体和箱盖，柜体的上部为放置药品的空格，柜体设有用来封闭空格的推拉盖板，车体的一端设有输液架，并设置有多个用来放置物品的抽屉、橱柜，可以盛放较多的抢救用物与药品。

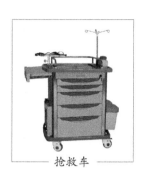

抢救车

2. 原理：应用机械推车储物，使用方便、灵活。

二、常见故障与处理措施

详见表6-6。

表6-6　抢救车常见故障与处理

常见故障	原因	处理措施
抢救车一次性锁扣接头断裂	操作不当或用后未及时更换	及时查找断裂原因并解决问题
车体其他部位损坏	操作不当或使用时间长	马上报告设备维修部门处理
药品过期	未定期清查	各物品做到及时检查、及时消毒灭菌、及时补充
抢救物品不全	未定期清查	抢救车上物品放置有序，做到"五定"

三、应急预案

1. 抢救车出现故障，应停止使用。

2. 故障抢救车挂"设备故障"牌，及时通知维修部门进行维修。

四、消毒与维护

1. 清洁与消毒

每天用清洁抹布擦拭抢救车表面，保持设备清洁无尘。

2. 保养与维护

（1）抢救车应处于良好备用状态，车上不得放置任何杂物。

（2）每天做到"五定"：定人保管（每日清点并记录）、定时核对（查数量、质量并签名）、定点放置、定量供应、定期消毒，抢救车使用后及时补充药物及用物。抢救药品应按药物使用有效期排列（由近及远）。可根据各科特点增加药物品种，并在抢救车药品目录中注明。

（3）每日清点基数并签名（准备药物及抢救用物清点本），检查消毒包有效期，保证物品使用顺利。其他抢救物品均应处于良好备用状态。

（4）由专人每周检查抢救车。

（5）车轮每两周上润滑油 1 次，防止生锈。

第七节　呼吸复苏囊

呼吸复苏囊又称加压给氧气囊（AMBU），它是进行人工通气的简易工具。适用于无自主呼吸、自主呼吸微弱患儿，当病情危急，来不及气管插管或在呼吸机使用前或停止呼吸机时，可利用呼吸复苏囊直接给氧，使患儿得到充分氧气供应，改善组织缺氧状态。

一、结构与原理

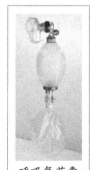

1. 基本结构：呼吸气囊、面罩、连接管、呼吸活瓣、储气袋。

2. 原理：氧气进入球形气囊和储气袋，通过人工指压气囊打开前活瓣，将氧气压入与患儿口鼻贴紧的面罩或气管导管内，以达到人工通气的目的。

呼吸复苏囊

二、常见故障与处理措施

球体如有漏气或不能很快地自动弹回原状，应检查进气阀是否组装正确。

三、应急预案

1. 工作中呼吸复苏囊出现故障,应立即停止使用,改用口对口人工呼吸。

2. 及时通知专业人员维修或予以更换。

四、消毒与维护

1. 清洁与消毒

(1)使用后将呼吸复苏囊各配件依次拆开,置入 2% 戊二醛碱性溶液中浸泡 4～8 小时。清水冲洗、晾干、检查无损后,依次组装备用。

(2)储氧袋:擦拭消毒即可,禁用消毒剂浸泡,以免损坏。

(3)如遇特殊感染者,应一次性使用,或送消毒供应室用环氧乙烷消毒。

2. 检查与保养

(1)检查方法:用一只手挤压通气皮囊,用另一只手关闭皮囊颈部的开口端,停止挤压后皮囊快速膨胀,说明进气阀有效;关闭颈部开口端,试着挤压皮囊,如果用适当的力量不能压扁或挤压的力量迫使空气从颈部开口端的手缝中逸出,说明进气阀能有效防止气体倒流。

(2)复苏囊避免放置在阳光直射处,储氧袋放置时避免折叠。

第八节　多参数监护仪

多参数监护仪是可以连续监测患儿心率、血压、脉搏、呼吸,以及血流动力学发生严重变化时能自动报警的医疗抢救设备,常用于心律失常、危重患儿以及手术中、手术后监护。

一、结构与原理

1. 基本结构:心电信号输入、显示器、记录器、报警装置,以及其他附属装置（对呼吸频率及呼吸波、血氧饱和度、无创性血压、有创性血流动力学、体温、血 pH 值以及血钾、钠、钙等电解质浓度进行持续监测）。

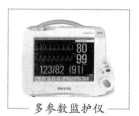

多参数监护仪

2. 原理：通过特定的传感系统如电极、压力传感器、探头等来接受患儿各种信息，感应患儿各种生理变化，经导线输入到换能系统并且放大信息，经过进一步计算和分析，最后在显示屏中的功能模块中显示出来。

二、常见故障与处理措施

详见 6-7。

表 6-7　多参数监护仪常见故障与处理

常见故障	原因	处理措施
接通电源，指示灯不亮	电源开关没有打开	打开电源开关
	电源插座未插紧	插紧电源插座
	液晶显示板有故障	修理或更换液晶显示板
无心电波形或无信号接收	电极片与人体接触不良	检查所有心电导联外接部位与人体相接触的三 / 五根延长线到心插头上相对应的三 / 五根触针之间应接通
	导联线短路	关机，用无水乙醇擦拭心电模块电路板后重新插上，再开机。故障仍不能解决的话，更换心电测量模块电路板
血压不能测量	血压袖带有漏气以及与仪器连接的管道接口漏气	检查充气泵和与之相关的线路，重新清洁相关的线路板并插紧插好；更换血压袖带及其延长管
	放气阀太快；测量时有干扰	更换袖带及连接头；调节放气阀
	袖带位置不对	患儿在测量前或测量中保持安静，身体应平卧，袖带处于心脏水平后再进行测试，重新调整袖带的位置
无血氧数值	血氧探头脱落，太松或太紧	重新夹好血氧探头
	动脉受压	血压的测量和血氧的测量不能在同一侧进行
	监护室内温度太低	注意保温

（续表）

常见故障	原因	处理措施
报警显示导联脱落	电极脱落	更换电极，力求做好电极放置部位皮肤的清洁，必要时先用乙醇去除皮肤上的油脂汗渍
	导联线与电极连接脱落	检查各连接处，连接良好
	干线与导联线脱落，干线与主机端口脱落	检查各连接处，连接良好
	导联线内导丝断裂	检查各连接处，连接良好
体温显示异常	体温探头脱落	体温探头应贴在患儿的腋下
	体温测量模块电路板有故障	更换体温测量模块电路板
误报警的出现	由于各参数上、下限调整不合适	根据患儿病情适当调节高低限报警值
	由于外界干扰或肌肉震颤误报不规则心律；电极片过敏者，由于人为刺激，电极片周围，屏幕上出现形似室颤而误报警	排除外界干扰，选择合适的电极片

三、应急预案

1. 输液泵蓄电池，应定期充电，定期检查，使蓄电池始终处于饱和状态，以保证在出现突发情况时能正常使用。

2. 工作中监护仪出现故障，应立即停止使用，并更换监护仪。

3. 故障监护仪悬挂"设备故障"牌，通知医院维修部门进行维修。

四、消毒与维护

1. 清洁与消毒

（1）监护仪外壳被污染后可使用无水乙醇擦拭，再用干净软布清洁，保持屏幕清洁光亮。清洁时洗涤剂勿流入仪器内部，以免造成电流短路。

（2）血压计袖带：用毕进行清洁消毒，袖带外套可用清水冲洗，清洗时先将气囊取出，然后可浸入消毒液中浸泡消毒。

（3）气囊、空气软管：在消毒液中清洗时，要把管口封住，避免液体进入里面，导致测量结果不准确或损坏机器，待袖带外套清洗完并晾干后，再放回去备用。

2. 保养与维护

（1）保管要求：监护仪专人保管，置于通风干燥处，避免高温、受潮、日晒或碰撞，用毕检查并记录，固定地方存放。

（2）保持电压，减少与高功率仪器同时使用，防止电压不稳导致信号失灵，避免接触易燃品、皮肤清洁剂、抗感染制剂，避免外界因素干扰。

（3）避免心电导联线扭转或成锐角折叠，整理导联线时应盘成较大的圆圈或悬挂放置。

（4）避免反复开闭电源，以免影响仪器使用寿命。

（5）当打印的心电图条带颜色太淡或深浅不一时，需用乙醇棉签清洁打印头，清除残留的纸屑。

（6）禁止随意连接非系统规定的零部件。一旦机器出现故障，切勿私自打开机盖或机壳，必须与专业维修人员联系。

第九节　快速血糖（酮）仪

快速血糖（酮）仪是快速检测外周血血糖/血酮的仪器，适用于所有需要监测血糖、血酮的患儿。

一、结构与原理

1. 基本结构：由液晶显示屏和电子芯片插口组成。

2. 工作原理：血样中的葡糖糖分子或 β-丁酸在试纸检测区酶的作用下发生氧化还原反应，释放电子，电子与介质结合，在一定启动电压下发生转移，形成电流。血糖仪测量电流强弱，转换成相应的葡萄糖或 β-丁酸浓度的度数。

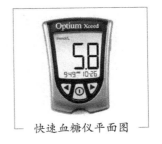

快速血糖仪平面图

二、常见的故障与处理措施

若测试结束显示的不是测试结果，而是错误信息提示，伴随着错误信息编号，分别表示不同的错误类别。应核对操作说明书，如无法解决，则与设备维修部门联系。

三、应急预案

1. 工作中血糖 / 血酮仪出现故障，应立即停止使用，必要时更换血糖 / 血酮仪测量。

2. 故障超越血糖 / 血酮仪悬挂"设备故障"牌，通知维修部门进行维修。

四、消毒与维护

1. 清洁与消毒

（1）清洁血糖 / 血酮仪：如血糖 / 血酮仪表面有污渍，可以用湿布或一次性消毒纸巾清洁。

（2）勿清洁端口，勿让液体接触端口或按钮，勿让水或其他液体进入血糖 / 血酮仪。

2. 保养与维护

（1）血糖 / 血酮仪用完后应放置在携带包中妥善保管，不要挤压血糖 / 血酮仪显示屏，以免发生无法显示正确测试结果的情况。

（2）血糖 / 血酮仪应根据医院要求定期进行质控，并记录测试日期、试纸批号、仪器编号及质控结果。

（3）更换电池：当血糖 / 血酮仪屏幕显示电量不足时，及时更换电池。

（4）血糖 / 血酮仪的贮存温度为 –25℃～ 55℃。

第十节 血压计

血压计是无创测量血压的医用仪器,适用于需要观察血压变化的患儿,危重患儿,大手术后或生命体征不稳定的患儿,新入院患儿,各种类型的高血压、低血压及血压有较大波动的患儿。

◎ 水银血压计 ◎

一、结构与原理

1.基本结构:水银血压计由加压气球、检压计和袖带组成。

2.原理:用于血压计的测量原理可分为直接式和间接式两种。直接式是用压力传感器直接测量压力变化,间接式是控制从外部施加到被测的部位上的压强,并根据控制结果与其相关的柯式音的产生和消失的信息加以判断。

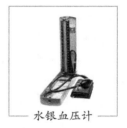
水银血压计

二、常见故障与处理措施

详见表6-8。

表6-8 血压计常见故障与处理

常见故障	原因	处理措施
水银柱中有断层或气泡	初次使用,血压计在运输过程中会混入少量空气	拧松气阀,轻轻震动底壳,重复数次,使空气排除
水银柱上升缓慢	接口处连接松动	用剪刀剪去松动部分,重新安装连接
	气阀上的小橡胶中间有污物堵塞	立即更换
	气阀内部的过滤网有污物	立即清洁,保持气道通畅
水银柱下降缓慢,气阀已拧紧,水银柱仍不下降	乳胶管折瘪	先检查乳胶管是否通畅,有无折瘪现象,如发现连接汞瓶一端乳胶管折瘪,拔出乳胶管,将另一端重新插入汞瓶就能使用
	气阀帽里的顶针与气孔卡死	更换前气阀

（续表）

常见故障	原因	处理措施
加压停止后，在未放气的情况下，水银柱快速下降	乳胶管、乳胶袋、气阀接头等部位漏气	检查是否漏气，如某部位漏气，要及时更换或重新连接
水银柱或水银低于0位	由于长时间使用，玻璃管下端与汞壶接口处的橡胶垫老化，密封性能不良，当手捏皮球时玻璃管的压力瞬间升高，造成水银从接口处溢出	找专业人员维修，需要质量技术监督局计量所或厂家维修点添加水银。更换橡皮垫；把泄露的水银安全转移到密闭的医疗垃圾袋中，以免造成环境污染。正确操作，每次用完后应倾斜45°后关闭开关
血压数值与患儿病情不符	袖带的尺寸不合适	根据具体情况选择袖带
	袖带的位置对测量值的影响	袖带位置与心脏在同一水平面上
上盖经常脱落	血压计上盖两侧的挡板松动或变形	专业人员维修，如上盖两侧的挡板松动或变形，应加弹簧垫卷紧固或更换
	中间的弹簧片变形或断裂	专业人员维修，立即更换
血压计无法开启	电池没电	予以更换电池
	仪器故障	找专业人员维修

三、应急预案

1. 工作中血压计出现故障，应立即停止使用，必要时更换血压计。

2. 故障血压计张贴"设备故障"牌，通知医院维修部门进行维修。

四、消毒与维护

1. 消毒与清洁

（1）袖带消毒：同动态血压监测仪。

（2）气囊和空气软管消毒：同动态血压监测仪。

（3）仪器外表面：使用沾有清洁剂稀释液的软布清洁，软布不能过湿，清洁后务必用干布擦去所有清洁溶液。可以使用的清洁剂有：含氯消毒液、弱碱性肥皂水，不可使用任何磨砂清洁剂或溶剂。

2. 保养与维护

（1）血压计放置应平稳牢靠，避免倾倒及受外力冲撞。勿将乳胶管折叠太久，勿将袖带折成小块。

（2）勿在高温下烘烤，以免乳胶过早老化开裂，缩短使用期。

（3）血压计 0 位不准时，切勿擅自拆开，应送维修部门。

（4）正常使用的血压计，每年统一由计量质检部门监测调试 1 次，发现异常时不得使用，随时送维修科维修并监测正常后才能使用。

（5）不向设备倾倒或喷洒水或任何清洁剂，也勿将设备浸泡在其中。

◎ 电子血压计 ◎

一、结构与原理

1. 基本结构：电子血压计由阻塞袖带、传感器、充气泵、测量电路组成。

2. 原理：采用示波法间接测量血压。示波法测血压通过收缩压、舒张压、平均压与袖套压力震荡波的关系来判别血压。

二、应急预案

详见"水银血压计应急预案"。

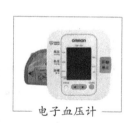

电子血压计

三、消毒与维护

1. 消毒与清洁

详见"水银血压计消毒与清洁"。

2. 保养与维护

（1）血压计应放置平稳牢靠，避免受外力冲撞。勿将乳胶管折叠太久，勿将袖带折成小块。

（2）血压计宜存放于阴凉处，避免暴晒及在高温下烘烤，以免乳胶过早老化开裂，缩短使用期。

（3）电子血压计短期内不用时要将电池取出，较长时间不用时要定期开机监测调试，以免电子零件因长时间不用而受潮。

（4）正常使用的血压计，每年统一由计量质检部门监测调试 1 次，发现异常时不得使用，随时送维修科维修并监测正常才能使用。

（5）不得向设备倾倒或喷洒水或任何清洁剂，也勿将设备浸泡在其中。

第十一节　输液泵

输液泵是应用微电脑准确控制输液速度的医用仪器，主要适用于需要精确地控制输液速度和监控输液过程的临床各科室治疗，但不适用于输血治疗。

一、结构与原理

1. 基本结构：输液泵系统由以下几部分组成：微电脑系统、泵装置、检测装置、报警装置和输入及显示装置。

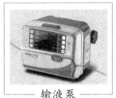
输液泵

2. 原理：利用各种传感器（红外线滴数传感器、压力传感器等），感应相应的信号，这些信号经过放大处理后，送入微机系统进行信号处理，并得出控制指令，然后进行相应的控制处理。

二、常见故障与处理措施

详见表 6-9。

表 6-9　输液泵常见故障与处理

常见故障	原因	处理措施
接通电源，指示灯不亮	电源开关没有打开	打开电源开关
	电源插座未插紧	插紧电源插座
	保险丝断裂	更换保险丝
空气报警	气泡出现在输液器的软管中	取下软管排除气泡再安装
	药液排空	更换药液

（续表）

常见故障	原因	处理措施
阻塞报警	输液管调节器关闭	打开输液调节器
	针头闭塞	更换针头
	输液泵管弯曲受压	排除输液泵管弯曲受压状态
开门报警	误报警	更换止液夹
	不报警	检查红外线传感器是否正常连接或损坏
空气或阻塞传感器出现不报警或误报警	泵管太粗或太细	更换与输液泵配套的专用泵管
频繁乱报警	机器功能不良	送维修部门进行维修
	输液泵周围有电磁干扰	排除电磁干扰
输液精确度不够	输液泵与泵管配套使用时其相对流速误差超过5%	更换与输液泵配套的专用泵管
输液管道破损	泵管弹性不够，轮齿反复挤压	更换泵管
药液不滴	输液泵的"启动"键未开启	按"启动"键，检查穿刺处有无肿胀
输液泵突然停止工作	电源插座置于地上遇水或中途再插设备时导致短路	为输液泵设专用插座
	蓄电池自身损坏而引起仪器负载内阻加大	送维修部门进行维修

三、应急预案

1. 输液泵蓄电池，应定期充电、定期检查，使蓄电池始终处于饱和状态，以保证在出现突发情况时能维持使用 1 ～ 2 小时。

2. 工作中输液泵出现故障，应立即停止使用，送维修部门进行维修，并更换输液泵。

四、消毒与维护

1. 清洁与消毒

（1）输液泵外壳被污染后可使用蘸有凉水或温水的纱布或软布擦拭。使用时一人一用一消毒及定期将输液泵消毒（如 5% 氯己定），以防交叉感染。

（2）滴液传感器应经常用无水乙醇清洁，以免外漏药液腐蚀传感器，影响传感器工作。

（3）管路通气探测器污染后禁止使用尖锐物品清洁，可使用蘸有温水的软布擦拭并保持干燥。

2. 保养与维护

（1）防止任何固体微粒进入泵体。因为尘埃等杂质都会磨损柱塞、密封环、缸体和单向阀，因此未使用的输液泵应覆盖防尘罩或放置于专用柜内保管。

（2）首次使用前或长时间不用时其内部蓄电池要充电至少 12 小时，内部蓄电池电量不足时要及时充电，每月对内部电池进行充电 1 次，以防电池老化，并开机运行 1 小时。

（3）由专人每周对输液泵进行开启检查。

（4）输液泵在正常使用情况下，使用期限为 5 年（连续 24 小时使用）。

第十二节　注射泵

注射泵是应用丝杆泵准确控制输液速度的医用仪器，主要适用于需要精确地控制输液速度和监控输液过程的临床各科室治疗。

一、结构与原理

1. 基本结构：注射泵由步进电机及其驱动器、丝杆和支架等构成。

2. 原理：工作时，单片机系统发出控制脉冲使步进电机旋转，而步进电机带动丝杆将旋转运动变成直线运动，推动注射器的活塞进行注射输液，把注射器中的药液输入人体。

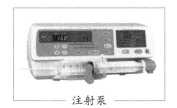

注射泵

二、常见故障与处理措施

详见表 6-10。

表 6-10　注射泵常见故障与处理

常见故障	原因	处理措施
速率不准	装夹不正确	重新正确装夹
	未使用推荐的注射器	使用推荐的注射器
电池欠压报警	电源未连接	连接好电源
	未及时充电或电池未更换	进行关机充电或更换电池
开始输液时有回血	注射器安装不正确	重新正确安装注射器
	输液管内有空气	确定输液管内无空气,可按住快进键,将血推入静脉即可
推头移动不畅	泵推杆上有药液粘住	用乙醇擦去泵推杆上粘住的药液

三、应急预案

1. 注射泵蓄电池,应定期充电,定期检查,使蓄电池始终处于饱和状态,以保证在出现突发情况时能维持使用 1～2 小时。

2. 工作中注射泵出现故障,应立即停止使用,并更换注射泵。

3. 故障注射泵张贴"设备故障"牌,送医院维修部门进行维修。

四、消毒与维护

1. 清洁与消毒

同"输液泵清洁与消毒"。

2. 保养与维护

(1)放置于专用柜内保管。

(2)对注射泵每周进行开机检查,监测注射泵的性能。首次使用前或长时间不用时其内部蓄电池要充电至少 12 小时,内部蓄电池电量不足时要及时充电,每月对内部电池进行充电 1 次,以防电池老化,并开机运行 1 小时。

(3)避免液体渗入泵内,不使用时存放在阴凉干燥处,避免剧烈震动、阳光直射。

(4)泵内充电电池应每月进行 1 次充电放电时间的检查,长期不用时应每三个月充电 1 次。

（5）注射泵在正常使用情况下，使用期限为 5 年（连续 24 小时使用）。

第十三节　脑循环功能治疗仪

脑循环功能治疗仪是非侵入性的小脑顶核电刺激治疗仪，根据交变电磁场仿照人体大脑生物电磁场设计原理研发。遵循生物组织磁导率基本均匀的原理，电磁刺激线圈输出特定规律的交变电磁场，通过粘贴于穴位的电极片，将仿真生物电直接作用于脑细胞，对人的脑部进行生物电治疗，改善脑微循环，显著增加脑部血流量，保护神经细胞，促进神经功能恢复，稳定大脑细胞膜的电兴奋性。

一、结构与原理

1. 基本结构：脑循环功能治疗仪由主机和电极组成。

2. 原理：采用生物信息模拟技术及计算机软件技术，模拟各种频率的脑电波，从而产生脉冲组合波形。其输出通过粘贴于体表两耳侧乳突电极片，使治疗电流克服颅骨屏障无创伤引入小脑顶区 FN，对人脑部进行电刺激治疗。

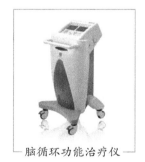
脑循环功能治疗仪

二、常见故障与处理

详见表 6-11。

表 6-11　脑循环功能治疗仪常见故障与处理

常见故障	原因	处理措施
开机指示灯不亮	电源插头未插到位	重新插电源插座
治疗线无电流输出	治疗线插头未插到位	重新插治疗线
	治疗线断线	更换新的治疗线

三、应急预案

1. 脑循环功能治疗仪使用中出现故障，应立即停止使用，必要时更换脑循环功能治疗仪。

2. 故障脑循环功能治疗仪悬挂"设备故障"牌，通知医院维修部门维修。

四、消毒与维护

1. 清洁与消毒

（1）每日保持脑循环功能治疗仪清洁、无污迹。

（2）仪器表面清洁：可以用棉球或绒布擦拭（如仪器表面太脏，可蘸水擦拭），不可用酒精或其他有腐蚀性的清洁剂。

2. 保养与维护

（1）工作和放置环境应防灰尘、防潮、防湿。

（2）附件治疗线一般不要从机器上取下，防止接触不良。

（3）仪器不用时应用防尘布遮盖。

（4）如长时间不用，应每周通电 1 次。

第十四节　神经肌肉电刺激仪

神经肌肉电刺激仪通过皮肤电极，将特定的低频、双向、不对称方波脉冲电流作用于人体，以进行物理医学治疗。

一、结构与原理

1. 基本结构：由主机、输出电缆/电极组成。输出电缆包括电针线，电极包括圆电极和方电极。

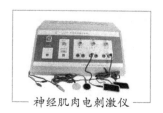

神经肌肉电刺激仪

2. 原理：通过低频脉冲电流刺激神经肌肉，使其产生节律性收缩，提高肌肉张力，维持肌肉的"健康"状态，延缓肌肉萎缩，促进神经恢复。

二、常见故障与处理

详见表 6-12。

表 6-12　神经肌肉电刺激仪常见故障与处理

常见故障	原因	处理措施
开机指示灯不亮	电源插头未插到位	重新插电源插座
治疗时有较强电刺激感	外界干扰	远离干扰
	扳动治疗仪电源开关	不再扳动电源开关
	电极套没套好	重新放置电极
	电极线故障	检查电极线
治疗线无脉冲电流输出	治疗线插头未插到位	重新插治疗线
	治疗线断线	更换新的治疗线
	电极导线与电极片未接好	重新连接

三、应急预案

1. 神经肌肉电刺激仪使用中出现故障，应立即停止使用，必要时更换神经肌肉电刺激仪。

2. 神经肌肉电刺激仪悬挂"设备故障"牌，通知医院维修部门维修。

四、消毒与维护

1. 清洁与消毒

（1）每日保持神经肌肉电刺激仪清洁、无污迹。

（2）使用后的电极绒布套应该用开水煮沸 3 分钟以上来灭菌，以避免交叉感染。

2. 保养与维护

（1）保持仪器清洁，注意防潮、防尘。

（2）仪器长时间不用,应关闭电源开关,拔下电源插头,并盖上防护布。

（3）仪器上不允许放置物品。

（4）为了延长电极线的使用寿命，接电极片的导线插头部位应避免反复折弯。

（5）如长时间不用，应每周通电 1 次。

第十五节　脑电图仪

脑电图仪是检查脑部疾病的仪器，适用于发作性疾病的诊断和鉴别诊断，如热性惊厥、颅内感染、各种脑病、遗传代谢或变性疾病、不明原因意识障碍、各种原因头痛、脑损伤、智能发育迟缓等。

一、结构与原理

1. 基本结构：传统的脑电图仪由电源、输入、放大、调节、记录等几部分组件构成。信号采集和输入包括电极、头盒、导联选择、校准电压、电阻测量等装置；放大部分包括前置放大器和后置放大器；调节部分包括增益、滤波、纸速、阻尼等；记录部分包括记录笔、记录纸等装置。随着电子计算机技术的发展，脑电图仪已逐

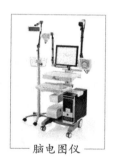

脑电图仪

步从传统的模拟信号记录发展到数字化信号采集和显示，实现了无笔或无纸记录，很多参数调节功能可通过软件实现。

2. 原理：脑电图检查是通过在头皮表面或颅内放置电极，提取脑电信号，经过放大器和计算机的处理，而显示于图纸上或脑电图机的显示器上。

二、常见故障与处理措施

详见表 6-13。

表 6-13 脑电图仪常见故障与处理

常见故障	原因	处理措施
接通电源，指示灯不亮	电源开关没有打开	打开电源开关
	电源插座未插紧	插紧电源插座
	保险丝断裂	更换保险丝
电极断裂	使用时间长、频率高	更换电极线
心电伪差	常与体位有关	变换体位
肌电伪差	吞咽、咀嚼、抬眉、眼上视、面肌抽搐等	非抽搐或不自主动作引起的肌电伪差，可人为消除
基线漂移	出汗	调节室温，避免出汗
各种电磁干扰	50Hz交流电干扰、静电干扰等	开启50Hz，陷波、避免穿着化纤衣物及人走动、不带手机
视频不清晰	云台脏污有灰尘或摄像头故障等	清洁云台或请设备科维修
打标不显示	打标器接触不良或断裂	请设备科维修
监测过程无法记录保存	内存已满	及时清理内存
脑电图机无法开启	各种可能	请设备科进行维修

三、应急预案

1. 如使用中突然断电或停电，备用电源维持使用 1 ～ 2 小时。

2. 记录过程中仪器出现故障数分钟内无法排除，应停止使用，向患儿及家属做好解释工作并更换至其他脑电图仪进行监测。

3. 记录过程中如患儿出现临床发作时，应即刻完成如下操作：①在保证安全的前提下（同时与医师联系），避免对患儿进行不必要的搬动或其他操作，以减少各种干扰的产生，避免镜头被遮挡；②立即掀开被子，使患儿全身充分暴露；③调整镜头，保证图像质量；④呼唤患儿姓名或要求其完成一些简单指令，注意其意识和反应性；⑤轻轻活动患儿肢体，注意肌张力情况和有无轻微局部抽动；⑥观察患儿眼神及瞳孔变化；⑦观察患儿运动性症状、自动症及发作演变过程；⑧观察患儿发作后意识恢复情况和有无 Todd 麻痹；⑨发作结束后询问患儿发作时的记忆和感受。

4. 监测中的用药问题：对癫痫发作频繁、持续状态或电持续状态的患儿应与临床医生联系，遵医嘱静脉给予抗癫痫药物控制发作。在给药后继续记录 30～60 分钟或更长时间，以观察药物对脑电图的影响和发作控制情况。

四、消毒与维护

1. 清洁与消毒

（1）脑电图仪每天用沾有凉水或温水的纱布或软布擦拭表面，必要时使用消毒液擦拭。

（2）电极一用一消毒，可用清水擦拭干净导电膏，再用 75% 的乙醇擦拭后晾干。

（3）感染和非感染患儿不安放在同一房间进行脑电监测，感染患儿监测完毕后及时进行仪器及空气的消毒。

2. 保养与维护

（1）严格按照正规操作规程操作。每年对仪器进行 1 次参数调整测试等。

（2）安放电极，尽量避免导电膏进入电极插孔，经常清洁插孔。

（3）每半年设备科工程师对脑电图仪进行 1 次检测。

第十六节　肌电图诊断仪

肌电图是应用电子学仪器记录肌肉静止或收缩的电活动，肌电图诊断仪是应用电刺激检查神经、肌肉兴奋及传导功能的仪器。主要适用于检测周围神经、神经肌肉接头及肌肉本身的功能状态。禁用于有出血倾向的各种血液系统疾病检测。

一、结构与原理

1. 基本结构：工作部件包括刺激系统、记录系统、信号处理系统。点位的记录测量系统最基本的部分包括：刺激器、放大器、平均器和记录系统；其他还有显示器、扬声器、导线、电极片、一次性肌电图及打印机等部件。

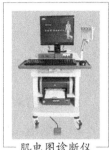

肌电图诊断仪

2. 原理：肌电图检测仪应用数字化计算机平均技术等对从人体肌肉所获取的生物电信号进行获取、转换、放大、显示、整合分析。从电生理方面进一步了解神经、肌肉以及神经肌肉接头处的功能状态。

二、常见故障与处理措施

详见表6-14。

表6-14 肌电图诊断仪常见故障与处理

常见故障	原因	处理措施
突发性的各种意外原因停机	意外停电	查找停电原因
	网络线路受损	检查网线连接，并联系信息科
	系统意外故障	由登记室上班人员打电话给信息科，询问故障原因及修好的可能时间
基线不稳	干扰、电极片或导线接触不良或破损	查找干扰源，使用导电膏，减低阻抗及时更换导线及电极片

三、应急预案

1. 工作中肌电图诊断仪出现故障，应停止使用。

2. 故障肌电图诊断仪挂"设备故障"牌，通知维修部门进行维修。

四、消毒与维护

1. 清洁与消毒

（1）仪器设备表面：每天用沾有凉水或温水的软布擦拭，保持仪器设备的清洁。

（2）感应器和连接线：用一次性医用消毒纸巾擦拭消毒，以防交叉感染。

2.保养与维护

（1）专人管理，所有设备均登记在册。每台仪器建立使用及维修维护登记本。

（2）应每隔1周通电1次，每次1小时左右，以防电子组件的损坏。

（3）仪器应放在通风和干燥处，勿置于窗下、暖气旁，搬动时要轻巧。

第十七节　药用冰箱

药用冰箱是保持恒定低温的一种制冷设备，适用于药品2℃～8℃恒温储存、疫苗恒温冷藏、血液4℃储存、试剂样品冷藏。

一、结构与原理

1.基本结构：箱体内有压缩机、制冰机用以结冰的柜或箱，带有制冷装置的储藏箱。

2.原理：同普通冰箱制冷原理。

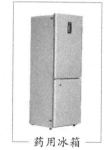

药用冰箱

二、常见故障与处理措施

详见表6-15。

表6-15　药用冰箱常见故障与处理

常见故障	原因	处理措施
接通电源，指示灯不亮	电源开关没有打开	打开电源开关
	电源插头未插紧	插紧电源插头
	保险丝断裂	更换保险丝
冰箱内温度偏高	制冷系统漏氟	氧焊防止氟泄露
	蒸发器内结霜	定时除霜
冷藏室壁面结霜	温控器的温度调节过低	将冰箱停机，将冷藏室壁上的霜化掉，调整温控器位置
	冰箱门密封不严	使用后及时将冰箱门关紧

（续表）

常见故障	原因	处理措施
冰箱的温控器失灵	机械温控器漏氟，或感温头不能感受到温度、电脑冰箱的控制电路板故障	更换温控器
不制冷	冰箱电源插头未插好；插座不通电	检查冷藏室灯是否亮，以确定冰箱是否接通电源

三、应急预案

1. 如使用中突然断电或停电，将药品转移至其他制冷系统内。

2. 工作中药用冰箱出现故障，应立即停止使用，挂"设备故障"牌，请维修部门进行维修。

四、消毒与维护

1. 清洁与消毒

（1）每周使用 500mg/L 的有效含氯消毒液清洗消毒 1 次。

（2）每周除霜 1 次；对存在的问题及时维修登记。

2. 保养与维护

（1）箱内不可过度拥挤，以利于冷风循环。

（2）禁放入易燃、易爆的危险品以及强腐蚀性酸碱物品等。

（3）停电或清洁时，应先拔下插头，至少保持间隔 5 分钟，才能再次接通电源，以防因连续启动而损坏压缩机。

（4）冰箱远离热源。

（5）霜层达 5mm 以上进行除霜。

（6）冰箱冷凝器上的灰尘在断电后可用洗耳球吹去。

（7）搬动时，冰箱倾斜度不能大于 30 度。

第十八节　婴儿电子秤

婴儿电子秤是婴幼儿称重的专用仪器，用于婴幼儿体重的称量。

一、结构与原理

1. 基本结构：由托盘、数字显示兼通电指示、水平调节螺钉、水平泡观察口、仪器上盖、置零钮、去皮钮、电源开关、橡皮托脚组成。

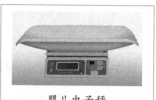

婴儿电子秤

2. 原理：采用先进的微机采样分析和高亮度数字显示技术实现称重。

二、常见故障与处理措施

详见表6-16。

表6-16 婴儿电子秤常见故障与处理

常见故障	原因	处理措施
接通电源，指示灯不亮	电源开关没有打开	打开电源开关
	电源插座未插紧	插紧电源插座
	保险丝断裂	更换保险丝
称量结果不准确	婴儿秤未放平衡	重新固定、放平
无法置零或去皮	托盘上已载重并超过置零或去皮限定载量	减轻去皮及置零的负荷
婴儿秤突然停止工作	电路故障	送维修部门进行维修

三、应急预案

工作中婴儿电子秤出现故障，应立即停止使用，挂"设备故障"牌，送维修部维修。

四、消毒与维护

1. 清洁与消毒

（1）外壳：被污染后可使用消毒液擦拭。

（2）托盘：先用清水清洗，再用医用乙醇擦拭或用一次性消毒纸巾擦拭。使用时一人一用一消毒，以防交叉感染。

2. 保养与维护

（1）由专人每周对婴儿秤进行开启检查。

（2）为保证电子秤的精度和正常使用，请勿将婴儿秤暴露在阳光下或放置在温度、湿度较高的地方，应在干燥环境中使用。储存条件为环境温度：25℃～40℃；相对湿度：≤ 80%。

（3）避免任何严重冲击。

（4）婴儿秤在未安上人体托盘前为普通设备，不具有防水功能，应防止液体进入机内。

第十九节　呼吸机

呼吸机是一种能代替、控制或改变人的正常生理呼吸，增加肺通气量，改善呼吸功能，减轻呼吸功消耗，节约心脏储备能力的装置。适用于急性呼吸窘迫综合征（ARDS）、呼吸心搏骤停、重症哮喘、慢性阻塞性肺疾病（COPD）慢性呼吸衰竭急性加重、呼吸衰竭、药物过量、严重的神经肌肉疾病、头部创伤、心胸大手术后、败血症、胸部创伤等。

一、结构与原理

1. 基本结构：呼吸机系统由以下几部分组成：主机、屏幕、空气压缩机、台车、支撑臂、患儿呼吸管路、湿化器、雾化器。

2. 原理：打开吸气阀、关闭呼气阀完成向患儿的送气过程，然后再关闭吸气阀、打开呼气阀使患儿完成呼气过程。

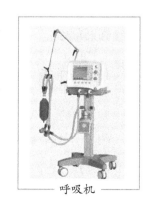

呼吸机

呼吸机气体控制流程：空气和氧气通过混合器按一定比例混合后进入恒压缓冲装置→以设定

的通气模式和在一定范围内调节的潮气量、分钟通气量、通气频率、吸气时间、屏气时间控制呼吸机呼气阀→将混合气体送进呼气回路→经过接在呼气回路中的湿化器加温加湿后→经气管导管进入患儿肺内→再通过控制呼气阀将废气排除。这样完成一个周期并不断重复。

二、常见故障与处理措施

详见表 6-17。

表 6-17　呼吸机常见故障与处理措施

常见故障	原因	处理措施
电源报警	未连接电源或停电	立即将呼吸机与患儿的人工气道脱开，患儿使用简易人工气囊，维持患儿的通气功能
气源报警	空气混合器故障或氧电池耗尽；氧气或空气压力不足	请专业医务人员处理
高压报警	人机对抗，可能因患儿激动、躁动不安或想要交谈等引起	检查是否人机同步；采取舒适体位，必要时使用镇静剂；改变交流方式，满足患儿需要
	呼吸道分泌物增多，肺顺应性降低	增加湿化，及时引流痰液
	呼气管路打折、受压	检查管道，调整管道位置
	潮气量设置过高	检查潮气量设置
低压报警	气囊漏气、压力不足	按最小漏气技术或最小容量技术给气囊重新充气
	呼吸回路松脱	迅速连接好管路
	呼吸机管路破裂断开或接头连接不紧造成漏气	仔细检查管路，将各接头接紧，如发现管道有裂缝，则更换管道
高容量报警	患儿因焦虑、疼痛、低氧血症引起呼吸加快	与患儿进行沟通，确认患儿是否存在焦虑、疼痛等，并通知医生处理
	呼吸方式设置过高或触发灵敏度过高	检查潮气量、分钟通气量、呼吸频率等调节是否合适
低容量报警	通气管路漏气	检查管路
	自主呼吸减弱	观察患儿的呼吸情况，如通气不足应增加机械通气

三、应急预案

1. 呼吸机不能正常工作时，应立即停止使用该呼吸机，迅速将呼吸复苏囊与患儿呼气管导管相连，用人工呼吸的方法维持患儿呼吸，同时更换正常的呼吸机。

2. 呼吸机蓄电池,应定期充电,定期检查,使蓄电池始终处于饱和状态,以保证在出现突发情况时能正常运行。

3. 突然断电时

（1）用呼吸复苏囊维持患儿呼吸,同时尽快通知值班医生,并与总务科、医院办公室、医务处、护理部、医院总值班等联系,迅速采取各种措施,尽快恢复供电。

（2）停电期间,本病区医生、护士不得离开患儿,以便随时处理紧急情况。

（3）恢复供电后,重新将呼吸机与患儿人工气道连接。

（4）护理人员将停电经过及患儿生命体征准确记录于护理记录单中。

四、消毒与维护

1. 清洁与消毒

（1）呼吸机的外表面（包括界面、键盘、万向臂架、电源线、高压气源管路等）：每日用湿纱布及时清除表面的污物及尘埃,呼吸机使用完毕和污染严重时需用 75% 乙醇擦拭。

（2）触摸屏式操作面板：每周用 95% 的乙醇擦拭,勿使液体进入呼吸机内部。

（3）呼吸机外置回路：包括呼吸机呼吸管路、螺纹管、湿化器、集水杯等,可使用一次性呼吸回路或送消毒供应中心统一处理。

（4）呼吸机内置气体管路：内置气体管路不易受污染,故主机内部气路系统一般不需卸下消毒,对呼吸机内部可拆卸的呼气管路应根据各厂商提供的方法进行清洗消毒。

（5）气源过滤网：用清水冲净表面尘埃,用力甩干或晾干后安装上即可,无须常规消毒,一般每日或隔日清洁 1 次。

（6）呼气盒:低压冷水冲洗,用 75% 乙醇浸泡消毒或高压灭菌,待干备用。

2.保养与维护

（1）由受过专业培训的专人管理，经消毒、装机、检测、校正后的呼吸机处于完好的备用状态，并在显著位置上挂上"已消毒备用"的标牌。

（2）套上防尘罩，放置在干燥、通风、避光处。

（3）主机：呼吸机使用1次后，无论时间长短，为了避免交叉感染，都要进行清洁。

（4）加温湿化器：只能用无菌的蒸馏水，定期更换和补充湿化器内的液体。检查调温器的性能，保护温控传感器，观察温度报警的情况。

（5）气路：呼吸机处于工作状态时，可通过检查潮气量、压力和耳听、手摸等方法来确定呼吸机气路系统（尤其是管道及接口）是否漏气（密闭性）。另外可通过呼吸机工作压力和气道压力比较来检测呼吸机是否漏气。

思考题

1.有关用氧的注意事项，下列说法错误的是（　　）

A.防火、防热、防油、防堵塞

B.为节约材料，一次性吸氧装置，使用后可继续给下一个患儿使用

C.氧表使用后清洁备用

D.中心供氧设备带不使用时，用防尘帽塞住管口，防止粉尘进入供氧管道

2.中央负压吸引设备不适用于（　　）

A.昏迷患儿　　　　　　　　　　B.呛奶

C.痰多堵塞呼吸道　　　　　　　D.人工流产吸引

3.有关负压吸引装置的消毒与维护，下列说法错误的是（　　）

A.一次性贮液瓶中的污液应积满后予以更换

B.非一次性吸痰管清洗、消毒后备用

C.每周一次，随时检查吸引管路否具有负压，及时发现堵塞情况

D.无菌盘每4小时更换一次

4. 动态空气净化消毒机的原理是（　　）

A. 静电吸附灭菌

B. 空气流通灭菌

C. 活性炭吸附灭菌

D. 集层流过滤、静电吸附、紫外线内部杀菌为一体，有效过滤、吸附空气中的尘埃，并立即杀菌，将消毒净化后的洁净空气放回空间反复循环自净

5. 下列哪项不适用于床单位消毒机（　　）

A. 婴儿玩具

B. 床单、被套

C. 婴幼儿奶瓶、餐具

D. 手术室衣物

6. 氧气雾化的作用不包括下列哪项（　　）

A. 治疗呼吸道感染

B. 给皮肤补水

C. 解除支气管痉挛

D. 稀释痰液

7. 有关抢救车的保养与维护，下列错误的是（　　）

A. 每日清点基数，检查消毒包有效期

B. 定人保管、定时核对、定点放置、定量供应、定期消毒

C. 抢救药品应按药物使用有效期排列（由近及远）

D. 每月一次由专人检查抢救车

8. 使用复苏囊过程中，若复苏囊发生故障，应立即改用（　　）

A. 口对口人工呼吸

B. 面罩给氧

C. 气管插管

D. 鼻导管给氧

9. 有关多参数监护仪的使用注意事项，不正确的是（　　）

A. 监护仪外壳被污染后可使用无水乙醇擦拭，再用干净软布清洁

B. 血压计袖带：用毕进行清洁消毒，袖带外套可用清水冲洗，清洗时先将气囊取出，然后可浸入消毒液中消毒

C. 一旦机器出现故障，首先应自行打开机盖或机壳检查，如不能自行修好，再联系维修人员

D. 监护仪专人保管，避免高温、受潮、日晒或碰撞，用毕检查并记录，固定地方存放

10.呼吸机中的呼气盒,使用后应使用哪种消毒方法?(　　)

A.95% 的乙醇擦拭

B.75% 乙醇浸泡

C.500mg/L 的有效含氯消毒液清洗

D.5% 氯己定

参考答案:

1.B　2.D　3.A　4.D　5.C　6.B　7.D　8.A　9.C　10.B

| 第七章 |

小儿神经科应急预案

小儿神经科应急预案是指医院发生各类突发事件时，科室应采取的应急行动（措施）方案。应急预案的学习是为了确保职工熟悉各种应急程序，一旦突发事件发生时，职工能训练有素，应对自如，从而达到及时求援、减少损失、尽快恢复正常的医疗工作秩序的目的，避免因缺乏组织、准备而临场惊慌失措、手忙脚乱。

第一节　使用呼吸机过程中突然断电的应急预案

对于依赖呼吸机进行呼吸的患儿，呼吸机断电意味着患儿呼吸停止，可危及患儿生命，必须制定有效的应急预案，通过培训，使人人知晓，并考核过关。

一、防范措施

1. 当班护士应熟知本病房、本班次使用呼吸机患儿的病情。

2. 患儿使用呼吸机过程中，如果突然遇到意外停电、跳闸等紧急情况时，医护人员应立即采取呼吸复苏囊加压给氧，暂时代替呼吸机辅助呼吸，以保证患儿使用呼吸机的安全。

3. 呼吸机蓄电池应定期充电，定期检查，使蓄电池始终处于饱和状态，以保证在出现突发情况时能正常运行。

4. 呼吸机不能正常工作时，护士应立即停止应用呼吸机，迅速将呼吸复苏囊与患儿呼吸道相连，用人工呼吸的方法调整患儿呼吸；正压呼吸（CPAP）辅助呼吸的患儿，若患儿自主呼吸良好，应给予鼻导管吸氧；并严密观察患儿的呼吸、面色、意识等情况。

二、应急措施

1. 突然断电时，护士应携带呼吸复苏囊到患儿床前，同时通知值班医生，观察患儿面色、呼吸、意识及呼吸机情况。

2. 立即与总务科、医院办公室、医务处、护理部、医院总值班等部门联系，迅速采取各种措施，尽快恢复通电。

3. 停电期间，本病区医生、护士不得离开患儿，以便随时处理紧急情况。

4. 护理人员应遵医嘱给予患儿药物治疗。

5. 来电后遵医嘱根据患儿情况调整呼吸机参数，重新将呼吸机与患儿呼吸道连接。

6. 护理人员将停电经过及患儿生命体征准确记录于护理记录单中。

三、应急处理流程

突然断电→使用呼吸复苏囊→通知值班医生→调整患儿呼吸→观察病情变化→立即联系有关部门→尽快恢复通电→随时处理紧急情况→遵医嘱给药→来电后重新调整呼吸机参数，连接呼吸机→准确记录

第二节　吸氧过程中中心吸氧装置出现故障的应急预案

患儿吸氧过程中如果中心吸氧装置出现故障，没能及时发现或者没有得到及时处理，将加重患儿病情，甚至危及患儿生命。

一、防范措施

1. 科室定期检查氧气装置，保持性能完好。
2. 备好氧气袋或氧气瓶。

二、应急措施

1. 突然停氧立即打开备用氧气袋或氧气瓶，调节好氧流量，连接吸氧管，继续为患儿吸氧，并向患儿家属做好解释及安慰工作。
2. 如为呼吸机辅助通气，立即使用呼吸复苏囊加压给氧。
3. 应用过程中密切观察患儿缺氧有无改善以及其他病情变化。
4. 通知动力班进行检修。必要时通知院总值班或医务部。

三、应急处理流程

备用氧气接吸氧管→继续吸氧→如为呼吸机辅助通气，立即使用呼吸复苏囊给氧→观察病情→通知检修→必要时通知院总值班或医务部

第三节　吸痰过程中中心吸痰装置出现故障的应急预案

患儿吸痰过程中，如果中心吸痰装置出现故障，则达不到吸痰效果，徒增患儿痛苦，甚至危及患儿生命。

一、防范措施

1. 科室定期检查吸痰装置，保持性能完好。
2. 视科室情况备用吸痰器。

二、应急措施

1. 先分离吸痰管与中心吸引装置，然后用注射器连接吸痰管吸痰，并向患儿家属做好解释与安慰工作。
2. 如注射器抽吸效果不佳，连接备用吸痰器进行吸引。
3. 密切观察患儿呼吸道分泌物情况，必要时进行再次吸引。
4. 立即通知动力班进行检修。必要时通知院总值班室或医务部。

三、应急处理流程

分离吸痰管→接注射器抽吸→接备用吸痰器→观察病情→通知检修→必要时通知院总值班或医务部

第四节　静脉输液时药物外渗的应急预案

由于儿童血管小、好动、不配合、静脉输注液体渗透压大等原因，导致患儿容易出现输液外渗，给患儿带来痛苦，特别是化疗药物、血管活性药物、钙剂等一旦外渗，将带来严重的不良后果。

一、防范措施

1. 穿刺部位妥善固定，必要时约束肢体。
2. 应用刺激性强的药物，需先抽回血，然后用生理盐水冲管，确认针头在血管内方可输注药液。标识清楚，重点交班。

3. 根据患儿年龄及病情，选择合适的穿刺部位，尽量避开关节部位及头部美容区域，胶布固定时暴露穿刺部位以便于观察。

4. 加强巡视，及时发现输液肿胀，及早处理。

5. 科室配备药物外渗应急处理箱，定期清查用物。

6. 加强全科护理人员药物外渗防范措施的培训，做到人人过关。尽可能减少输液外渗的发生，减少对患儿造成的伤害。

二、应急措施

1. 发现药物渗漏立即停止输液，可用注射器往外抽吸药物，如不能抽出液体应立即拔出针头。

2. 了解外渗药物名称、性质、种类，是否为高渗液体、血管活性药物、钙剂、化疗药物等。

3. 评估药物外渗的部位、面积、外渗药物的量，皮肤的颜色、温度，疼痛的性质和程度。

4. 及时报告值班医生及护士长。

5. 根据外渗药物的性质、种类、刺激强度，给予以下相应处理方式。

（1）皮肤水肿，渗液区皮肤颜色无明显改变时：

①肿胀皮肤处涂喜疗妥、如意金黄散等促进皮肤水肿吸收的外用药。涂药面积应超过外渗部位外围 2～3 厘米，外涂药物时应避开穿刺点，以免药物进入针眼处而加重皮肤损伤。

②抬高肿胀肢体，密切观察局部皮肤，注意血液循环。

（2）皮肤出现发红、针尖处发白或青紫及皮肤起水泡等坏死现象时：

①用无菌生理盐水清洁皮肤坏死处。

②请伤口造口小组成员会诊或全院护理会诊，根据渗漏情况、药物性质及会诊意见选择合适的药物外涂或伤口敷料外敷，必要时配合理疗、氧疗。局部组织发生溃疡、坏死，应及时给予外科清创、换药等处理。

6. 密切观察病情，做好护理记录，进行重点交接班。

7. 应做好患儿家属的解释及安抚工作。需再次穿刺时，应挑选穿刺技术高的人员为其进行穿刺。外渗部位未痊愈前，禁止在外渗区域周围及远心端再行各种穿刺注射。

8. 查找原因，采取针对性整改措施，科室组织讨论，分析原因，提出对策及处理意见，上报护理不良事件，防止类似事件的再次发生。

三、应急处理流程

发现药物外渗 → 立即停止输液 → 了解药物的种类、性质 → 评估外渗情况 → 报告值班医生、护士长 → 给予相应处理 → 严密观察局部皮肤情况 → 做好护理记录 → 重点交接班 → 安抚患儿及家属 → 寻找原因及时整改 → 上报护理不良事件

第五节　管道脱落应急预案

在儿科病房发生管道脱落的情况并不少见，一旦发生管道脱落轻者增加患儿痛苦，加重病情，重者可危及患儿生命。

一、防范措施

1. 所有管道都必须妥善固定，有留置管道者宜做好标记，详细记录管道名称、留置时间、部位、长度，观察和记录引流管引流液的性质、量，妥善悬挂固定引流袋（引流瓶），防止因重力作用而将管道拔出，发现异常，及时处理。

2. 严格执行交接班制度，加强对高危患儿（如意识障碍、躁动、有拔管史、年幼不合作、依从性差等患儿）的观察及重点时段（中、晚夜班和交接班时段）的交接。

3. 做好患儿及家属的健康宣教，提高其防范意识及管道自护能力。

4. 严格遵守操作规程，治疗护理中动作轻柔，注意保护管道，防止管道脱落。

5. 加强培训，提高护士防管道脱出移位的风险意识：如 PICC 置管，穿刺时尽量避开肘窝；应以透明敷料固定体外管道，以保证管道固定牢固，也可使用固定翼加强管道固定；更换敷料时，自下而上去除敷料，避免将管道带出体外。

二、应急措施

根据脱落管道的类别采取相应的措施，查找原因，防止再次脱管，做好记录和交接班。

1. 伤口引流管脱出：马上报告医生去床旁查看脱出的引流管有无断裂在体内，观察伤口渗出情况；需要再次置管时，协助医生做好相关准备。

2. 胸腔闭式引流管脱落：胸腔闭式引流管与引流瓶连接处脱落或引流瓶损坏，立即夹闭引流管并更换引流装置；引流管从胸腔滑脱，立即用手捏闭伤口处皮肤，通知医生并协助医生处理。

3. "T" 管脱落：报告医生，密切观察腹痛情况，告知患儿暂禁食禁饮，必要时协助医生重新插管。

4. 胃管脱出：观察患儿有无窒息的表现；观察患儿腹胀情况；需要再次置管时，做好相关准备。

5. 导尿管脱出：观察患儿尿道有无损伤征象；评估患儿膀胱充盈度、是否能自行排尿，必要时重新置管。

6. 气管管道脱出：对气管切开患儿立即用止血钳撑开气管切开口，确保气道通畅，同时报告医生，给予紧急处理。气管插管脱管，立即用复苏囊加压给氧，同时通知专业医生进行重新气管插管，如患儿出现心搏骤停时立即给予心脏按压。

7. 输液管、氧气管脱落时护士予重新留置并妥善固定。

8. PICC 管 / 深静脉置管

（1）管道部分脱出：观察管道脱出的长度，用无菌注射器抽回血，如果无回血，报告医生可遵医嘱用肝素钠液或尿激酶通管，如管道不通畅则拔管；如果有回血，用生理盐水冲管保持通畅，并重新固定，严禁将脱出的管道回送。

（2）管道完全脱出：测量管道的长度，观察管道有无损伤或断裂；评估穿刺部位是否有血肿及渗血，用无菌棉签压迫穿刺部位，直到完全止血；消毒穿刺点，用无菌敷贴覆盖；评估渗出液的性状、量；根据需要重新置管。

（3）管道断裂：如为体外部分断裂，可修复管道或拔管；如为体内部分断裂，应立即用止血带扎于上臂；如管道尖端已飘移至心室，应制动患儿，在 X 线透视下确定管道位置，以介入手术取出管道。

（4）自控镇痛泵（PCA）管道：立即检查管道末端是否完整，报告经管医生及麻醉师进行处理，密切观察患儿病情及生命体征变化。

三、应急处理流程

发生脱管 → 应急处理并立即报告医生 → 协助医生处理，必要时重新置管 → 密切观察病情变化 → 查找原因、防止再次脱管 → 做好记录及交接班

第六节　病房停电应急预案

病房突然停电可对正在进行检查和治疗的患儿带来不良影响，必须积极采取应对措施。

一、防范措施

1. 日常工作中经常检查线路，发现异常，及时检修。

2. 确保应急灯及急救仪器（心电监护仪、输液泵）处于备用状态，及时充电、检查。

3. 收到医院停电通知后，立即报告主任、护士长，通知责护及值班人员做好停电应急准备。

二、应急措施

1. 立即开启手电筒等照明设备，监护仪、输液泵备好电池，检查使用中的仪器是否正常运转。

2. 如有抢救患儿使用电器时，需找替代的方法。若停电由供电局引起，且是单线，配电班应立即（5分钟以上、15分钟以内）启动另一条外电源输电线路，配电房将情况及时报告后勤保障部负责人，必要时报告主管院领导。

3. 因停电被困电梯、治疗室、检查室等处时，安抚患儿及其亲属，解除其紧张恐惧心理，等候救援或配合院方人员采取应急措施。

4. 突发停电，由主班或值班护士立即通知水电班电话，了解停电原因及持续时间。

5. 如停电时间长，人力不够，报告主任和护士长增派人员。

6. 晚上持手电筒巡视病房，重点观察危重患儿的病情变化。做好患儿及家属的解释工作，稳定患儿及家属情绪，同时注意防火、防盗。

三、应急处理流程

做好防范→应急灯、输液泵等处于备用状态，经常检查线路→一旦停电→机械通气患儿如呼吸机无蓄电池应立即脱离呼吸机→微量推注泵无蓄电池立即换输液器滴注→立即启用应急照明灯→联系配电班→值班人员不够时，打电话通知主任和护士长增派人员→巡视病房

第七节　跌落/坠床应急预案

小儿神经科属跌落/坠床高风险科室。科室收治的患儿中躁动不安、意识不清、运动障碍、头痛等易发生跌落/坠床的疾病多见，服用镇静剂也较为常见。因此，小儿神经科的跌落/坠床应重点监测，一旦发生应及时给予相应的应急处理，将对患儿的伤害降到最低。

一、防范措施

1. 病房光线充足，地面干燥平坦，特殊情况放置防滑警示标识。

2. 定期检查病房设施，保持设施完好，杜绝安全隐患。

3. 对住院患儿进行动态跌落评估，对识别跌落的高危患儿予以重点防范。5 岁以下患儿为跌落高危人群，应做好健康宣传教育，增强家属的防范意识，协助生活护理及协助移动。

4. 对于躁动不安、意识不清、运动障碍及婴幼儿等易发生跌落的患儿，置护栏、床栏，随时拉起，对照护者给予指导。

5. 服用镇静剂未完全清醒、全麻术后、使用降压药等特殊治疗患儿，应有专人在旁守护。

6. 定期评估患儿的感知活动能力。

二、应急措施

1. 患儿突然跌倒，护士应迅速赶到患儿身边并守护在旁，进行病情初步判断，如意识、心率、呼吸，受伤部位与伤情等，同时立即通知医师，并协助医师检查，为医师提供信息，遵医嘱进行处理。

2. 疑似骨折或肌肉、韧带损伤的患儿，根据跌伤的部位及伤情采取相应的搬运方法，协助医师进行处理。

3. 如患儿头部跌伤，出现意识障碍等严重情况时，遵医嘱迅速采取相应的急救措施，严密观察病情变化。

4.受伤程度轻者，嘱其卧床休息，予以安抚，酌情进行相应的检查和治疗。

5.对于皮肤出现瘀斑或肿胀的患儿，给予局部冷敷；皮肤擦伤渗血的患儿，消毒伤口后用无菌敷料包扎；出血较多的患儿先用无菌敷料压迫止血，必要时请求外科会诊，进行伤口清创缝合，遵医嘱注射破伤风抗毒素等。

6.了解患儿跌倒时的情况，分析跌倒原因，详细做好记录，加强巡视，严格交接班。

7.及时上报护士长及主任，填写不良事件报告表，上报护理部。

8.追踪病情。

三、应急处理流程

做好防范→一旦发现患儿跌落/坠床→护士应迅速赶到患儿身边，进行病情初步判断→同时立即通知医师，并协助医师进行处理→根据伤情进行相应处理→了解跌倒/坠床情况，分析原因→做好记录，严格交接班→上报护士长及主任→追踪观察病情

第八节　患儿丢失应急预案

儿科病房探陪人员多，人员流动性大，患儿天性活泼好动，极易发生患儿丢失情况。病房必须将安全管理放在首位，严防患儿丢失，即使发生丢失也能尽快找回。

一、防范措施

1.加强病房区域的安全管理，加强巡视和交接班。

2.做好入科宣教，除做检查外，其他时候患儿不能外出，外出检查家

属应到护士站领取外出证。

二、应急措施

1.医护人员发现或接到家属报告病区患儿不见时，应立即电话通知保卫办和监控室，并将患儿的特征、男女、大小、衣物的颜色等同时上报。丢失患儿科室/部门负责人安排其他医护人员马上对该区域进行仔细查找，并不断把最新情况通知监控室。

2.监控室接到报警后，要和报警者保持电话联系，同时立即使用对讲机通知保安队长和各门岗保安检查所有抱婴出院者，发现特征相近的患儿，马上扣留并通知保卫办和家属前来确认。

3.保安队长接报后及时组织保安对各区域（特别是公共区域：如楼梯间、屋顶、大厅等）进行严密的巡查。

4.保卫办接报后，立即上报患儿丢失应急指挥部指挥长和后勤保障部。医务部、护理部接报后，立即通知其他病室负责人组织医护人员在本科室进行查找。

5.保卫办工作人员带领患儿家属利用监控系统回放追踪患儿去向，发现可疑人员及情况马上通知各岗位围截。在捉拿犯罪分子时，以保护患儿不受伤害为首要任务。

6.犯罪分子挟持患儿拒捕时，保卫办要立即报警。

7.如确认患儿已丢失或盗窃者已离开医院，保卫办及时报警。

8.当确认患儿已找到或已明确去向，指挥部下达本预案结束的指令。

三、应急处理流程

做好防范→一旦发现患儿丢失→立即电话通知保卫办和监控室→医护人员马上仔细查找→检查所有抱婴者出院人员→立即上报→带领患儿家属看监控回放→确认患儿已丢失→及时报警

第九节　烫伤的防范与处理应急预案

儿科病房发生烫伤的原因很多，如洗澡或配奶时水温过高、开水随意放置、仪器使用不当等，这些都是完全可以避免的，只有家属及医务人员时刻提高警惕，才能防患于未然。

一、防范措施

1. 加强预防烫伤安全教育。

2. 看护好患儿，避免其玩弄电热水器开关、接近开水房。

3. 开水、热水、热汤妥善放置，设立醒目的标识（如热水、开水等），告知家属正确的操作方法，加强安全宣教。

（1）安全操作方法：①喂奶前手背试温。②教会患儿和家属正确使用保暖用具。如：使用热水袋时用厚毛巾包裹，热水袋保暖水温不超过50℃，不能直接接触患儿皮肤，经常查看热水袋的位置及盖子是否拧紧；热敷时注意避免水温过高和持续时间过长，加强观察，严格交接班。③指导患儿和家属正确使用生活设施。调节水温时，先开冷水，再开热水；先关热水，再关冷水；洗澡水温应在37℃～38℃之间，严禁高于40℃，婴幼儿沐浴最好选择盆浴。禁止在病房使用热水瓶。热饭菜、开水不能放在小儿伸手可及之处。④电器灼伤：安全使用各类医疗电器，防止因局部潮湿（汗水、血液等）导致电灼伤。使用治疗仪（导频和脑循环仪器）时，护士应熟练掌握使用方法，观察治疗部位的局部情况，告知患儿和家属不随意调节仪器。使用取暖设备如取暖器、暖风机不能离婴儿太近，远离孩子手能触及的地方。

（2）皮肤黏膜接近热源时，注意观察局部情况，及早发现烫伤及时处理。

（3）及时、准确评估患儿情况，对相关患儿及家属进行烫伤的有关预防教育，强化对患儿及家属的安全宣教。

二、应急措施

1. 一旦发生烫伤，立即脱离热源，立即用冷水冲洗烫伤部位或将创面浸入洁净的冷水中浸泡 20 ～ 30 分钟，特殊部位可用冷敷。

2. 通知医生，查看患儿，评估烫伤面积、深度和全身情况，必要时请外科会诊。根据烫伤程度予以相应处理。

（1）Ⅰ度烫伤：属于表皮烫伤，皮肤会有发红且疼痛的现象。

处理措施：冷敷后外敷水胶体敷料或湿润烧伤膏。

（2）Ⅱ度烫伤：浅Ⅱ度烫伤伤及表皮和真皮浅层，产生水泡、色素沉着；深Ⅱ度烫伤可能会深及表皮下方的真皮层。

处理措施：正确处理水泡；小水泡避免破损，大水泡可低位刺破放出水泡液；已破的水泡或污染较重者，应彻底消毒、清洗创面，外敷水胶体敷料或湿润烧伤膏。

（3）Ⅲ度烫伤：烫伤直达皮下组织，皮肤有发硬、发白或发黑的现象，虽然疼痛感并不明显，但却是非常严重的烫伤。

处理措施：应请烧伤科医生及时进行清创处理、指导治疗。

3. 迅速建立静脉通路，积极配合医生救治。

4. 报告科主任和护士长。

5. 加强创面护理，严格遵守无菌操作，防止继发感染。密切观察病情变化，做好记录，严格交接班。填写不良事件报告表上报护理部。

6. 做好解释和安抚工作。

7. 分析患儿烫伤原因，提出防范措施，采取针对性整改措施，做好住院患儿的安全管理。

三、应急处理流程

做好防范→一旦发生烫伤→立即脱离热源→局部紧急处理→通知医生

→评估病情，应急处理→建立静脉通路→创面处理→密切观察病情→与家长沟通→严格交接班→寻找原因→及时整改

第十节　医院感染应急预案

儿科病房医院感染发生率高，是导致患儿住院时间延长和医疗费用增加的重要因素。有效降低医院感染发生率和控制医院感染的传播蔓延是医院管理的重中之重。

一、防范措施

1. 积极治疗原发病，合理使用抗生素。

2. 合理营养，加强锻炼，增强患儿抵抗力。

3. 做好健康教育，养成良好的卫生习惯。

4. 加强消毒隔离，感染患儿和非感染患儿要分室管理。对各种侵入性操作，严格遵守无菌操作原则。

5. 做好患儿的基础护理。

二、应急措施

1. 发生医院感染性疾病病例，予以单间隔离，严格执行消毒隔离制度，或转感染科，房间及所有物品进行彻底终末消毒。

2. 发生三例以上同类疾病流行时启动传染病流行应急预案。

3. 报告院感科、医务科、护理部、业务院长（在 2 小时内电话或当面上报院感科负责人，如遇特殊原因报告未能通畅，应立即向分管院长直接报告）。由住院医师填写医院感染病例报告卡。

4. 科室成立院感应急小组，组长应由本科室主任担任，主任不在由护士长担任，护士长不在由总住院医师或院感护士担任。科室所有工作人员

必须绝对服从科主任、护士长工作调配，24 小时待命。

5. 立即送检标本，积极寻找感染源、病原菌。

6. 严格隔离患儿，加强消毒、控制感染源、切断传播途径。

7. 积极治疗，尽可能保证患儿生命安全。

8. 保护易感人群，采取必要预防措施。

9. 必要时病房停止收治患儿，防止感染扩散。

三、应急处理流程

做好防范→一旦发生医院感染→隔离患儿，严格消毒→报告相关部门→科室成员 24 小时待命→查找病源及病原菌→积极救治患儿→保护易感人群→必要时停止收治患儿

第十一节　窒息应急预案

儿童因消化系统发育尚不完善，很容易发生呛奶、呕吐，口鼻腔分泌物多，不能自主排出等；从而容易引起窒息，所以应密切注意患儿情况。

一、防范措施

1. 各班检查负压吸引装置处于完好备用状态。

2. 评估患儿误吸的高危因素：意识障碍，吞咽、咳嗽反射障碍，呕吐物不能有效排出，鼻饲管脱出或食物反流，气管插管或气管切开，婴幼儿等。对误吸的高危患儿，床旁备负压吸引等急救装置。对于患哮喘、肺炎等呼吸系统疾病的患儿及家属进行针对性的健康指导。呼吸道分泌物多的患儿要多翻身、拍背，痰液黏稠者遵医嘱雾化后予拍背吸痰，平时要指导家长如何观察患儿的面色与呼吸。

3. 指导患儿家属避免使用容易引起误吸的玩具和食物。

4. 对意识、吞咽、咳嗽障碍患儿，遵医嘱管饲流质饮食，注意妥善固定管道，防止其移位、脱出。

5. 呕吐患儿，头偏向一侧，及时清理呕吐物。发现患儿呼吸费力、嘴唇发绀及时呼叫。

6. 不能自行排痰的患儿，及时抽吸口鼻、气道分泌物和痰液，保持呼吸道通畅。呼吸道分泌物多者准备抢救用物于床旁，如吸痰器、氧气装置等。定时清除鼻腔分泌物。指导家长正确拍背方法、雾化后多拍背。

7. 指导家属选择合适的食物，3岁以下小儿不吃果仁、梅子等容易导致窒息的食物，告知正确的喂食方法，进食过程中避免谈笑、责骂等引起情绪波动的行为。

8. 加强护理人员急救技能的培训，遇到紧急情况能正确处理。

9. 加强对患儿的管道和各种导线的管理，防止勒伤窒息。

二、处理措施

1. 患儿发生窒息时，发现者立即畅通患儿呼吸道，去枕平卧位，拉直气道，清理呼吸道分泌物，立即用负压吸引器进行吸引，在抢救过程中要观察患儿面色、呼吸、神志等情况。并请家属帮助呼叫其他医务人员，查找窒息的原因。

2. 其他医护人员应迅速备好其他抢救用物（喉镜、气管导管等），上心电监护并协助进行抢救。

3. 针对导致窒息的原因采取相应的抢救措施。

（1）误吸：意识尚清醒的年长患儿可采用立位或坐位，抢救者站在患儿背后双臂环抱患儿，一手握拳，使拇指掌关节突出点顶住患儿腹部正中线脐上部位，另一只手的手掌压在拳头上，连续快速向内、向上推压冲击6～10次（注意勿伤及肋骨）。昏迷倒地的患儿采用仰卧位，抢救者骑跨在患儿髋部，按上法推压冲击脐上部位。通过冲击上腹部，突然增大腹内压力，可以抬高膈肌，使气道瞬间压力迅速加大，肺内空气被迫排出的同时阻塞气管的食物（或其他异物）上移并被驱出。如果无效，隔几秒钟后，可重复操作 1 次。

（2）咯血导致的窒息：应立即有效解除呼吸道阻塞，清除气道内的血液，保持气道通畅。若发现咯血过程中咯血突然减少或停止，患儿出现烦躁、表情恐惧、紫绀等窒息先兆时应立即用吸引器吸出咽喉及支气管血块。

（3）头颈部手术或气管切开术后：应迅速报告医生，协助医生进行紧急处理。

（4）幼儿喉部异物：现场人员应沉着冷静，迅速抓住幼儿双脚将其倒提，同时用空心掌击拍其背部，如异物不能取出，应紧急行气管切开或通过手术取异物。

（5）婴幼儿窒息：立即畅通呼吸道，患儿取去枕平卧位，拉直气道，清理呼吸道分泌物，立即用负压吸引器进行吸引。

4. 呼吸困难者应立即吸氧，必要时行气管内插管、气管切开术或呼吸机辅助呼吸。

5. 监测病情变化，患儿出现神志不清、呼吸心跳停止时，按心肺复苏程序，立即进行胸外按压、气管插管、人工呼吸、加压给氧等抢救措施，遵医嘱给予抢救药物。

6. 严密观察患儿生命体征、神志和瞳孔变化，及时报告科主任和护士长。

7. 患儿病情好转，神志清醒，生命体征逐渐平稳后，护理人员应给患儿：

（1）口腔护理，整理床单，更换脏床单及衣物。

（2）安慰患儿和家属，向患儿家长详细了解发生窒息的原因，制定有效的措施，尽可能地防止以后再发生类似情况。

（3）在抢救结束后 6 小时内，据实准确地记录抢救过程并详细交接班。

三、应急处理流程

做好防范→发生窒息→立即清理呼吸道、吸氧、报告医生→进行针对性处理→监测病情→记录抢救过程→交接病情→加强防范措施

思考题

1. 使用呼吸机的过程中，突然断电，此时护士应立即使用（　）

A. 简易呼吸器　　　　　　　　B. 口对口人工呼吸

C. 鼻导管给氧　　　　　　　　D. 头罩给氧

2. 下列哪项属于吸氧故障的防范措施（　）

A. 通知动力班进行检修

B. 向患儿家属做好解释工作

C. 观察患儿有无缺氧症状

D. 定期检查氧气装置，保持性能完好

3. 一患儿因痰多堵塞呼吸道，护士吸痰时发现无负压，此时应立即（　）

A. 通知动力班进行检修

B. 用注射器连接吸痰管吸痰

C. 通知院总值班室或医务部

D. 等待负压恢复

4. 儿童容易发生输液外渗的原因不包括（　）

A. 血管小　　　　　　　　　　B. 液体渗透压大

C. 安静　　　　　　　　　　　D. 不配合治疗

5. 患儿 PICC 管道部分脱出，此时，下列处理措施错误的是（　）

A. 应立即将脱出的管道回送

B. 用无菌注射器抽回血，如果无回血，可遵医嘱用肝素钠液或尿激酶通管

C. 管道不通畅则予以拔管

D. 如果有回血，用生理盐水冲管保持通畅，并重新固定

6.为预防患儿发生跌倒／坠床事件，护士做法错误的是（　　）

A.定期评估患儿的感知活动能力

B.孩子天性活泼好动，床栏会影响孩子玩耍，家属不用拉床栏

C.服用镇静剂未完全清醒的患儿，应有专人在旁守护

D.对跌落高危人群，应做好健康宣传教育，增强家属的防范意识

7.儿科病房常见的烫伤原因不包括（　　）

A.配奶时水温过高　　　　　　　　B.开水随意放置

C.仪器使用不当　　　　　　　　　D.洗澡时先放冷水，后放热水

8.下列哪项属于III度烫伤（　　）

A.烫伤直达皮下组织，皮肤有发硬、发白或发黑的现象

B.表皮和真皮浅层，产生水泡、色素沉着

C.伤及表皮下方的真皮层

D.皮肤有发红且疼痛的现象

9.当发生（　　）例同类疾病流行时应启动传染病流行应急预案

A.2　　　　　　　B.3　　　　　　　C.4　　　　　　　D.5

10.有关儿童窒息的预防，下列说法错误的是（　　）

A.指导患儿家属避免使用容易引起误吸的玩具和食物

B.呕吐患儿，头偏于一侧，及时清理呕吐物

C.应尽早给予孩子们坚果类食物

D.进食过程中避免谈笑、责骂等引起情绪波动的行为

参考答案：

1.A　2.D　3.B　4.C　5.A　6.B　7.D　8.A　9.B　10.C

附　录

附录一：小儿神经系统常见检查结果正常参考值

一、三大常规检验参考值

血常规

检查项目	年龄	参考区值
红细胞（RBC）	婴儿	（4.0～4.3）×10^{12}/L
	儿童	（4.0～4.5）×10^{12}/L
白细胞（WBC）	婴儿	（11～12）×10^{9}/L
	儿童	（8～10）×10^{9}/L
血红蛋白质（HGB）	婴儿	110～120g/L
	儿童	120～140g/L
中性粒细胞比值（NE#）	婴儿	0.31～0.40
	儿童	0.50～0.70
淋巴细胞比值（LY）	婴儿	0.40～0.60
	儿童	0.20～0.40
单核细胞比值（MO）		0.01～0.08
嗜酸性粒细胞比值（EO）		0.005～0.05
嗜碱性粒细胞比值（BA）		0～0.0075
嗜酸性粒细胞数目（EO#）		（50～300）×10^{6}/L
网织红细胞比值(Rtc#)	儿童	0.005～0.015
血小板（PLT）		（100～300）×10^{9}/L

尿常规

检查项目	单位	参考区值
尿白细胞（LEU）		未发现
颜色（Color）		淡黄色
透明度		清晰透明
酸碱度（pH）		4.6～8.0
镜检红细胞		未发现
尿潜血（BLD）		阴性
尿糖（GLU）		阴性
胆红素（BIL）		阴性
酮体（KET）		阴性
尿胆原（URO）		阴性
比重（SG）		1.010～1.025
尿蛋白（PRO）		阴性
亚硝酸盐（NIT）		阴性

大便常规

检查项目	单位	参考区值
颜色（Color）		黄色
性状		软糊状
血		无
黏液		无
镜检红细胞	/HP	未发现
镜检白细胞	/HP	未发现
寄生虫卵	低倍视野	未发现

二、其他血液检查

肝肾功能

检查项目	单位	参考区值
总胆红素（TBIL）	μmol/L	3.40～17.0
直接胆红素（DBIL）	μmol/L	0～6.0
间接胆红素（IBIL）	μmol/L	3～17.0
总蛋白（TP）	g/L	55～80
白蛋白（ALB）	g/L	35.00～55.00
球蛋白（GLO）	g/L	20～35
白蛋白/球蛋白比值（A/G）	比值	1～2.5∶1
谷丙转氨酶（ALT）	IU/L	0～40.0
谷草转氨酶（AST）	IU/L	0～40.0
谷草酶/谷丙酶（AST/ALT）	比值	0.5～1.5
总胆汁酸（TBAC）	μmol/L	0～9.67
血尿素氮（BUN）	μmol/L	1.8～8.2
肌酐（CREA）	μmol/L	20～120
尿酸（UA）	μmol/L	90～350
尿素肌酐比值（BUN/CRE）	比值	10～20∶1

小儿神经科护理工作指南

电解质 +CO$_2$CP+ 镁磷

检查项目	单位	参考区值
钾（K）	mmol/L	3.5 ～ 5.5
钠（Na）	mmol/L	135 ～ 145
氯（Cl）	mmol/L	96 ～ 108
钙（Ca）	mmol/L	2.10 ～ 2.70
二氧化碳结合力（CO$_2$CP）	mmol/L	18.0 ～ 29.0
阴离子间隙（AG）	mmol/L	8 ～ 16
磷（P）	mmol/L	1.45 ～ 2.10
镁（Mg）	mmol/L	0.70 ～ 1.10

血液一般检测正常参考值

检查项目	单位	参考区值
血氨（NH4）	μmol/L	18 ～ 72
铜蓝蛋白（CER）	mg/L	180 ～ 450
血沉（魏氏法）（ESR）	mm/h	0 ～ 15
C- 反应蛋白（CRP）	mg/L	0 ～ 8
超敏肌钙蛋白	μg/mL	0.01
白介素6（IL ～ 6）	pg/mL	＜ 7
EBV-DNA 荧光定量检测（EBV-DNA）	拷贝 /mL	0 ～ 400

输血四项

查项目	单位	参考区值
丙型肝炎病毒抗体（HCV）		0 ～ 1
乙肝病毒表面抗原（HBsAg）	IU/mL	0 ～ 0.05
艾滋病病毒抗体（HIV）		0 ～ 1
梅毒螺旋体抗体（TP-Ab）		0 ～ 1

凝血全套

查项目	单位	参考区值
凝血酶原时间（PT）	秒	10 ～ 14
国际标准化比值（INR）	比值	0.8 ～ 1.5
活化部分凝血活酶时间（APTT）	秒	28 ～ 48
纤维蛋白原（FIB）	mg/dL	170 ～ 450
凝血酶时间（TT）	秒	14 ～ 20

附录二：小儿脑脊液正常参考值

小儿脑脊液正常值

项目	年龄	正常值	
		法定单位	旧制单位
总量	新生儿	5mL	
	儿童	100 ～ 150mL	
压力	新生儿	0.29 ～ 0.78kPa	30 ～ 80mmH$_2$O
	儿童	0.69 ～ 1.96kPa	80 ～ 200mmH$_2$O
细胞数	新生儿	（0 ～ 34）×10^6/L	0 ～ 34mm^3
	婴儿	（0 ～ 20）×10^6/L	0 ～ 20mm^3
	儿童	（0 ～ 10）×10^6/L	0 ～ 10mm^3
蛋白质总量	新生儿	0.2 ～ 1.2g/L	20 ～ 120mg/dL
	儿童	0.2 ～ 0.4g/L	20 ～ 40mg/dL
糖	婴儿	3.9 ～ 5.0mmol/L	70 ～ 90mg/dL
	儿童	2.8 ～ 4.5mmol/L	50 ～ 80mg/dL
氯化物	婴儿	110 ～ 122mmol/L	650 ～ 720mg/dL
	儿童	117 ～ 127mmol/L	690 ～ 750mg/dL

颅内常见感染性疾病的脑脊液改变特点

	压力 （kPa）	外观	潘氏试验	白细胞 （×10^6/L）	蛋白 （g/L）	糖 （mmol/L）	氯化物 （mmol/L）
正常	0.69 ～ 1.96	清亮透明	－	0 ～ 10	0.2 ～ 0.4	2.8 ～ 4.5	117 ～ 127
化脓性脑膜炎	不同程度增高	米汤样混浊	＋～＋＋＋	数百至数千，多核为主	明显增高	明显降低	多数降低
病毒性脑膜炎	正常或轻度增高	清亮	－～＋	正常至数百，淋巴细胞为主	正常或轻度增高	正常	正常
结核性脑膜炎	增高	微浊，毛玻璃样	＋～＋＋＋	数十至数百，淋巴细胞为主	增高	降低	降低
隐球菌性脑膜炎	增高或明显增高	微浊	＋～＋＋＋	数十至数百，淋巴细胞为主	增高	降低	多数降低

正常婴儿脑脊液细胞数（0 ～ 20）×10^6/L，糖 3.9 ～ 5.0mmol/L

附录三：生酮饮食

生酮饮食是一种高脂肪、低碳水化合物的饮食方案。在生酮饮食治疗中，人体每日 90% 的能量供应均来自脂肪，蛋白质和碳水化合物仅提供 10% 的能量。由于高脂肪饮食的摄取会使体内产生大量酮体，生酮饮食由此得名。主要治疗两类疾病：癫痫和葡萄糖利用障碍性疾病。

1. 作用机制

生酮饮食减少癫痫发作的机制还不是很清楚。只有当体内处于酮症状态时，癫痫发作才能有所控制，所以持续维持体内的酮性是生酮饮食治疗上最重要的目标。

2. 基本原则

（1）热量摄入约为根据患儿年龄及理想体重所推荐热量的 75%，活动量大的患儿热量可适量增加。

（2）多数患儿需 4：1［脂肪：（蛋白＋碳水化合物）］比例，也可根据儿童情况从更低比例开始。

（3）不限饮水量。

（4）饮食应满足营养师计算的蛋白需要。

（5）应补充钙剂、不含蔗糖及乳糖的多种维生素。

3. 疗效

约 1/3 的癫痫患儿，在 6 ～ 12 个月的治疗后发作减少＞ 90%，而 5% 可以完全控制发作；约 1/3 患儿治疗后发作概率减少 50% ～ 90%；约 1/3 患儿没有明显改善。

生酮饮食治疗可以减少抗癫痫药物的种类和剂量，增加患儿的认知功能，改善患儿的运动行为能力。

4. 禁忌证

（1）各种脂肪、酮体代谢障碍性疾病或线粒体病患儿。

（2）严重心、肺、肾疾病者。

（3）家庭和社会系统不支持者。

操作步骤：

1. 完善相关常规检查

血尿便常规、尿钙／肌酐比、肝功能、肾功能、电解质、血脂、心电图、心脏彩超、泌尿系 B 超、腹部 B 超等。

2. 请营养师会诊制定生酮治疗比例及食谱。

3. 饮食配比计算

（1）根据患儿年龄及体重计算总热量

< 1 岁：80kcal/kg

1 ～ 3 岁：75kcal/kg

4 ～ 6 岁：68kcal/kg

7 ～ 10 岁：60kcal/kg

> 10 岁：40 ～ 50kcal/kg 或更少

总热量（kcal）= 体重（kg）× 热量 /kg

（2）饮食单元组成

生酮饮食的组成单元分为 2∶1、3∶1、4∶1、5∶1 四种。

2∶1 饮食单元由 2g 脂肪∶1g（蛋白质 + 碳水化合物）组成，每个饮食单元所含热量为 22kcal（2×9 + 1×4 = 22）。

3∶1 饮食单元由 3g 脂肪∶1g（蛋白质 + 碳水化合物）组成，每个饮食单元所含热量为 31kcal（3×9 + 1×4 = 31）。

4∶1 饮食单元由 4g 脂肪∶1g（蛋白质 + 碳水化合物）组成，每个饮食单元所含热量为 40kcal（4×9 + 1×4 = 40）。

5∶1 饮食单元由 5g 脂肪∶1g（蛋白质 + 碳水化合物）组成，每个饮食单元所含热量为 49kcal（5×9 + 1×4 = 49）。

（3）每日饮食单元的数量

每日饮食单元数量＝总热量÷1个饮食单元含热量数

（4）每日脂肪供应量

每日脂肪供应量＝每日饮食单元数×1个饮食单元中脂肪克数

（5）每日蛋白质＋碳水化合物供应量

每日蛋白质＋碳水化合物供应量＝每日饮食单元数×1个饮食单元中蛋白质及碳水化合物克数（通常＝1）

（6）每日蛋白质需求量

由营养师计算，根据RDA（recommended dietary allowance）推荐的饮食需求量得出每日蛋白质需求量。

（7）每日碳水化合物需求量（最后计算）

碳水化合物需求量（g）＝（蛋白质＋碳水化合物）需求量（g）－蛋白质需求量（g）

（8）根据《中国食物成分表》选择合适的食材，计算出每种食材的需要量。

4. 生酮饮食住院期间的监测因生酮饮食配比特殊会给患儿造成许多不良反应，尤其在治疗初期，甚至会威胁到患儿生命，所以在治疗期间监测患儿的各项生命指标尤为重要。

在治疗初期的第1～3日，测量患儿血压、心率、呼吸每4小时1次，血糖、血酮每6小时1次（血酮体＞2mmol/L以上为达到效果），在这些指标正常的情况下逐渐减少监测次数，直至出院前每日监测1次。必要时每日测量空腹体重，记录出入水量。

5. 不良反应的护理

（1）低血糖：因限制碳水化合物的摄入，患儿极易发生低血糖，尤其是在夜间或晨起时。患儿表现为嗜睡、烦躁、全身无力、恶心、出汗等现象。监测血糖，若血糖在1.76～2.2mmol/L，患儿一般情况可，间隔2小时复测；

血糖＜ 1.76mmol/L，口服橙汁 30mL；出现低血糖惊厥或血糖＜ 1.4mmol/L，给予 5% 葡萄糖静脉滴注。对于频繁低血糖发作的患儿需要调整配餐进食次数、时间，必要时调整配餐中的碳水化合物含量。

（2）胃肠道反应：由于患儿饮食比例的突然改变，部分患儿不能耐受或消化不良，会出现恶心、呕吐、腹泻等症状。一般患儿会在进食的第 2 天出现。根据患儿呕吐、腹泻的情况给予补液，同时调整饮食比例减少脂肪的摄入，待患儿适应后再逐渐调整到应有比例。

（3）电解质紊乱、酸中毒：由患儿拒食或饮食成分改变引起，密切观察患儿是否有精神萎靡、呼吸深大、口唇樱桃红、呼气中有烂苹果的味道等，及时查电解质，并予补充电解质及纠酸处理。绝大部分患儿都会出现不同程度的此不良反应，在给予纠酸及调整饮食比例（减少脂肪摄入）后会缓解。

（4）其他不良反应：矿物质及维生素缺乏，给予无糖的多种维生素及钙剂；高血脂、肾结石，定期化验血脂及尿钙肌酐比，出现不良反应后可降低饮食中脂肪比例，适当增加饮水量，并增加运动量。

6. 监测患儿进行生酮饮食治疗 7 日左右，若没有出现严重的不良反应即可出院。出院后每周测血糖、尿酮或血酮 2 ～ 3 次，体重 1 次，做好记录并观察不良反应。每月复查血尿常规、血生化、尿钙肌酐比，3 个月后每 3 个月复查腹部 B 超，心脏彩超、泌尿系 B 超。患儿有不适的情况要及时就诊。

7. 家属的健康宣教

（1）患儿出院回家后需长期坚持治疗，家属的配合尤为关键，出院前必须对家属进行健康宣教。

（2）入院后了解家属的心理状况，针对不同家属进行个体化健康教育，让家属了解疾病的原因、治疗方案等。重点向家属讲解生酮饮食治疗的相关知识，向家属发放健康宣教手册，定期组织讲座及现场答疑，提供网络学习渠道，建立家属交流平台，以消除疑虑，树立坚持治疗的决心、信心和耐心。住院期间，多与家属交流，了解他们的心理需求，出现问题一起寻找原因，并及时与医生及营养师沟通，让家属参与其中以建立信心。出院前在营养师的指导下帮助家属制订一份配餐食谱。

（3）教会家属血糖及尿酮／血酮的测量，以及不良反应的观察及处理，并告知家属复查的时间和内容。

（4）告知家属尽量做到给予患儿每日按时进食，以避免血酮波动。另外，注意一餐未吃完的食物不要留到下一餐。告知患儿家属在配餐过程中结合患儿的饮食喜好，注意饭菜的色香味美，以利于患儿能长期坚持。

（5）向家属交代尽量选用含碳水化合物少的药物，在当地医院就诊时要向医生说明正在生酮治疗，避免输注含糖液。

（6）患儿出院时联系营养师一起为患儿进行出院指导。告知家属配餐的方法、常见问题解答、配餐软件的使用、生酮微信群的加入，同时根据患儿的不同情况，配给家属食谱。告知家属随访时间，原则上前3个月每个月一次，后3个月神经内科专科门诊随访1次。制定出院随访及复诊时间表，登记生酮饮食患儿的数据库相关资料以便后期追踪及随访。

（7）在患儿出院后的第2周、4周、2个月、3个月以及以后每2个月进行电话或微信平台随访，并把结果记录到各自的数据库中。同时会通过微信平台将进行生酮饮食治疗的患儿家属组织起来，定时举行病友交流会，举办讲座请生酮饮食专家、营养师、专科护士解答家属的疑惑，并同时请实施生酮饮食方案取得较好效果的患儿家属分享心得，配餐举例，以增强其他家属的信心。

注意事项：

1. 将全日脂肪、蛋白质、碳水化合物均分为3～4顿饮食，每餐均应保持正确比例。

2. 生酮饮食比例应依据患儿年龄、耐受度、季节而选择，年龄较小、耐受度差的患儿应选择低比例饮食，夏季也应选择低比例饮食。

3. 每日补充钙剂 600mg（无糖），多种维生素及微量元素。

4. 不限水量。

附录四：儿童昏迷量表

儿童昏迷量表是根据儿童睁眼和运动反应以及对听觉刺激的反应等来对患儿的意识进行评分。最高分 15 分，最低分 3 分，分数越低表示意识障碍程度越重。总分 15 分为意识正常，14 ～ 12 分为轻度意识障碍，11 ～ 9 分为中度意识障碍，8 ～ 3 分为重度意识障碍，3 分通常表示脑死亡。

儿童昏迷量表

检测	患儿反应	得分
最佳睁眼反应	自动张开	4
	听到语言指令张开	3
	由于疼痛张开	2
	无反应	1
最佳运动反应	服从语言命令	6
	能够定位疼痛的位置	5
	弯曲缩回	4
	异常弯曲去皮质强直	3
	伸展位，去大脑强直	2
	无反应	1
对听和视觉刺激的最佳反应（＞2岁）	定向	5
	迷惑	4
	不恰当言语	3
	不可理解声音	2
	无反应	1
对听和视觉刺激的最佳反应（＜2岁）	微笑、倾听并跟随指导	5
	哭泣、能被安抚	4
	不恰当的持续哭泣	3
	激惹、不安	2
	无反应	1

附录五：常见脑电图描记和诱发试验的方法及临床意义

一、诱发试验

诱发试验是指通过各种方法来改变大脑的功能状态，促进异常的脑电活动得到进一步加强，使脑部原有的潜在病灶暴露出来，以此提高诊断的敏感性和成功率。癫痫患儿常规脑电图异常检出率仅为 30% ～ 40%，采用多种诱发试验后可使检出率提高到 70% 以上，大大提高了脑电图的阳性率。

二、常用的诱发方法及临床意义

（1）睁 – 闭眼试验：主要用于了解 α 波对光反应的情况，方便易行，是常规的诱导方法。

其操作为在描记中嘱受检者睁眼，持续 5 秒后再令其安静闭目，间隔 5 ～ 10 秒后可再重复，一般连续做 2 ～ 3 次。睁眼后 α 节律抑制，闭目后恢复正常或增强为正常反应。

（2）过度换气试验：其原理是让患儿加快呼吸频率和深度，引起短暂性呼吸性碱中毒，使常规检测中难以记录到的、不明显的异常变得明显。过度换气频率一般为 20 ～ 25 次 / 分，持续时间通常为 3 分钟，检查时应密切观察患儿有无任何不适反应，如头痛及肢端麻木等，一旦 EEG 上出现痫性放电最好停止过度换气，以免临床上出现癫痫发作。儿童过度换气时出现对称性慢被可为正常反应，成人则应视为异常。过度换气时出现痫样放电、节律异常、不对称性反应均应被视为异常。

（3）闪光刺激试验：方法是将闪光刺激器置于受检者眼前 20 ～ 30cm 处，刺激光源给予不同频率的间断闪光刺激，每种频率刺激 10 ～ 20 秒，间歇 10 ～ 15 秒后更换刺激频率，观察脑波有无变化。闪光刺激是 EEG 的常规检查项目之一，特别是对光敏性癫痫具有重要价值。

（4）睡眠诱发试验：通过自然或药物引起睡眠诱发脑电图异常。主要用于清醒时脑电图正常的癫痫患儿，不合作的儿童及精神异常患儿。半数以上的癫痫发作与睡眠有关，部分患儿睡眠中发作，因此睡眠诱发试验可提高 EEG 检查的阳性率，尤其对夜间发作和精神运动性发作更适用。睡眠 EEG 记录时间一般在 20 分钟以上，最好为整夜睡眠记录。

（5）其他：包括药物诱发试验等，常用的致痫药物有戊四氮和贝美格等静脉注射，目前临床上已经很少应用。

附录六：医疗废物分类表

类别	特征	常见组分或者废物名称
感染性废物	携带病原微生物具有引发感染性疾病传播危险的医疗废物	1. 被患儿血液、体液、排泄物污染的物品，包括： （1）棉球、棉签、引流棉条、纱布及其他各种敷料 （2）一次性使用卫生用品、一次性使用医疗用品及一次性医疗器械 （3）废弃的被服 （4）其他被患儿血液、体液、排泄物污染的物品
		2. 隔离传染病患儿或者疑似传染病患儿产生的生活垃圾
		3. 病原体的培养基、标本和菌种、毒种保存液
		4. 各种废弃的医学标本
		5. 废弃的血液、血清
		6. 使用后的一次性使用医疗用品及一次性医疗器械视为感染性废物
病理性废物	诊疗过程中产生的人体废弃物和医学实验动物尸体等	手术及其他诊疗过程中产生的废弃的人体组织等
损伤性废物	能够刺伤或者割伤人体的废弃医用锐器	1. 医用针头、缝合针
		2. 各类医用锐器，包括：备皮刀、石膏锯等
		3. 载玻片、玻璃试管、玻璃安瓿等
药物性废物	过期、淘汰、变质或者被污染的废弃的药品	1. 废弃的一般性药品，如：抗生素、非处方类药品等
		2. 废弃的细胞毒性药物和遗传毒性药物，如：苯巴比妥等
		3. 废弃的疫苗、血液制品等
化学性废物	具有毒性、腐蚀性、易燃易爆性的废弃的化学物品	1. 废弃的甲醛、戊二醛等化学消毒剂
		2. 废弃的汞血压计、汞温度计
		3. 其他危险固体废物，如电池等

附录七：病区清洁卫生要求

区域		要求
病房	内墙	每个月抹洗 1 次，患儿出院床单位周围墙面彻底抹拭，无蜘蛛网
	地面	每日 5 扫（上午：上班前、下班前；下午：上班后、下班前；晚班：熄灯前）、2 拖（晨、晚间护理后），每月刷洗 1 次，保持清洁干燥、无污迹，垃圾篓及时倾倒
	床头柜、凳	每日抹柜面、凳 1 次，保持清洁、无污迹；患儿出院后彻底抹洗
	门、窗台	每日抹 1 次，保持清洁、无污迹
走道	墙面	每个月打扫 1 次（可湿抹处每月抹洗 1～2 次），现本色，无污迹，无蜘蛛网
	地面	每日 6 扫（上午：上班前、晨间护理后、下班前；下午：上班后、下班前；晚班：熄灯前）、4 拖（早餐后、上午下班前、下午上班后、晚餐后），每周刷洗 1 次，保持清洁干燥、无污迹
配餐室	地面	每周刷洗 1 次
	水池	每日刷洗 1 次，清洗 3 次，无污迹、无饭渣
	餐具、餐桌、餐车	餐具用完后清洗消毒，餐桌、餐车每日刷洗 1 次，无油迹
	潲水桶	每日倾倒及清洗 2 次，保持清洁、无臭、无溢出
治疗室换药室	地面、地角	每日 3 拖（早、中、晚班各 1 次），每周刷洗 1 次，保持干燥、无污迹
	治疗桌（台）	操作前用消毒液抹洗桌（台）面，随时保持清洁干燥
	治疗车（盘）药车	使用前后湿抹，每班使用完毕及时做好终末料理，保持无灰尘、无污迹
	玻璃、墙角	每周彻底打扫 1 次，保持无污迹、无蜘蛛网；窗台每班抹 1 次
	柜内抽屉内	每日清理 1 次，每周清洁 1 次，整洁有序
办公室	地面	每日 2 拖，每周刷洗 1 次，保持干燥、无污迹
	墙壁	每半个月抹洗 1 次，无污迹
	办公桌病历柜（架）	每班整理 1 次，抹拭 1 次，病历柜每周抹拭 1 次
库房		每周大清理 1 次，清洁无尘，整齐
值班室		每日 1 扫 1 拖，整洁有序；每周大清扫
卫生间	地面、便池	每日清扫、拖地 2 次；便池用后冲洗并保持清洁，无污垢；每周大清扫
	便器架	每日冲洗 3 次，每周彻底刷洗 1 次，保持无垃圾、无污垢、无臭味、干燥
	便器	随时倾倒、清洗，每周刷洗、消毒 1 次，保持无污垢、无臭、干燥；传染患儿吐泻物、分泌物和其他体液卫生间（如粪、尿、呕吐物、痰液、血液等）先进行预处理再倒入粪池（无化粪池的医院），具体是：液体加 1/5 量的干漂白粉，搅拌后加盖作用 2 小时，固体加 2 倍量的 10%～20% 漂白粉乳液搅匀后加盖作用 2 小时
其他	垃圾桶	每班倾倒、清洗，确保清洁、无臭；每周消毒 1 次
	玻璃窗	每半个月抹 1 次，确保透明，无污迹
	天花板	每个月打扫 1 次，确保无灰尘，无蜘蛛网
	墙壁	每个月抹拭 1 次
	空调过滤网	每个月清洗 1～2 次
	冰箱	每周清洁、除霜 1 次，确保整洁有序

参考文献

1. 王卫平. 儿科学（第 8 版）[M]. 北京：人民卫生出版社，2016.

2. 张大华，蒙景雯. 儿科护理工作指南 [M]. 北京：人民卫生出版社，2017.

3. 崔焱，仰曙芬. 儿科护理学（第 6 版）[M]. 北京：人民卫生出版社，2018.

4. 申昆玲，黄国英. 儿科学 [M]. 北京：人民卫生出版社，2016.

5. 谢鑑辉，高红梅，成美娟. 儿科护理工作标准流程图表 [M]. 长沙：湖南科学技术出版社，2015.

6. 尤黎明，吴瑛. 内科护理学（第 6 版）[M]. 北京：人民卫生出版社，2017.

7. 李艳梅. 神经内科护理工作指南 [M]. 北京：人民卫生出版社，2016.

8. 肖艾青，张春花. 新生儿病房的建设与管理 [M]. 长沙：汕头大学出版社，2018.

9. 谢鑑辉，秦月兰，杨军，等. 常用医疗仪器的使用与维护 [M]. 广州：世界图书出版广东有限公司，2014.

10. 高红梅，张琳琪. 实用专科护士丛书（儿科分册）[M]. 长沙：湖南科学技术出版社，2014.

11. 张琳琪，王天有.实用儿科护理学［M］.北京：人民卫生出版社，2018.

12. 蔡卫新，贾金秀.神经外科护理学［M］.北京：人民卫生出版社，2019.

13. 黄人健，李秀华.儿科护理学高级教程［M］.北京：人民军医出版社，2011.

14. 王广宇，刘渤，韩晓，等.儿童皮毛窦的诊断及治疗效果分析［J］.临床小儿外科杂志，2019，18（02）.

15. 王乐凯，尚爱加，乔广宇，等.先天性皮毛窦及其伴发神经管畸形的手术治疗［J］.临床神经外科杂志，2018，15（05）.

16. 黄从刚，陈谦学，段发亮，等.儿童先天性脑脊膜膨出的诊治研究［J］.中华神经外科研究杂志，2017，16（04）.